Zwillinge stillen -

Wege zu einer harmonischen Stillbeziehung

Susanne Wittmair

Vorwort

Wenn Sie dieses Buch in den Händen halten, sind Sie gerade schwanger mit Zwillingen oder gar Drillingen, vielleicht sind Sie auch schon frischgebackene Eltern von zwei kleinen Babys. In jedem Fall machen Sie sich Gedanken um die Ernährung Ihrer Kinder.

Sicher wissen Sie, dass es für Babys keine bessere Ernährung gibt als Muttermilch. Aber können auch zwei Babys von Muttermilch satt werden? Wie soll das denn gehen? Ist das nicht zu anstrengend für mich? Diese Fragen tauchen im Zusammenhang mit dem Stillen von Mehrlingen immer auf, und Sie werden ganz unterschiedliche, meist nicht sehr ermutigende Antworten hören.

Stillen von Zwillingen ist nicht nur möglich, mit der entsprechenden Information und Unterstützung kann es zu einer wunderschönen Zeit im Leben mit Ihren Kindern werden. Denn Stillen heißt nicht nur Ernährung mit Muttermilch. Ihre Kinder bekommen ganz nebenbei ganz viel Nähe und Geborgenheit. Sie können sie mit allen Sinnen wahrnehmen, das gibt ihnen Sicherheit und fördert eine gute Entwicklung. Stillen ermöglicht Ihnen auf einfache Weise, zu jedem Ihrer Kinder eine einzigartige Beziehung einzugehen.

Dieses Buch möchte Sie zum Stillen ermutigen und Ihnen einen Weg aufzeigen, wie Sie es schaffen können, Ihre Zwillinge auch über einen längeren Zeitraum erfolgreich zu stillen. Dabei wird vorwiegend auf die besonderen Fragen eingegangen, die sich im Zusammenhang mit Zwillingen ergeben. Über die allgemeinen Fragen zum Stillen gibt es bereits zahlreiche gute Bücher. Dennoch stellt dieses Buch keine allgemein gültige Anleitung dar, sondern möchte Sie ermutigen, einen Weg in der Ernährung und auch im Umgang mit Ihren Babys zu suchen, der zu Ihnen und Ihrer Familie passt.

Susanne Wittmair

Inhaltsverzeichnis

Vorbereitung auf das Stillen

Auch wenn das Stillen ein natürlicher Vorgang ist, so ist es doch gut und wichtig, wenn Sie vorher schon einiges darüber wissen. Denn viele Probleme beim Stillen ergeben sich, wenn die Mütter gleich nach der Geburt oder in den ersten Wochen falsch oder unzureichend über das Stillen informiert werden, sei es im Krankenhaus oder zu Hause von „wohlmeinenden Freunden". In dieser Zeit der Umstellung hat man oft nicht die Kraft und Zeit, sich bei Schwierigkeiten kompetente Hilfe zu holen, und schon ist der Griff zum Fläschchen nicht mehr weit.

Wenn Sie sich also dazu entscheiden, Ihre Zwillinge zu stillen, dann besorgen Sie sich in der Schwangerschaft zusätzlich zu diesem Buch ein gutes allgemeines Stillbuch (also eines, das nicht auf Zwillingsstillen zugeschnitten ist). Es ist wichtig, dass Sie so gut wie möglich über die allgemeinen Grundlagen des Stillens Bescheid wissen.

Suchen Sie sich im Vorfeld eine Stillberaterin in Ihrer Nähe und besuchen Sie, falls möglich, ein Stillgruppentreffen. Dort werden Sie eine Menge übers Stillen lernen. Wenn nach der Geburt die ersten Fragen und Probleme auftauchen, fällt es Ihnen sicher auch leichter, sich an eine Beraterin zu wenden, die Sie bereits kennengelernt haben.

Vielleicht finden Sie sogar eine Zwillingsmutter, die ihre Babys ebenfalls erfolgreich gestillt hat. Solche hautnahen Erfahrungen sind von unschätzbarem Wert. Hier können Sie anrufen, wenn Sie unsicher sind und einen Rat von Zwillingsmutter zu Zwillingsmutter brauchen.

Ihre eigene Einstellung ist ein ganz entscheidender Punkt, ob das Stillen funktioniert oder nicht. Gerade bei Zwillingen genügt es nicht, halbherzig zu denken, „mal sehen, ob es klappt". Es zeigt sich immer wieder, dass vor allem gute Vorkenntnisse und große Motivation helfen, Anfangsprobleme zu überwinden. Bei Frauen, die den festen Willen haben, zu stillen, werden die viele Ausdauer und Geduld in der Regel auch belohnt.

Nur wer informiert ist, kann eine Entscheidung für oder gegen das Stillen treffen. Wenn Sie sich nicht informiert haben, wird Ihnen die Entscheidung schnell abgenommen.

Vorbereitung der Brust auf das Stillen

Ihre Brust brauchen Sie nicht auf das Stillen vorzubereiten, das übernimmt die Natur für Sie. Während der Schwangerschaft bewirken Hormone, dass die Brust sich auf die Stillzeit einstellt. Die Haut wird geschmeidiger und elastischer, um sich der Brustentwicklung anzupassen, während Brustwarzen und Brustwarzenhof sich vergrößern und die schützende Pigmentierung zunimmt. Die Montgomerydrüsen, kleine Erhebungen am Brustwarzenhof, sondern eine pflegende und schützende Substanz ab, die die Brustwarzen und den Brustwarzenhof vor Austrocknung und Abschuppung schützt.

Daher sind Abhärtungsmaßnahmen wie Rubbeln mit Frotteetüchern und dergleichen nicht sinnvoll, denn dabei würde diese Schutzschicht entfernt. Falls Ihre Brustwarzen eher trocken sind, können Sie sie zum Beispiel mit Lanolin (hochgereinigtes Wollwachs) pflegen.

Vorbereitung auf den Alltag nach der Geburt

Ich will Ihnen keine Illusionen machen: Mit einem Baby, und noch viel mehr mit neugeborenen Zwillingen, wird Ihr gesamtes bisheriges Leben durcheinandergewirbelt werden. Sie werden im ersten Jahr sehr viel Zeit und Energie für Ihre Babys aufwenden. Vielleicht gibt es auch noch ältere Geschwister, um die Sie sich kümmern müssen. Machen Sie sich bewusst, dass nach der Geburt NICHTS mehr so ist wie vorher. Mal eben schnell einkaufen gehen wird zu einer Aktion, die generalstabsmäßig geplant werden muss.

Zwei neugeborene Babys zu versorgen, ist eine Aufgabe, die Sie rund um die Uhr beschäftigen wird, und zwar unabhängig davon, ob Sie stillen oder nicht. Muttersein ist einer der härtesten Berufe der Welt, Sie werden 24

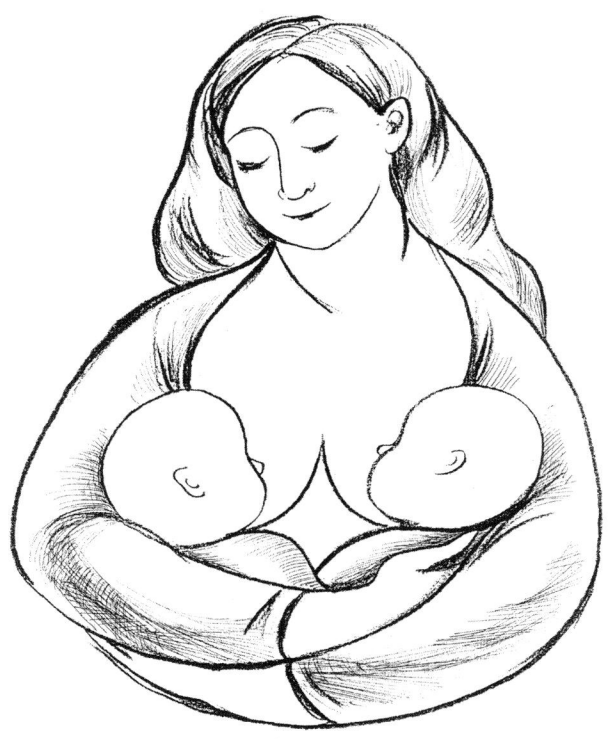

Stunden am Tag, 7 Tage die Woche ohne Feierabend und ohne Urlaubsanspruch beschäftigt oder zumindest abrufbereit sein.

Doch es ist auch eine der schönsten Aufgaben der Welt. Die Zeit und die Liebe, die Sie jetzt Ihren Babys widmen, wird Ihnen hundert- und tausendfach zurückgezahlt werden. Versuchen Sie deshalb schon in der Schwangerschaft, so viel wie möglich zu ordnen und zu planen, selbst wenn es Ihnen jetzt noch viel zu weit weg erscheint, weil Sie bis zur Geburt ja noch so viel Zeit haben ...

Machen Sie sich Gedanken darüber, was Sie in Ihrem Alltag auch nach der Geburt alles erledigen müssen und wie Sie das organisieren können. Hilfreich kann es sein, eine Liste anzufertigen, auf der alle Verpflichtungen und Aufgaben aufgeführt sind, die Sie und Ihre Familie zu bewältigen haben. Hier dürfen auch die normalen Aufgaben, die der Haushalt mit sich bringt, nicht fehlen, also Waschen, Kochen usw. Vergessen Sie aber auch nicht, Zeit für das Zusammensein mit der Familie, dem Partner und für Hobbys einzuplanen. Anhand dieser Liste können Sie dann Prioritäten setzen und sich rechtzeitig um ein Netz von Hilfspersonen kümmern, die Ihnen helfen, die Aufgaben zu erledigen, die Sie delegieren können.

Die amerikanische Stillberaterin IBCLC Melissa Clark Vickers empfiehlt Aufgaben nach ihrer Priorität und nach folgendem Schema zu sortieren:

1. Aufgaben mit oberster Priorität, die ausschließlich Sie selbst erledigen können;

2. Aufgaben mit hoher Priorität, die auch von jemand anderem erledigt werden können (zum Beispiel Einkaufen, Geschwister zum Kindergarten bringen);

3. Aufgaben mit mittlerer Priorität, die wichtig, aber für einen gewissen Zeitraum nicht elementar wichtig sind (zum Beispiel Zeit für mich);

4. Aufgaben mit niedriger Priorität, die auch jemand anderes erledigen kann;

5. Aufgaben niedriger Priorität, die ausschließlich Sie erledigen können;

6. Warum stehen diese Dinge überhaupt auf der Liste?

Jetzt gehen Sie nochmals alle Aktivitäten mit einer 1 durch. Stellen Sie sich vor, wie Sie die Tätigkeit ausführen, während Sie nicht nur eins, sondern gleich zwei Babys versorgen. Sie werden erstaunt sein, wie viele dieser Tätigkeiten in der Liste plötzlich nach unten rutschen. Ihre Hauptaufgabe in den ersten Wochen zu Hause sollte es sein, sich um Ihre Babys und um sich zu kümmern.

Überlegen Sie sich, welche Ihrer Verwandten und Freunde für die Aufgaben mit der Nummer 2 und 4 in Frage kommen. Meist gibt es viele Hilfsangebote, die sich aber oft darauf beschränken, sich um die Babys zu kümmern, damit Sie als Hausfrau sich um die „wichtigen" Dinge kümmern können. Wichtig sind im Moment aber hauptsächlich Ihre Babys, insbesondere, wenn Sie stillen.

Wenn Sie jedoch Ihre Liste griffbereit haben, können Sie das Hilfsangebot ganz konkret annehmen. Manche Dinge lassen sich auch sehr gut schon vor der Geburt klären, zum Beispiel wer bringt das größere Kind in den Kindergarten.

Die Punkte, die Sie unter Nummer 6 aufgeschrieben haben, streichen Sie radikal. Bedenken Sie hierbei, dass dies ja nicht endgültig ist, sondern für die ersten Wochen und Monate nach der Geburt gedacht ist. (Aus „Stillzeit", Ausgabe 1/2003)

Hilfe von außen organisieren

Wenn Sie bereits ein Kind oder mehrere Kinder haben, können Sie sich eventuell nach der Geburt eine Haushaltshilfe verschreiben lassen. Dies macht in der Regel Ihr Arzt, also nicht der Kinderarzt. Klären Sie dabei

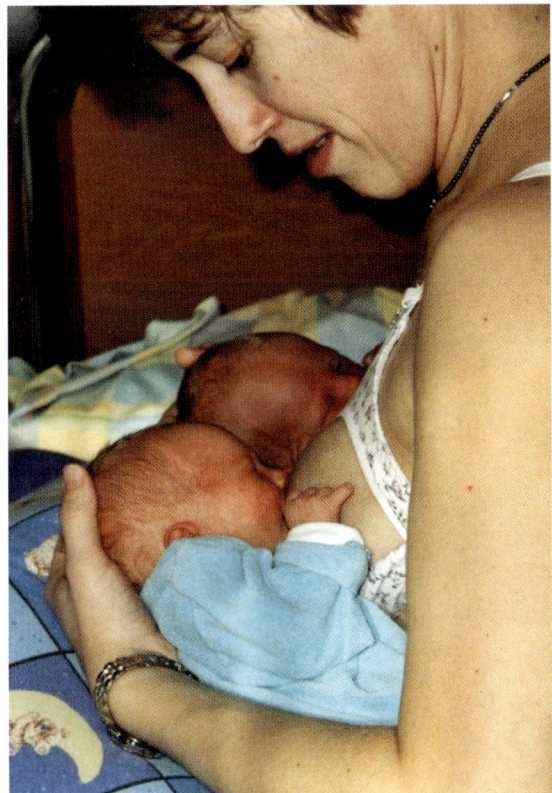

Mütter mit Erfahrung tun sich leichter beim Tandemstillen. Hier Tonja Züllig aus der Schweiz, die in ihrem Verlag Twinmedia ebenfalls ein Buch zum Thema Zwillingsstillen anbietet. Inzwischen arbeitet die Zwillingsmutter als Geburtsbegleiterin der besonderen Art. Sie ist eine Doula.

auch ab, ob diese Kosten von Ihrer Krankenkasse übernommen werden. Bleiben Sie hartnäckig und lassen Sie sich nicht abwimmeln. Bemühen Sie sich frühzeitig um eine Hilfskraft, am besten schon im vierten bis fünften Schwangerschaftsmonat. Zum einen gibt es einfach zu wenige Helferinnen, die dann oftmals auch langfristig ausgebucht sind. Zum anderen sind Sie zu dieser Zeit noch relativ beweglich, später müssen Sie eventuell liegen und können sich nicht mehr so einfach darum kümmern.

Fündig werden Sie über die Krankenkassen, kirchliche Organisationen wie Diakonie und Caritas, in manchen Orten gibt es auch sogenannte Dorfhelferinnen oder ähnliches. Denken Sie auch an andere Dinge, die den Alltag mit zwei Neugeborenen vereinfachen können:

- Wenn Sie es sich leisten können, kann ein Au-pair-Mädchen oder eine Zugehfrau, die ab und zu eine Grundreinigung des Haushaltes macht, eine Hilfe sein.

- Eine gutgefüllte Tiefkühltruhe, die bereits vorgekochte Gerichte enthält, erspart Ihnen manchen Einkauf.

- Heimlieferdienste bringen notwendige Lebensmittel auch ins Haus.

- Essen auf Rädern, wie es in jeder größeren Stadt angeboten wird, kann eine gute Alternative für die ersten Wochen sein. Sie ersparen sich damit das Einkaufen und Kochen und werden regelmäßig mit Essen versorgt.

Vorbereitung für das Stillen - Informationen auf den Punkt gebracht:

- Machen Sie sich im Vorfeld Gedanken um die Organisation des Haushaltes nach der Geburt.

- Erstellen Sie eine Prioritätenliste, um die anstehenden Aufgaben zu kanalisieren.

- Überlegen Sie, wen Sie um Hilfe fragen könnten, um bestimmte Aufgaben abzugeben.

- Halten Sie nach der Geburt eine Liste bereit, um auf Hilfsangebote aus der Familie oder dem Bekanntenkreis gezielt reagieren zu können.

- Kümmern Sie sich gegebenenfalls rechtzeitig um eine Haushaltshilfe oder ein Au-pair-Mädchen.

Grundlegendes zum Stillen

Gründe, die auch bei Zwillingen für das Stillen sprechen

- Stillen regt die Gebärmutter an, sich zusammenzuziehen. Gerade bei Mehrlingsmüttern ist die Gebärmutter noch mehr gedehnt als bei einer Einlingsschwangerschaft.

- Stillen stellt sicher, dass die Babys jeden Tag den Körperkontakt erhalten, den sie brauchen.

- Zwillinge sind häufig kleiner und leichter oder werden als Frühchen geboren. Gerade für diese Kinder bietet Muttermilch sehr wichtige und wertvolle Ernährungsvorteile.

- Durch das Stillen wird die Bindung zwischen Mutter und Kindern gefördert.

- Durch das Stillen, vor allem wenn es sich eingespielt hat, lassen sich pro Woche bis zu zehn Arbeitsstunden einsparen. Es müssen keine Fläschchen zubereitet werden, bzw. gespült und sterilisiert werden.

- Stillen spart Geld. Flaschennahrung kostet pro Kind im ersten Lebenshalbjahr circa 650 Euro.

- Die durch das Stillen freigesetzten Hormone wirken entspannend auf die Mutter. Dies ist besonders wichtig, wenn sie mit mehreren Babys zurechtkommen muss.

- Stillen ist die natürliche Ernährung eines Babys. Die immunologischen Stoffe der Muttermilch bewirken, dass die Kinder besser vor Krankheiten geschützt sind.

- Muttermilch ist sofort verfügbar. Die Babys müssen nicht lange warten, bis die Flasche fertig ist. In der Nacht kann die Mutter im Liegen stillen und schnell weiterschlafen.

- Gestillte Kinder haben seltener Allergien.

- Stillen senkt das Risiko für Brustkrebs und andere Erkrankungen bei der Mutter.

Das Haushaltshilfegesetz - §38 SGB V

(1) Versicherte erhalten Haushaltshilfe, wenn ihnen wegen Krankenhausbehandlung oder wegen einer Leistung nach § 23 Abs. 2 oder 4, §§ 24, 37, 40 oder § 41 die Weiterführung des Haushalts nicht möglich ist. Voraussetzung ist ferner, dass im Haushalt ein Kind lebt, das bei Beginn der Haushaltshilfe das zwölfte Lebensjahr noch nicht vollendet hat oder das behindert und auf Hilfe angewiesen ist.

(2) Die Satzung kann bestimmen, dass die Krankenkasse in anderen als den in Absatz 1 genannten Fällen Haushaltshilfe erbringt, wenn Versicherten wegen Krankheit die Weiterführung des Haushalts nicht möglich ist. Sie kann dabei von Absatz 1 Satz 2 abweichen, sowie Umfang und Dauer der Leistung bestimmen.

(3) Der Anspruch auf Haushaltshilfe besteht nur, soweit eine im Haushalt lebende Person den Haushalt nicht weiterführen kann.

(4) Kann die Krankenkasse keine Haushaltshilfe stellen oder besteht Grund, davon abzusehen, sind den Versicherten die Kosten für eine selbstbeschaffte Haushaltshilfe in angemessener Höhe zu erstatten. Für Verwandte und Verschwägerte bis zum zweiten Grad werden keine Kosten erstattet; die Krankenkasse kann jedoch die erforderlichen Fahrkosten und den Verdienstausfall erstatten, wenn die Erstattung in einem angemessenen Verhältnis zu den sonst für eine Ersatzkraft entstehenden Kosten steht.

(5) Versicherte, die das 18. Lebensjahr vollendet haben, leisten als Zuzahlung je Kalendertag der Leistungsinanspruchnahme den sich nach § 61 Satz 1 ergebenden Betrag an die Krankenkasse.

Milchbildung und Aufrechterhaltung des Milchflusses

Die Milchbildung erfolgt nach einer einfachen Regel: Je häufiger das Kind oder die Kinder angelegt werden und je effektiver sie saugen, desto mehr Milch wird gebildet.

Auch wenn sehr viele Leute Sie vom Gegenteil überzeugen wollen: Sie werden genügend Milch für Zwillinge bilden können. Es ist bekannt, dass Ammen im 17. Jahrhundert bis zu sechs Kinder gleichzeitig stillten!

Was es außerdem zu beachten gilt:

●Etwa 95 Prozent aller Frauen können mit guter Information und Unterstützung genügend Milch für mindestens zwei Kinder bilden. Nur bei etwa 5 Prozent aller Frauen sind aufgrund gesundheitlicher Probleme die Voraussetzungen zum Stillen nicht so günstig.

●Um genügend Milch zu bilden, ist es wichtig, dass ein Baby etwa acht- bis zwölfmal in 24 Stunden an der Brust trinkt. Natürlich gibt es Babys, die weniger oft trinken, die meisten Babys werden jedoch in der Anfangszeit eher häufiger gestillt werden wollen. Dabei verlaufen auch durchaus nicht alle Stillmahlzeiten gleich in der Form, dass das Baby alle zwei bis drei Stunden hungrig ist, zügig trinkt und danach für die nächsten zwei bis drei Stunden wieder zufrieden ist. Sehr häufig kommt es auch zu Stillepisoden, die etwa folgendermaßen ablaufen: das Baby trinkt für eine kurze Zeit, döst weg, wacht wieder auf und möchte weitertrinken, so dass sich eine Stillmahlzeit auch mal über mehrere Stunden hinziehen kann. Dieses Verhalten ist keineswegs ungewöhnlich für kleine Babys. Der Fachausdruck heißt Clusterfeeding.

●Auch in der Nacht sollten die Kinder mindestens einmal gestillt werden, wenn sie danach verlangen.

●Wenn Sie Ihre Kinder nach Bedarf anlegen, und diese effektiv an der Brust trinken, können Sie genügend Milch bilden!

Gründe für eine zu geringe Milchbildung oder gar ein Ausbleiben der Milchbildung können zum Beispiel sein:

●Ein unterentwickeltes Drüsengewebe. Frauen mit zu wenig Drüsengewebe beobachten oft in der Schwangerschaft keinerlei Veränderung der Brust und kein Brustwachstum. Oft haben diese Frauen eine rüsselförmige Brust.

●Stoffwechselprobleme: eine Schilddrüsenfehlfunktion, die sich manchmal erst in der Schwangerschaft oder Stillzeit entwickelt, hat möglicherweise einen gravierenden Einfluss auf die Milchbildung.

●Extrem starke Blutungen nach der Geburt können dazu führen, dass die Frau eine Art Hypophyseninfarkt erleidet und keine oder nur sehr wenig Milch bilden kann (Sheehan Syndrom).

●Plazentareste in der Gebärmutter: wenn die Plazenta sich nach der Geburt nicht vollständig gelöst hat, kann dies ebenfalls zu einer verringerten Milchbildung führen. Solange die Plazenta im Körper der Mutter arbeitet, schüttet sie ein Hormon aus, das die Milchbildung hemmt. Wird sie nach der Geburt ausgestoßen (oder beim Kaiserschnitt entfernt), fällt dieses Hormon weg und andere Hormone, die nun nicht mehr gehemmt werden, sorgen für das Einsetzen der Milchbildung. Wenn ein Stück Plazenta im Körper der Mutter verbleibt, arbeitet dieser Rest immer noch weiter und verhindert so, dass die Milchbildung vollständig in Gang kommt.

Bekommen meine Zwillinge genügend Muttermilch?

Anhand folgender Kriterien können Sie erkennen, dass Ihre Kinder genügend Muttermilch bekommen:

• Das Baby hat pro Tag mindestens fünf bis sechs nasse Papierwindeln oder sieben bis acht nasse Stoffwindeln. Dies gilt aber nur dann, wenn es nichts anderes außer Muttermilch bekommt, also keinen Tee oder ähnliches. Geben Sie auf eine Papierwindel sechs Esslöffel Wasser, so nass sollten die Windeln etwa sein.

• Das Baby sollte in den ersten sechs Wochen täglich mindestens zwei bis vier Stuhlentleerungen haben. Später sind seltenere Darmentleerungen normal. Der Fleck in der Windel sollte dabei mindestens etwa die Größe eines Kreises haben, den Sie mit Daumen und Zeigefinger einer Hand formen („Okay-Zeichen").

• Die Gewichtszunahme beträgt im Durchschnitt mindestens 200 Gramm pro Woche, ausgehend vom niedrigsten Gewicht.

• Das Baby hat eine gute, rosige Hautfarbe und eine feste Haut.

• Es zeigt ein aufmerksames und lebhaftes Verhalten in den Wachphasen.

• Ebenso wichtig wie Gewichtszunahme sind auch das Wachstum in der Länge und die Zunahme des Kopfumfangs.

Irritationen im Milchangebot

Wachstumsschub

Es gibt Zeiten, da brauchen Babys von heute auf morgen plötzlich mehr Milch. Obwohl sie gerade erst gestillt wurden, sind sie quengelig und möchten am liebsten rund um die Uhr gestillt werden, oft schon nach einer halben Stunde oder Stunde. Wachstumsschübe treten mit etwa drei, sechs und zwölf Wochen auf, wobei es hier natürlich auch breite Schwankungen gibt und diese durchaus nicht bei beiden Babys gleichzeitig auftreten müssen.
Legen Sie Ihre Kinder auch hier nach Bedarf an, dann wird sich die Milchmenge nach einigen Tagen dem erhöhten Bedarf der Kinder angepasst haben. Wenn Sie in dieser Situation zufüttern, so kommt das Gleichgewicht zwischen Nachfrage und Angebot durcheinander und die Milch reicht tatsächlich nicht mehr.
Wenn möglich, sagen Sie in solchen Zeiten alle Termine ab, lassen den

Haushalt Haushalt sein, und legen Sie sich zu Hause mit den Babys ins Bett und stillen Sie, wann immer ein Kind das Bedürfnis danach hat.

Auch wenn Sie irgendwann das Gefühl haben, Ihre Brüste sind total leer und es kann gar nichts mehr kommen, so ist dies ein Trugschluss. Ihre Brust ist keine Flasche, die nach dem Stillen erst wieder aufgefüllt werden muss. Zwar wird während der Nicht-Stillzeiten auch etwas Milch gebildet, die sich in der Brust ansammelt. Die meiste Milch wird jedoch gebildet, während die Kinder an der Brust saugen. Deshalb wird Ihre Brust auch nie ganz leer sein und auch nach einem Stillmarathon von mehreren Stunden noch Milch produzieren. Je mehr ein Kind an der Brust saugt, desto mehr Milch wird gebildet.

Die Milch ist weg?!

Nach einigen Wochen werden Sie plötzlich feststellen, dass Ihre Brüste wieder weicher sind, und oft passt plötzlich wieder der alte BH, den Sie während der Schwangerschaft getragen haben. Die Fülle der ersten Wochen ist verschwunden. Wenn dies dann auch noch in die Zeit eines Wachstumsschubes fällt, kommt schnell die Angst auf: Die Milch ist weg! Dies ist natürlich nicht der Fall, es bedeutet lediglich, dass sich die Milchproduktion nun an den Bedarf der Babys angepasst hat und die anfängliche Überproduktion eingestellt hat. Gleichzeitig ist das überschüssige Blut und Gewebewasser, das von der Schwangerschaft noch übrig war, abgebaut. So fühlt sich die Brust jetzt wieder wie vor der Stillzeit an, obwohl sie weiterhin genügend Milch produziert.

Solange die Brust regelmäßig durch ein gut saugendes Kind oder durch Abpumpen geleert wird, wird auch weiterhin Milch gebildet!

Was ist von zusätzlichen Teegaben zu halten?

Ein Kind das nach Bedarf gestillt wird, braucht keinerlei zusätzliche Tee- oder Wassergaben. Dies bewirkt lediglich, dass sich das Baby den Bauch mit kalorienloser Flüssigkeit füllt und dadurch weniger an der Brust trinkt. Letztendlich kann dies zu Gedeihstörungen und zu weniger Milch führen. Auch bei großer Hitze ist es nicht nötig, Tee oder Wasser zu geben. Muttermilch enthält genau das richtige Verhältnis von Flüssigkeit und Nahrung, um Hunger und Durst zu stillen. Nach Bedarf stillen kann in diesem Fall auch einmal stündliches Anlegen bedeuten.

Die richtige Anlegetechnik

Wenn Sie das Baby links anlegen wollen, liegt das Baby seitlich (wie ein „C") auf Ihrem Schoß oder auf einer Stillrolle, der Kopf befindet sich dicht vor der linken Brust. Wichtig ist, dass Ohr, Schulter und Hüfte des Babys eine gerade Linie bilden, so dass es seinen Kopf nicht drehen muss. Sein Kopf liegt in Ihrer linken Armbeuge, mit Ihrer linken Hand umfassen Sie seinen Po oder seine Oberschenkel. Damit es auch einen Teil des Warzenhofes miterfassen kann, ist es wichtig, dass das Baby beim Anlegen seinen Mund weit aufmacht. Sonst kann es nur die Brustwarze erfassen und damit die Brust nicht effektiv leeren. In diesem Fall nehmen Sie das Baby wieder ab und legen es erneut an.

Es ist wichtig, dass die Brustwarze der Mutter weit hinten im Mund zu liegen kommt, so dass sie auf den hinteren weichen Gaumen drückt. Dies hilft, das Saugen anzuregen. Legen Sie hierzu Ihr Baby mit dem Kinn zuerst an die Brust, so dass sein Unterkiefer möglichst weit unter der Brust liegt. In dieser Stellung wird die Brustwarze beim Saugen leichter an die entsprechende Stelle im Mund des Babys gezogen, wo harter und weicher Gaumen zusammentreffen, was für die Mutter angenehmer ist. Kinn und Nasenspitze berühren die Brust, die Lippen sind aufgeschürzt und entspannt.

Die Lippen sind nach außen geschürzt. Die Zunge des Babys liegt auf der unteren Zahnleiste. Dies kann man sehen, wenn man beim Stillen ganz vorsichtig die Unterlippe etwas herunterzieht. Das Baby kann nun den Warzenhof gut erfassen und mit einer wellenartigen Bewegung die Milch aus der Brust massieren. Wenn es gut saugt, bewegen sich die Gesichtsmuskeln bis zu den Ohren mit, beim Schlucken ist ein leises ausgehauchtes „Kah" hörbar.

Selbstverständlich können Sie auch beide Babys zusammen anlegen. Anfangs werden Sie hierzu möglicherweise noch etwas Hilfe brauchen. Setzen Sie sich dazu aufrecht und bequem in einen Sessel oder auf Ihr Bett, so dass Ihr Oberkörper gut abgestützt ist. Nehmen Sie eine Stillrolle oder auch Ihre Bettdecke und legen Sie sich diese um den Bauch, so dass Sie die Babys darauf ablegen können.

Nun können Sie die Babys im sogenannten Rückengriff anlegen, so dass die Füßchen der Kleinen unter Ihren Armen liegen. Achten Sie darauf, dass Sie selbst gut abgestützt und bequem sitzen. Wenn Sie Ihr Baby links anlegen wollen, liegt es seitlich genauso wie im Wiegengriff, allerdings zeigen seine Füßchen nach hinten und liegen unter dem linken Arm. Ihre linke Hand hält das Köpfchen. In dieser Stillposition haben Sie die bestmögliche Kontrolle über den Kopf des Babys.

Bis Sie gelernt haben, die Kinder richtig anzulegen, und bis die Babys die Brust gut erfassen können, ist es sicherlich sinnvoll, nacheinander zu stillen. Wenn Sie Hilfe haben (zum Beispiel könnte der Vater beim Anlegen helfen), kann ein gleichzeitiger Stillversuch auch schon früher starten.

Verschiedene andere Stillpositionen

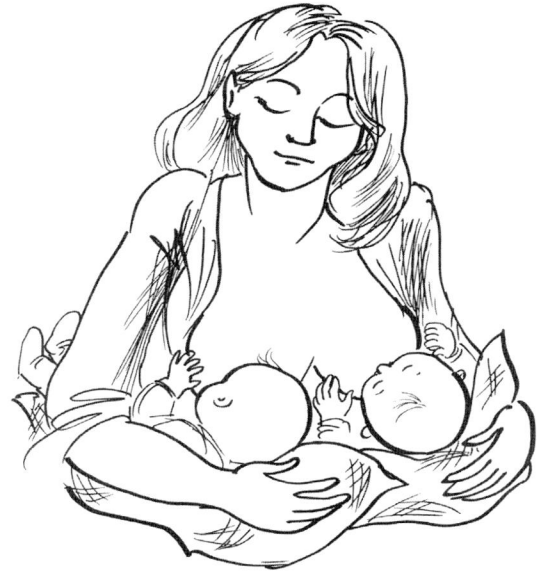

Dies ist die sogenannte „Football"-Haltung. Beide Babys liegen mit den Köpfchen nach vorne, der Körper und die Beinchen werden rechts und links am Körper der Mutter nach hinten geführt. Praktisch ist dabei, wenn Sie auf ein gut gepolstertes Stillkissen zurückgreifen können.

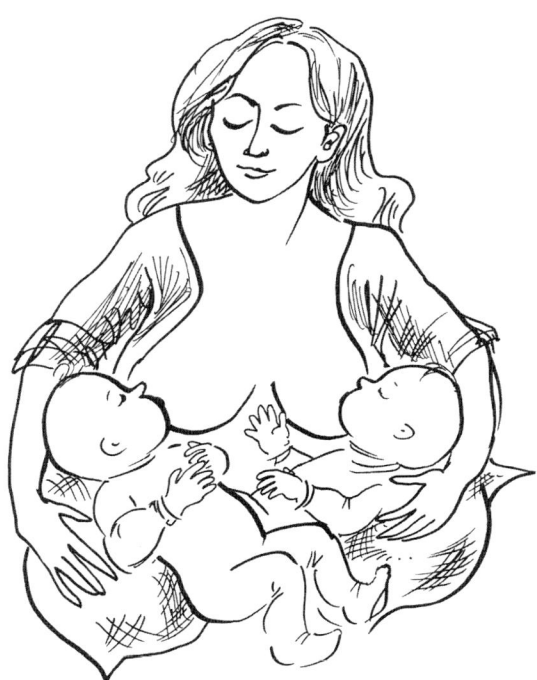

Ebenso praktikabel: Die Körper (Beinchen) der Babys liegen überkreuz vor Mamas Bauch oder die Zwillinge liegen beide vor Ihrem Bauch, allerdings parallel zueinander.

Achten Sie bei allen Positionen darauf, dass die Babys wie auf Seite 17 beschrieben liegen, so dass sie ihren Kopf nicht drehen müssen!

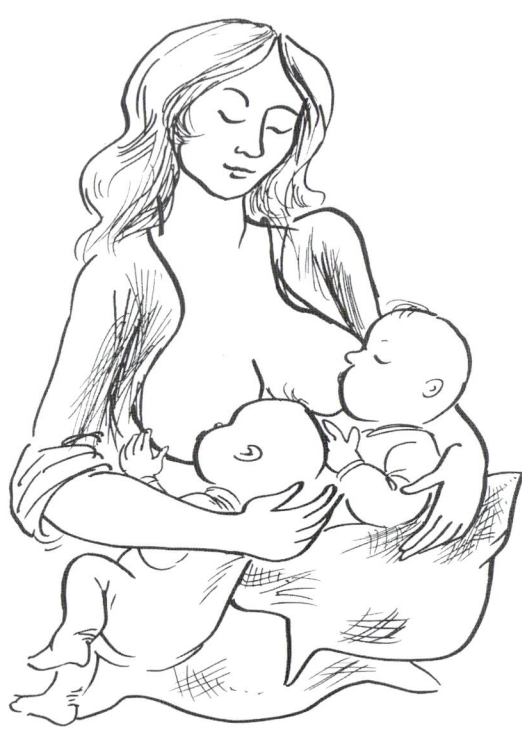

Auch hier liegen beide Babys vor Ihrem Bauch - allerdings parallel zueinander. Achten Sie in jedem Fall darauf, dass Ohr, Schulter und Hüfte des Babys eine Linie bilden, so dass es seinen Kopf nicht drehen muss. Eine falsche Haltung kann zu wunden Brustwarzen führen. Es dauert einige Zeit, bis Sie Ihre ideale Stillposition gefunden haben.

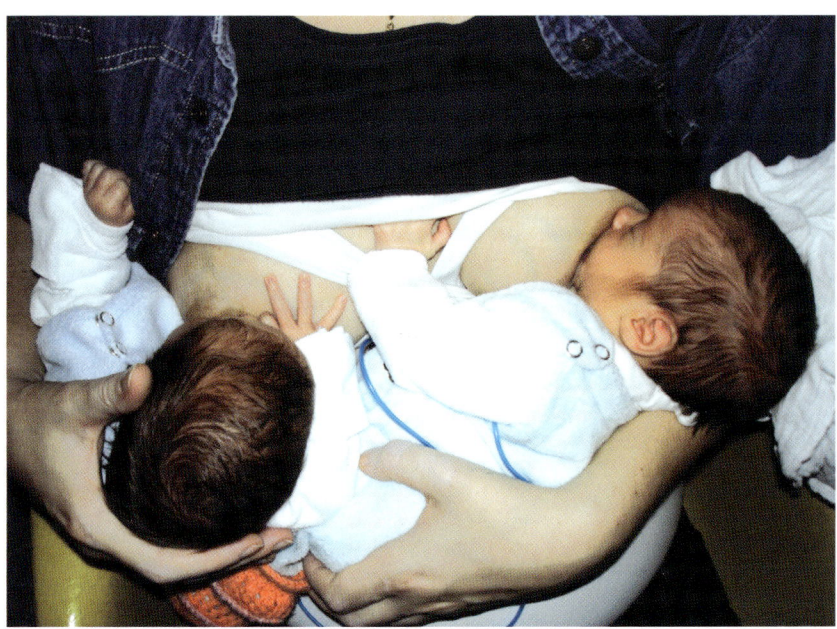

Leonie und Naomi Matt - bei dieser Stillposition liegen die Zwillinge in der gleichen Richtung.

Stützen Sie Ihren Rücken richtig, wenn Sie stillen

Genauso wichtig wie die richtige Haltung der Zwillinge beim Stillen, ist die Sitzposition der Mutter. Schließlich muss sie die Babys halten und stützen und das kann - wenn sie falsch sitzt - den Rücken belasten.

Dazu schrieb die Zwillingsmutter Jessica Hilbert einen Beitrag für die Zeitschrift ZWILLINGE (2007), in dem sie erläutert, wie sie sich ihre ideale Stillposition geschaffen hat.

„Setzen Sie sich einfach ganz bequem hin und machen Sie es sich mit vielen Kissen so gemütlich wie möglich." So oder so ähnlich ist in beinahe jeder Still-Literatur über angeblich entspannte mütterliche Stillpositionen zu lesen. Leider traf für mich diese schöne Theorie ziemlich schmerzhaft auf die Realität - um genau zu sein auf meine Lendenwirbel-Bandscheiben. Wer schon einmal während eines Langstreckenfluges geschlafen hat, wird sich an das unangenehme Gefühl beim Aufwachen erinnern können.

In den ersten acht Monaten im Leben unserer Zwillinge kam ich täglich locker auf einen Langstreckenflug: acht Stunden reines Herumsitzen, circa 30 bis 45 Minuten jede Stunde. Meine Bandscheiben zeigten mir recht schnell, was sie von dieser sehr einseitigen Belastung hielten. Denn weiche Kissen, auch in noch so großen Mengen verwendet, unterstützen

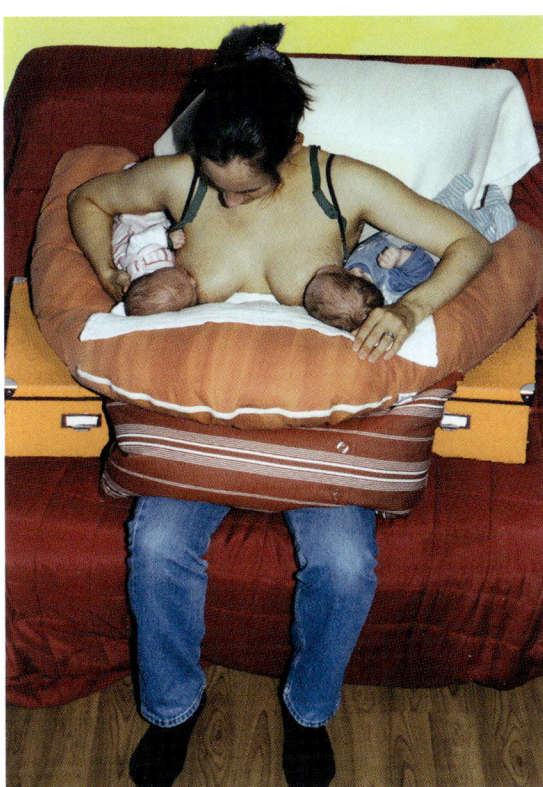

Jessica Hilbert ist zwar keine professionelle Physiotherapeutin, leitet aber seit vielen Jahren in Berlin Bauchtanzkurse mit dem Schwerpunkt „Tanzend den Rücken stärken" und hat sich daher intensiv mit dem Thema Rückenschmerzen und der entsprechenden Prophylaxe auseinandergesetzt. So kam es zu einem „Stillsofa", auf dem sie ergonomisch sitzen und trotzdem bequem beide Kinder stillen konnte - und das bis zu acht Stunden täglich.

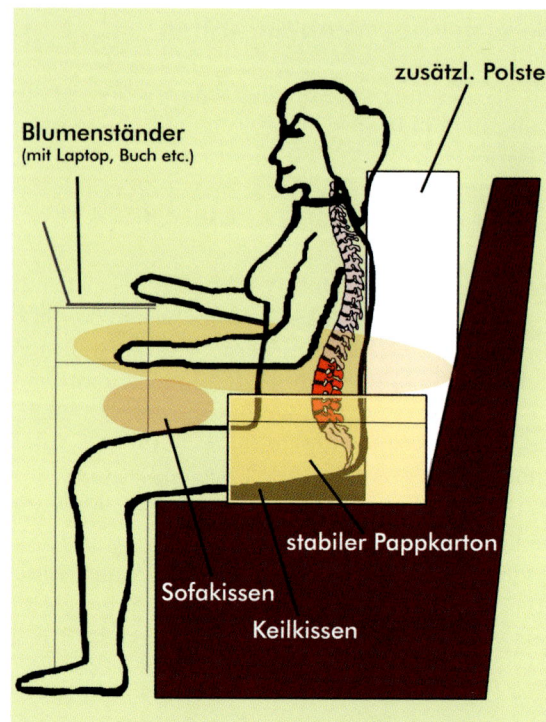

Blumenständer
(mit Laptop, Buch etc.)

zusätzl. Polster

stabiler Pappkarton

Sofakissen

Keilkissen

In der schematischen Darstellung, die Zwillingsmutter Jessica Hilbert mitschickte, sieht man genau, wo die Wirbelsäule ihre „Problemzone" hat. Jessica Hilberts Idee mag etwas skurril anmuten, aber im Umgang mit Zwillingen darf man ruhig etwas erfinderisch sein. Ihr Rücken wird es Ihnen danken.

keineswegs die natürliche Doppel-S-Form der Wirbelsäule. Wer sich aber ergonomisch mit geradem Rücken hinsetzt und sich nun ein vergleichsweise mickriges Stillkissen auf die Oberschenkel legt, der wird es anatomisch kaum zustande bringen, dort „unten" zu stillen. Um die Babys anlegen zu können, werden normalerweise die Beine angestellt, oder sogar in den Schneidersitz gelegt und automatisch der Oberkörper mehr oder weniger tief nach unten gebeugt.

Ich habe mir folgendes „Stillsofa" hergerichtet, das bestimmt nicht der Weisheit letzter Schluss ist, aber besser als der Kissen-Vorschlag allemal: Zunächst habe ich die Sitztiefe durch ein zusätzliches festes Polster auf etwa 35 cm verkürzt und konnte so mit dem Gesäß ganz hinten andocken, um eine ergonomische Sitzhaltung über die lange Zeitdauer überhaupt zu ermöglichen. Am besten eignet sich hierfür ein circa 50 x 70 cm großes Stück sehr harten Schaumstoffs, den es auch als Zuschnitt in Spezialläden gibt. Die Verwendung eines Keilkissens erleichtert ebenfalls die richtige Beckenhaltung. Das Problem der Stillkissenhöhe konnte ganz simpel durch Unterlegen eines dicken Sofakissens auf meinen Schoß beseitigt werden - das einzige Kissen, das zum Einsatz kam.

Nun war das letzte bestehende Problem noch, dass die beiden Stillkissenenden zu steil nach unten abfielen. Statt völlig ungeeigneter weicher Kissen stellte ich zum Ausgleich der Höhe rechts und links von meinem Po 18 Zentimeter hohe Pappkisten hin, die es in einem sehr bekannten schwedischen Einrichtungshaus praktischerweise als Doppelpack zu kaufen gibt. So habe ich mit aufrechtem Oberkörper gestillt und die Kinder lagen wackelfrei, sicher und kuschelig eng bei mir. Aufgrund des dicken Polsters in meinem Rücken hatten die Babys sogar noch hinter mir Platz bis zur eigentlichen Rückenlehne und lagen auch im Alter von acht Monaten noch ganz ausgestreckt, wenn sie wollten.

Ein Nestchen neben mir, aus einem zusammengerollten zweiten Stillkissen, das auf Arbeitshöhe auf weiteren schwedischen Pappkartons lag, diente als logistische Zwischenablage für ein Kind. Beim Anlegen konnte ich zunächst ein Kind dorthinein legen, dann mich und das andere Kind plazieren, und schließlich das erste Kind ohne Beugen des Oberkörpers auf die freie Seite nehmen. Zurück ging es in umgekehrter Reihenfolge.

Dank der sehr stabilen Konstruktion konnte ich immer freihändig stillen, was den Vorteil hatte, dass ich zum Beispiel währenddessen Bücher lesen konnte, die einfach zwischen den Köpfchen der Kinder lagen oder am Laptop arbeiten konnte, den ich mir auf einen dafür zweckentfremdeten hohen (ebenfalls schwedischen) Zimmerpflanzenständer stellte. Auch die obligatorische Wasserflasche sowie die Fernseher-Fernbedienung fanden dort ihren Platz.

Natürlich ist jede Körperhaltung, zu lange eingenommen, nicht gesund für die Wirbelsäule. Um die Bandscheiben zu bewegen machte ich daher hin und wieder den Mini-Sitz-Bauchtanz, den man häufig im Geburtsvorbereitungskurs lernt. Außerdem versuchte ich zwischendurch so oft wie möglich zu gehen oder zu liegen.

Im Haushalt habe ich - abgesehen vom Einschalten der Waschmaschine bzw. des Wäschetrockners - in dieser Zeit nichts, und ich meine wirklich nichts, getan. Das war sehr wichtig für die knappe Zeit zwischen den Stillsitzungen. Meinen sonst recht hohen Anspruch auf Ordnung minimierte ich dafür auf fast Null. Das Interesse zu stillen war groß genug, um die damit verbundene komplette Belegung unseres Dreiersofas zu ertragen und nicht zuletzt auch dessen etwas unaufgeräumten Anblick zu akzeptieren. Ich habe meine beiden Kinder insgesamt 20 Monate gestillt, davon circa acht Monate wie hier beschrieben. Die nachfolgenden Monate, in denen beide Kinder routiniert an der Brust trinken konnten, habe ich sie nacheinander und vor allem überall gestillt, da eine Stillmahlzeit dann nicht länger als 5 bis 10 Minuten dauerte und - für unsere Begriffe - in „Null Komma Nichts" erledigt war. Würde ich alles wieder so machen? Ja! (Jessica Hilbert)

Wie wichtig der gut gestützte Rücken für ein entspanntes Stillen ist, haben auch Hersteller von speziellen Zwillingsstillkissen (zum Beispiel „My brest friend") erkannt. Über das Angebot an Zwillingsstillkissen informieren wir Sie ab Seite 119.

Grundlegendes zum Thema Stillen - Informationen auf den Punkt gebracht

- Stillen bringt sowohl für Ihre Babys wie auch für Sie die gleichen Vorteile mit sich als bei einem Kind.

- Mit der richtigen Information und Unterstützung werden Sie genügend Milch für zwei Kinder bilden können.

- Stillen Sie dazu häufig, jedes Kind mindestens 8 bis 12 mal in 24 Stunden.

- Die meisten Babys brauchen auch nächtliche Mahlzeiten, um gut zu gedeihen.

- Eine Gewichtszunahme von mindestens 180 bis 200 Gramm pro Woche, 5 bis 6 nasse Windeln am Tag und mindestens dreimal täglich Stuhlgang in den ersten 6 Wochen sind Anzeichen dafür, dass Ihre Babys genügend Milch bekommen.

- Wird ein Baby nach Bedarf gestillt, braucht es weder Glukose, noch Tee, noch Wasser.

- Ist ein Baby besonders unruhig und möchte ständig gestillt werden, denken Sie an einen Wachstumsschub.

- Es ist normal, dass Ihre Brüste wieder weicher und kleiner werden, wenn sich die Stillbeziehung eingespielt hat. Es wird dennoch genügend Milch gebildet.

- Neben häufigem Anlegen ist es auch wichtig, dass Ihre Babys korrekt an der Brust angelegt sind und effektiv saugen.

- Das korrekte Anlegen ist auch möglich, wenn Sie Ihre Zwillinge gleichzeitig anlegen.

An folgenden Anzeichen können Sie erkennen, dass Ihre Babys beim Stillen auch Milch bekommen:

●Ihr Baby zeigt ein ausdauerndes rhythmisches Saug-Schluck-Muster mit gelegentlichen Pausen.

●Beim Schlucken ist ein Laut zu hören, der sich wie ein ausgehauchtes „Kah"anhört.

●Im Laufe der Stillmahlzeit entspannen sich Arme und Beine.

●In den Mundecken können Sie manchmal etwas Milch sehen.

●Nach dem Stillen ist Ihr Baby in der Regel satt und zufrieden (ein unzufriedenes Baby bedeutet nicht zwangsläufig, dass es nicht genügend Milch bekommen hat).

●Die Unterlippe des Babys ist nach dem Stillen feucht, oft leicht weißlich.

Welche körperlichen Anzeichen nehmen Mütter an sich wahr?

●In den ersten Tagen der Stillzeit können Sie bei sich selbst Gebärmutterkontraktionen und/oder einen vermehrten Wochenfluss während oder nach der Stillmahlzeit feststellen sowie ein kräftiges Ziehen in der Brust, das nicht schmerzhaft ist.

●Viele Mütter verspüren ein Durstgefühl während des Stillens.

●Oft setzt an der anderen Brust ein spontaner Milchfluss ein (aber: das Fehlen des spontanen Milchflusses auf der anderen Seite ist kein Zeichen für ungenügenden Milchtransfer). Diese Beobachtung können Sie natürlich nur machen, wenn Sie Ihre Kinder einzeln stillen.

●Sie fühlen sich entspannt und schläfrig, Ihre Brust wird während des Stillens weicher.

●Die Brustwarze ist nach der Mahlzeit verlängert, aber nicht gequetscht und aufgeschürft.

Die Geburt

Die Geburt und was Sie dazu wissen müssen

Auch Zwillinge können unter bestimmten Umständen normal geboren werden. Dies geschieht vor allem dann, wenn beide oder mindestens der führende Zwilling in Schädellage liegt. Viele Ärzte sind dann zu einer vaginalen Entbindung bereit, auch wenn das zweite Baby in Beckenendlage liegt. Je reifer die Babys zum Zeitpunkt der Geburt sind, desto höher ist auch die Chance auf eine normale Entbindung.

Keine Angst, Zwillinge zu gebären, bedeutet nicht, die ganze Geburtsarbeit zweimal leisten zu müssen. Die Eröffnungsphase, bis sich der Muttermund vollständig eröffnet hat, brauchen auch Sie nur einmal durchzustehen. Ein weiterer Vorteil bei Zwillingen ist, dass diese häufig etwas kleiner und leichter sind, einen kleineren Kopfumfang haben, so dass sie auch den Geburtskanal leichter passieren können.

Wo sollen die Kinder zur Welt kommen?

Viele Mütter haben ihre Zwillinge termingerecht und auf natürlichem Weg zur Welt gebracht. Einige Zwillingsmütter berichten auch von wunderschönen Hausgeburten oder Geburten in einem Geburtshaus.

Allerdings sollten Sie sich einfach bewusst sein, dass eine Zwillingsschwangerschaft als eine Risikoschwangerschaft eingestuft wird. Nicht immer ist eine natürliche Geburt möglich und etwa ein Drittel der Schwangerschaften endet vorzeitig. Machen Sie sich deshalb rechtzeitig Gedanken, wo Sie Ihre Kinder zur Welt bringen wollen.

Gerade wenn Sie Ihre Zwillinge stillen wollen, ist es ratsam, bei der Wahl der Klinik einige Dinge zu berücksichtigen und wenn möglich, im Vorfeld schon abzuklären.

Da Zwillinge häufiger als einzelne Babys zu früh oder unreif geboren werden und oft auf eine Säuglings-(intensiv-)station verlegt werden müssen, ist es sicher eine Alternative, in einer Klinik mit Säuglingsintensivstation zu entbinden. Dies hat den Vorteil, dass die Kinder zumindest im gleichen Haus untergebracht sind und nicht in eine andere Klinik verlegt werden müssen, wo Sie sie erst Tage später sehen können.

Möglichweise werden Sie gerade bei Zwillingen um Ihren Stillwunsch kämpfen müssen und können unter Umständen schon im Vorfeld einiges klarstellen und abklären.

Die WHO/UNICEF-Initiative „Babyfreundlich" setzt sich für die Umsetzung eines internationalen Betreuungsstandards (B.E.St®-Kriterien) und die Verbreitung des Qualitätssiegels „Babyfreundlich" in Deutschland ein. Dazu informiert sie die Öffentlichkeit über die weitreichende Bedeutung der

Still- und Bindungsförderung und unterstützt Einrichtungen der Geburtshilfe und Kinderheilkunde bei der Umsetzung der B.E.St®-Kriterien.

Fragen, die sich vorher schon abklären lassen, sind zum Beispiel:

●Besteht die Möglichkeit auf eine vaginale Entbindung? Einige Kliniken machen bei Zwillingsgeburten grundsätzlich einen Kaiserschnitt, was den Stillstart erschweren kann.

●Ist eine Säuglingsintensivstation vorhanden?

●Ist diese von der Entbindungsstation aus für die Mutter einfach zu erreichen oder ist dies nur mit Hilfe möglich, etwa weil es ein separates Haus ist oder ein sehr weiter Weg durch einen Kellergang zu gehen ist oder andere beschwerliche Gründe vorliegen. Dies alles erschwert den häufigen Kontakt zu den Babys, der beim Stillen einfach sehr wichtig ist, enorm.

●Besichtigen Sie die Frühchenstation und erkundigen Sie sich, wie es dort mit dem Stillen gehandhabt wird.

●Bringen Sie Ihren Wunsch, Ihre Kinder zu stillen deutlich zum Ausdruck, denn bei Zwillingen ist die Unterstützung nicht selbstverständlich - siehe auch Kasten auf Seite 32.

●Klären Sie vorher ab, ob eine Milchpumpe vorhanden ist und wenn ja welche. Möglicherweise ist es für Sie besser, sich eine eigene Doppelpumpe aus der Apotheke auszuleihen.

●Gibt es einen Raum zum Abpumpen (nicht die Putzkammer, wie das in einigen Kliniken leider immer noch der Fall ist)?

●Gibt es in der Klinik eventuell sogar eine Stillberaterin? Wenn nicht - sollten Sie schon frühzeitig außerhalb Kontakt zu einer Stillgruppe aufnehmen.

●Gibt es für Sie eine Möglichkeit, möglichst rasch zu Ihren Kleinen auf die Station verlegt zu werden, bzw. nach Ihrer Entlassung dort ein Bett oder ein Zimmer zu erhalten? Wenn Sie stillen (aber nicht nur dann) sollten Sie wenn möglich direkt bei Ihren Kleinen sein, denn nur so können Sie nach Bedarf anlegen. Sie ersparen sich auch den Stress des Hin- und Herfahrens und des Zu-Hause-Abpumpens usw.

All dies sind Dinge, die Sie vorher schon abklären können und sollten. Hinterher wird Ihre Kraft und Entschlossenheit bei weitem nicht so weit reichen.

Erstes Anlegen nach der Geburt

Gesunde und reif geborene Babys sind nach der Geburt im Allgemeinen besonders wach und aufnahmebereit. In dieser Zeit haben sie meist auch ein großes Saugbedürfnis. Ideal ist es, wenn Sie Ihre Babys bald nach der Geburt anlegen können. Wenn Sie alleine nicht zurecht kommen, oder unsicher sind, bitten Sie Ihre Hebamme um Hilfe. Manchmal ist es nicht möglich, ein Kind noch im Kreißsaal anzulegen, weil vielleicht noch ärztliche Untersuchungen anstehen. Versuchen Sie dann, Ihr Baby sobald wie möglich anzulegen. Es ist wichtig, möglichst bald mit dem Stillen zu beginnen, damit die Milchproduktion in Gang kommt und die Kinder bald in den Genuss der sogenannten Vormilch, des Kolostrums kommen.

Wie oft und wie lange soll man die Kinder anfangs anlegen?

Ein häufiger, aber falscher Ratschlag für die ersten Tage lautet, die Kinder nicht länger als fünf Minuten und nicht öfter als alle vier Stunden anzulegen, damit die Brustwarzen nicht wund werden. Damit ein Baby genügend Muttermilch bekommt, ist es wichtig, von Anfang an nach Bedarf zu stillen. Es ist ganz normal, wenn ein Baby in den ersten Tagen über mehrere Stunden häufig gestillt werden möchte, und dann wieder einige Stunden Pause macht. Um die Milchbildung effektiv anzuregen, ist es im Allgemeinen notwendig, ein Baby zwischen acht- und zwölfmal in 24 Stunden zu stillen. Am Anfang dauert es jedoch oft mehrere Minuten, bis der Milchspendereflex ausgelöst wird, also der Reflex, der bewirkt, dass die Milch in die Milchgänge gepresst wird und so dem Baby zur Verfügung steht. Legt man nun ein Kind nur für fünf Minuten an, so kann es sein, dass die Milch noch gar nicht richtig fließt und die Mahlzeit beendet ist, ehe sie richtig begonnen hat.

Wunde Brustwarzen entstehen nicht, weil das Baby oder die Babys zu lange saugen, sondern meist, weil das Baby falsch angelegt ist oder falsch saugt. Achten Sie deshalb von Anfang an darauf, dass Ihre Babys korrekt angelegt sind (siehe S. 17) Stillen Sie also Ihre Kinder von Anfang an nach Bedarf, so oft und so lange sie wollen. Auf diese Weise wird Ihre Milchbildung sehr wirkungsvoll angeregt und die Kinder erhalten die Milch genau dann und in der Menge, wie sie sie brauchen. Dadurch verläuft meist auch der initiale Milcheinschuss, also der Übergang von Kolostrum zu reifer Muttermilch, sanfter.

Ein schlechter Rat, der leider von wohlmeinenden Schwestern im Krankenhaus häufig kommt, ist, ein Kind mit der Flasche zu füttern, während die Mutter das andere Kind stillt, oder die Kinder in der Nacht mit der Flasche zu füttern, damit die Mutter ausruhen kann. Auf diese Weise bilden Sie von Anfang an nicht genügend Milch für beide Babys und haben es später zu Hause schwer, die Milchmenge an den tatsächlichen Bedarf der Babys anzupassen.

Darüber hinaus birgt das Füttern mit der Flasche immer die Gefahr einer Saugverwirrung. Das bedeutet, ein Baby hat Schwierigkeiten, zwischen den unterschiedlichen Saugtechniken an Brust und Flasche zu unterscheiden und kann dadurch nicht mehr an der Brust trinken. Eine Saugverwirrung ist bei Zwillingen am Anfang eine der häufigsten Komplikationen beim Stillen.

Die ersten Tage bis zum Milcheinschuss

Die Milch, die in den ersten Lebenstagen gebildet wird, heißt wie bereits erwähnt „Kolostrum". Es handelt sich um eine gelbe oder goldfarbene dickliche Milch, die sehr reich an Nähr- und Immunstoffen ist. Kolostrum ist ein hochkonzentriertes Nahrungsmittel und ist unter anderem so reich an Immunglobulinen und einer Reihe anderer Schutzstoffe, dass man es auch als natürliche Arznei bezeichnen kann. Obwohl die Menge, die das Kind in den ersten Tagen aufnimmt, sehr gering ist, und in Teelöffeln gemessen werden kann, ist es für den Organismus des Neugeborenen genau das richtige.
Auf den meisten Stationen werden die Babys vor und nach dem Stillen gewogen. Lassen Sie sich dadurch nicht verunsichern, die Menge des Kolostrums ist so gering, dass die Waage meist nichts oder nur wenige Gramm anzeigt. Während dieser Zeit haben die meisten Neugeborenen nur etwa eine oder zwei nasse Windeln am Tag. Eine Studie hat ergeben, dass die durchschnittliche Aufnahme von Kolostrum am ersten Tag pro Mahlzeit 7 Gramm und während des ganzen Tages 37 Gramm betrug (Saint-Smith, & Hartmann, 1984).
Es ist auch ganz natürlich, wenn die Neugeborenen in den ersten Tagen nach der Geburt an Gewicht verlieren, und zwar unabhängig davon, ob sie gestillt werden oder nicht. Dieser Gewichtsverlust entsteht durch den Abbau von überflüssigem Gewebewasser im Körper des Babys und dem Ausscheiden des Mekoniums (soge-nanntes „Kindspech" = erste Ausschei-dung des Babys).

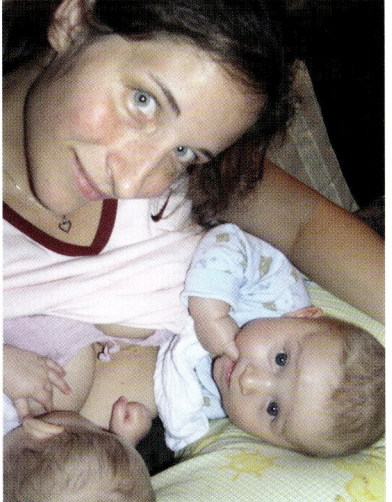

*Da war einer schneller satt ...
Bis heute ist Wendelin
Obernhofer der kleinere, zartere.
Zwillingsbruder Balthasar trinkt
noch bei Mama Ursi.*

Ein Gewichtsverlust von fünf bis sieben Prozent ist normal, nimmt das Baby dann weiterhin ab, so kann das allerdings ein Hinweis auf Stillschwierigkeiten sein. In diesem Fall ist es erforderlich, das Stillmanagement zu überprüfen, idealerweise unter Hinzuziehung einer erfahrenen Stillberaterin.
Nach etwa zwei bis drei Wochen haben die meisten Babys ihr Geburtsgewicht wieder erreicht.

Zufüttern von Glukose, Tee oder Säuglingsmilch

Ein gesundes, reifgeborenes Baby, das von Anfang an nach Bedarf gestillt wird, braucht weder Tee noch Glukose. Diese füllen den Magen des Babys und verringern damit sein Interesse, gestillt zu werden. Dadurch erhält das Baby nicht genügend Kalorien und nimmt möglicherweise sogar mehr ab.
Zusätzlich verabreichte Gaben von Tee oder Glukose tragen zur physiologischen Neugeborenengelbsucht bei. Untersuchungen haben ergeben, dass die Bilirubinwerte eines Babys umso höher liegen, je mehr Tee es in den ersten Tagen erhalten hat (vgl. Kuhr und Pnaeth, 1982; Nicoll, 1982).
Das Bilirubin, also das Abbauprodukt der Leber, wird über das Mekonium, den ersten Stuhlgang des Babys, ausgeschieden. Das Mekonium eines vollgestillten Babys enthält große Mengen an Bilirubin. Das Kolostrum wirkt leicht abführend und bewirkt, dass das Mekonium besser ausgeschieden wird.
Zusätzlicher Tee oder Glukose tragen hingegen nicht zu Darmbewegungen bei, sie verursachen sogar im Gegenteil eine erneute Aufnahme des Bilirubins aus dem Darm und tragen damit zur physiologischen Neugeborenengelbsucht bei.
Sorgen Sie besser von Anfang an für die richtige Milchmenge und legen Sie beide Kinder immer wieder an. Achten Sie aber auch darauf, dass die Babys richtig angelegt sind und richtig saugen, damit sie genügend Milch aufnehmen.
In vielen Krankenhäusern bekommen die Kinder automatisch Glukose und einen Schnuller. Wenn Sie dies nicht möchten, so weisen Sie ausdrücklich und bei jeder neuen Schwester wieder daraufhin. Besser ist es, einen deutlichen Hinweis am Bett der Kinder anzubringen.

Fälle, bei denen zugefüttert werden muss

Es gibt einige Fälle, bei denen es erforderlich ist, Nahrung zuzufüttern. In jedem Fall ist es jedoch zu bevorzugen, wenn das Baby abgepumpte Muttermilch erhält.
Künstliche Säuglingsnahrung ist immer nur die dritte Wahl nach der eigenen Muttermilch oder gespendeter Muttermilch. Nur wenn Muttermilch nicht in ausreichender Menge zur Verfügung steht, sollte zu künstlicher Nahrung gegriffen werden.

Ursachen können zum Beispiel sein:

• Hypoglykämie (Unterzuckerung) die trotz häufigen Stillens nicht behoben werden kann.

• Ein Baby verliert mehr als 10 Prozent seines Geburtsgewichtes.

• Verspäteter Stuhlabgang (nach dem fünften Lebenstag). In den ersten Tagen setzen Babys das sogenannte Mekonium ab, einen dunklen, teerartigen Stuhl, der bereits vor der Geburt gebildet wurde. Nach dem Milcheinschuss sollten das Baby mehrmals täglich kleinere Mengen oder mindestens ein Mal täglich eine große Menge Stuhl absetzen.

• Saugprobleme: Das Baby oder die Babys können noch nicht richtig an der Brust saugen und erhalten somit zuwenig Milch.

• Niedriges Geburtsgewicht, wenn entweder keine ausreichende Milchmenge zur Verfügung steht, oder die Milch mit ergänzenden Nahrungsstoffen angereichert werden soll.

• Verspäteter Milcheinschuss (nach dem fünften Lebenstag).

Anzeichen einer Austrocknung sind:

• Teilnahmslosigkeit,

• Schläfrigkeit (in Verbindung mit weiteren Symptomen),

• nachlassende Spannkraft der Haut (stehende Hautfalten),

• Mundtrockenheit,

• kraftloses Schreien,

• geringe Urinmenge nach dem Milcheinschuss.

In den ersten zwei bis drei Lebenstagen bis zum Milcheinschuss sind ein bis zwei nasse Windeln in 24 Stunden normal, ab dem Milcheinschuss sollte sich die Ausscheidungsmenge so erhöhen, dass das Baby fünf bis sechs sehr nasse Windeln in 24 Stunden hat.

Selbstbewusste Argumente für junge Mütter, die auch zweifelnde Kinderschwestern überzeugen

Rechnen Sie damit, dass Sie im Krankenhaus oder auch schon vorher folgende Einwände gegen das Stillen von Zwillingen oder Stillen ganz allgemein hören werden. Diese Antworten sollten Sie sich merken:

Zwillinge kann man sowieso nicht stillen!

Etwa 95 Prozent aller Frauen sind in der Lage, Milch für mindestens zwei Kinder zu bilden. Warum sollten ausgerechnet Sie nicht dabei sein?

Ihre Milch reicht sowieso nicht!

Die Milchbildung regelt sich nach dem Prinzip von Nachfrage und Angebot. Je öfter Sie Ihre Zwillinge anlegen, desto mehr Milch wird gebildet. Häufiges Stillverlangen ist kein Zeichen von Milchmangel, sondern sorgt für eine gute und reichliche Milchbildung.

Legen Sie nur fünf Minuten an jeder Seite an, sonst werden ihre Brustwarzen wund.

Wunde Brustwarzen entstehen nicht dadurch, dass ein Kind zu lange saugt, sondern dadurch, dass ein Kind falsch angelegt ist oder falsch saugt. Wenn Sie Ihre Kinder richtig anlegen, so dass sie gut an der Brust saugen können, werden Ihre Brustwarzen nicht wund und Sie können stillen, so lange Ihre Babys das wollen.

Legen Sie nur alle vier Stunden an, Sie müssen von Anfang an einen Rhythmus vorgeben.

Um genügend Milch zu bekommen, müssen kleine Babys zwischen acht und zwölfmal in 24 Stunden an der Brust trinken. Muttermilch ist nach etwa anderthalb bis zwei Stunden wieder verdaut und das Baby hat wieder Hunger. Stillen nach Bedarf stellt sicher, dass Ihre Babys die Milch dann bekommen, wenn sie sie brauchen. Der Rhythmus ist eine Erfindung der Erwachsenen.

Sie müssen Ihren Kinder Tee oder Glukose geben, damit sie genügend Flüssigkeit bekommen.

Ein gesundes, termingerecht geborenes Baby, das nach Bedarf gestillt wird, braucht weder Tee noch Glukose. Das Baby füllt sich den Bauch mit Flüssigkeit und trinkt dadurch weniger an der Brust, was letztendlich dazu führen kann, dass es nicht genügend Milch erhält.

Der Milcheinschuss

Der initiale Milcheinschuss nach der Geburt, also der Übergang von Kolostrum zu reifer Muttermilch erfolgt meist zwischen dem dritten und fünften Lebenstag des Babys. Während des Milcheinschusses kommt es oft zu geschwollenen, sehr berührungsempfindlichen Brüsten.
Sie haben vielleicht das sogar Gefühl, dass Sie gleich platzen.
Viele Babys haben in dieser Zeit Schwierigkeiten, die Brust zu fassen, weil die Brustwarzen ebenfalls sehr gespannt und flach sind. Schuld daran ist jedoch nur teilweise die erhöhte Milchmenge. Das Spannungsgefühl wird hauptsächlich verursacht durch einen vermehrten Blutandrang zur Brust, der sicherstellen soll, das genügend Milch gebildet werden kann, und durch den Abbau von überflüssigem Gewebewasser (Lymphflüssigkeit).
Es ist sehr wichtig, dass Sie von Anfang an sehr häufig stillen, damit Ihre Brüste gut geleert werden und nicht zu hart werden. Um den Milchfluss anzuregen, kann es helfen, wenn Sie vor dem Anlegen eine warme Dusche nehmen oder warme, feuchte Waschlappen auf die Brust auflegen.
Auch eine sogenannte Tiefdruckmassage der Brust kann helfen, dies sollte aber von einer erfahrenen Person, Hebamme oder Stillberaterin, durchgeführt werden.

Neugeborenengelbsucht und das Stillen

Ungeborene Babys haben mehr rote Blutkörperchen, um den Sauerstoff zu transportieren, der von der Mutter kommt. Nach der Geburt werden diese zusätzlichen roten Blutkörperchen nicht mehr benötig und vom Körper abgebaut. Hierbei entsteht als Nebenprodukt Bilirubin. Gelbsucht entsteht, wenn zuviel Bilirubin im Blut des Babys ist. Die Haut und die Augen des Babys erscheinen dann leicht gelb. Das Bilirubin wird mit dem Mekonium über den Darm ausgeschieden.
Deshalb begünstigt frühes und häufiges Stillen auch den Abbau des Bilirubins. Obwohl gestillte Babys häufiger höhere Bilirubinwerte haben, bzw. dieses langsamer abgebaut wird, als bei Babys, die mit künstlicher Milch ernährt werden, wird eine Unterbrechung des Stillens nicht empfohlen.

Da das Bilirubin zu 98 Prozent über den Darm abgebaut wird, tragen zusätzliche Wasser- oder Teegaben nicht zum Abbau des Bilirubin bei, sondern führen im Gegenteil eher zu höheren Werten. Untersuchungen haben ergeben, dass die Bilirubinwerte eines Babys umso höher liegen, je mehr Tee es in den ersten Tagen erhalten hat (Nicoll, Ginsburg Tripp 1982). Zusätzlicher Tee oder Glukose tragen nicht zu Darmbewegungen bei, sie verursachen sogar im Gegenteil eine erneute Aufnahme des Bilirubins aus dem Darm und tragen damit zur physiologischen Neugeborenengelbsucht bei.

Eine häufige Behandlung von erhöhten Bilirubinwerten besteht in der Anwendung einer Phototherapie. Hierzu wird das Baby nackt und mit einem Augenschutz unter eine bestimmte Leuchtstoffröhre, der sogenannten „Bili-Lampe" gelegt. Dieses Licht wird vom Baby über die Haut aufgenommen und bewirkt, dass das Bilirubin in eine wasserlösliche Form abgebaut wird.

Dies kann bedeuten, dass Sie von einem oder beiden Babys getrennt werden, was wiederum das Stillen erschwert. Falls ihr(e) Kind(er) hierzu auf die Säuglingsstation verlegt werden, fragen Sie, ob Sie daneben sitzen dürfen, so dass Sie weiterhin nach Bedarf stillen können. Oft ist es auch möglich, die Lampe ins Zimmer der Mutter zu stellen, so dass eine Trennung gar nicht erfolgen muss.

Während der Phototherapie scheiden die Babys mehr Wasser als üblich aus. Häufiges Stillen kann hier helfen, diesen Wasserverlust auszugleichen.

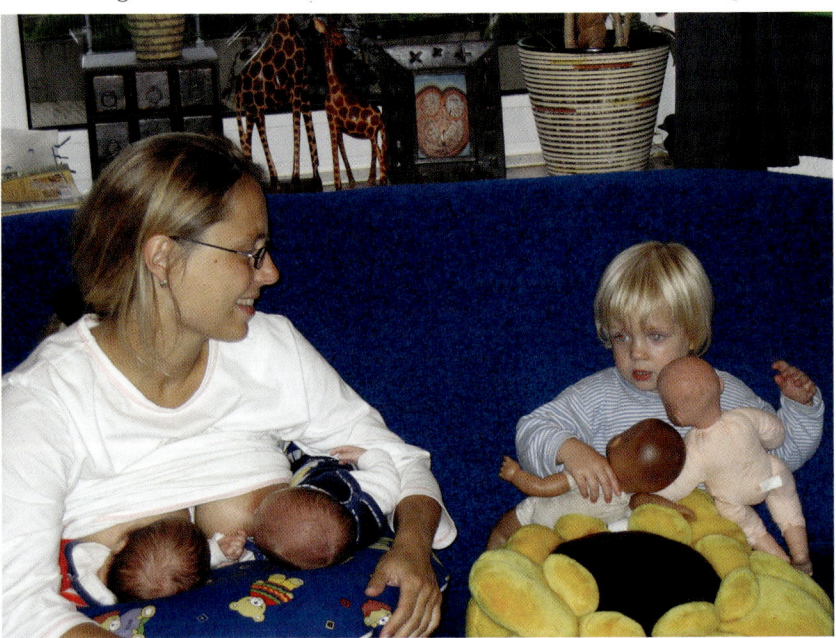

Früh übt sich, was eine stillende Zwillingsmutter werden will. Ältere Geschwister - hier Emma Schürmann - ahmen gern nach, was die Mama macht. Hier mit Paula und Theo, den Zwillingen.

Informationen auf den Punkt gebracht: Anmerkungen rund um die Geburt

- Entscheiden Sie sich frühzeitig, wo Ihre Kinder zur Welt kommen sollen und machen Sie Ihren Stillwunsch ausdrücklich deutlich.

- Legen Sie Ihre Kinder von Anfang an nach Bedarf an.

- Mit dem Kolostrum erhalten Ihre Babys eine zwar geringe Menge Milch, die inhaltlich dafür aber umso gehaltvoller ist.

- Ein Gewichtsverlust von bis zu 7 Prozent ist normal, darüber hinaus sollte das Stillmanagement überprüft werden.

- Zusätzliche Gaben von Tee, Wasser oder Glukose sind bei gesunden, reifgeborenen Babys nicht nötig. Diese Gaben können das Stillen erschweren.

- Bestehen Sie darauf, von Anfang an beide Kinder anzulegen, um gleich für eine ausreichende Milchmenge zu sorgen.

- Falls zugefüttert werden muss, verwenden Sie wenn möglich abgepumpte Muttermilch.

- Häufiges Stillen von Beginn ist auch bei einer Neugeborenengelbsucht hilfreich. Zusätzliche Flüssigkeitsgaben (Wasser, Tee) sind hier eher kontraproduktiv.

Stillen nach einer Kaiserschnittgeburt

Grundsätzlich können Frauen mit einem Kaiserschnitt genauso stillen, wie Frauen mit einer vaginalen Geburt. Allerdings kommt es bei manchen Frauen zu einem verzögerten Milcheinschuss.

Das hängt zum einen damit zusammen, dass die Medikamente, die unter und nach der Geburt gegeben werden, auf Mutter und Kind wirken (Vollnarkose, schmerzstillende Medikamente). Zum anderen aber können Mutter und Kind oft nicht so eng und oft beisammen sein, um zu stillen wie bei einer natürlichen Geburt.

Wenn es sich um einen geplanten Kaiserschnitt handelt, ist es sicherlich sinnvoll, sich eine Art „Checkliste" zu schreiben, um bestimmte Punkte bereits vorher mit der Klinik abzuklären. Dies kann sich bei Zwillingen als besonders wichtig erweisen, weil die Stillunterstützung im Allgemeinen und im Besonderen bei Zwillingen nicht immer optimal ist.

Mögliche Punkte für die Checkliste können sein:

●KS (Kaiserschnitt) unter PDA (Periduralanästhesie) oder spinaler Anästhesie. Der Vorteil ist hier, dass Sie Ihre Kinder gleich stillen können, Ihre Babys sind wach, denn sie bekommen wenig von der Narkose mit. Sobald der Schnitt vernäht ist und Sie in den Aufwachraum geschoben werden, können Sie stillen. Vielleicht kann dort Ihr Mann mit den Kindern schon auf Sie warten.

●KS in Vollnarkose. Nach einer Vollnarkose schläft die Mutter meist für eine Weile und ist danach noch für einige Zeit sehr müde. Dadurch wird der Stillbeginn hinausgezögert. Sie können jedoch stillen, sobald Sie sich dazu in der Lage fühlen und Ihr Baby halten können.

●Auch die meisten Medikamente und Antibiotika, die möglicherweise nach einem KS nötig sind, stehen dem Stillen nicht entgegen. Da das Kolostrum, die erste Milch - obwohl sehr konzentriert - nur in geringer Menge zu Verfügung steht, ist der Anteil des Medikaments, den das Baby über die Muttermilch erhält, ohnehin gering.

●Schmerzmittel können bei stillenden Müttern manchmal dazu führen, dass ihre Babys schläfrig sind. Häufig werden Schmerzmittel routinemäßig in Standardmengen verteilt, ohne Rücksicht auf den individuellen Bedarf. Nehmen Sie nur die Menge, die Sie tatsächlich brauchen, um die Schmerzen in den Griff zu bekommen.

●Anwesenheit einer Hilfsperson (bei zwei Babys unabdingbar nach einem Kaiserschnitt). Versuchen Sie nach Möglichkeit zu organisieren, dass Ihr

Partner (oder eine andere Vertrauensperson) bei Ihnen sein kann, im besten Fall den ganzen Tag. So können Ihre Babys bei Ihnen sein, Sie können nach Bedarf stillen und Ihr Partner kann dann das Wickeln übernehmen und Ihnen Ihre Kinder aus dem Bettchen heben.

●Stillpositionen. Nehmen Sie ein Stillkissen mit in die Klinik! Wenn Sie das Kopfteil Ihres Bettes etwas hochstellen, und sich das Stillkissen vor den Bauch legen, können sie entweder im Wiegengriff stillen (das Köpfchen des Babys ruht bei dieser Position in Ihrer Armbeuge, Ihre Hand unterstützt den Popo, der Bauch des Kindes ist Ihrem Bauch zugewendet).
Eine andere Möglichkeit ist, im Rückengriff zu stillen (siehe Anlegepositionen ab Seite 19). Suchen Sie sich eine Position, bei der die Füße des/der Babys nicht mit der Narbe in Berührung kommen.

●Wenig Besuch (noch wichtiger bei zwei Kindern!). Auch wenn es schwer fällt (vor allem dem Besuch!), gönnen Sie sich zumindest die ersten drei Tage Ruhe. Selbstverständlich sind Papa, Geschwisterchen, Oma und Opa von dieser Regelung ausgenommen, aber Onkel und Tanten, Freunde, usw. dürfen die Babys ansehen, wenn Sie wieder zu Hause sind und wirklich das Gefühl haben, erholt zu sein. Vergessen Sie nicht, Sie haben eine Geburt und bei einem Kaiserschnitt eine Operation hinter sich.

Zur Narkose zitiere ich aus dem Buch „Arzneimittel in Schwangerschaft und Stillzeit" von C. Schäfer, H. Spielmann und K. Vetter, 8. Auflage Dezember 20011. Hier schreiben die Autoren folgendes:

Andere in der Anästhesie verwendete Mittel

Empfehlung für die Praxis: Wenn die Mutter nach einer Narkose wieder in der Lage ist ihr Kind anzulegen, darf sie stillen. Weder die pharmakinetischen Eigenschaften der im Zusammenhang mit der Narkose heute verwendeten Mittel noch die klinischen Erfahrungen begründen eine zusätzliche Stillpause. Dies gilt auch für die Narkose im Rahmen einer Sectio-Entbindung, bei der ohnehin der plazentar übergehende Anteil an Narkotika gegenüber der geringen Kolostrummenge quantitativ im Vordergrund steht.

Dr. Schäfer, Mitautor des oben genannten Buches, hat in mehreren Vorträgen immer wieder darauf hingewiesen, dass die Frau wieder stillen kann, sobald sie das Baby selbst halten kann.

Informationen auf den Punkt gebracht - Stillen und Kaiserschnitt

● Nach einem Kaiserschnitt können Frauen in der Regel genauso stillen wie Frauen, die natürlich entbinden.

● Schreiben Sie sich eine Checkliste, um bestimmte Fragen gegebenenfalls schon im Vorfeld mit der Klinik abklären zu können.

● Bei einem Kaiserschnitt eingesetzte Narkotika und Medikamente können so gewählt werden, dass sie mit dem Stillen vereinbar sind.

● Sorgen Sie dafür, dass Sie in den ersten Tagen im Krankenhaus eine Hilfsperson dabei haben.

● Beschränken Sie Besuche auf ein Minimum.

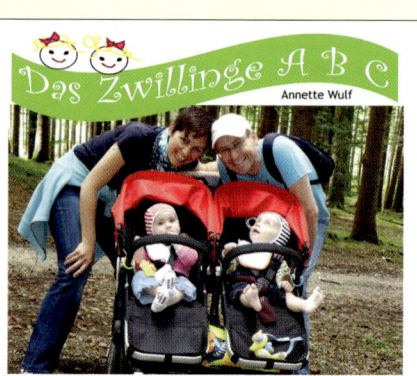

Frühchen und das Stillen

Frühgeborene brauchen Muttermilch

Machen Sie sich zumindest mit dem Gedanken vertraut, dass Ihre Zwillinge früher als geplant kommen. Das heißt nicht, dass Sie diesbezüglich ängstlich sein sollten, aber seelisch gewappnet.

Von einer Frühgeburt spricht man, wenn ein Baby vor der 37. Woche auf die Welt gekommen ist. Je nachdem, um wieviel früher die Babys geboren werden und wie reif sie bei der Geburt sind, werden sie auf die Säuglingsintensivstation oder auf die normale Säuglingsstation verlegt. Vielleicht haben Sie auch ein Kind bei sich. Das Stillen wird dadurch zwar erschwert, ist aber nicht unmöglich.

Selbst wenn Sie sich noch nicht im Klaren sind, ob Sie stillen möchten oder nicht, ist es dennoch gut für Ihre Babys, wenn Sie in diesem Fall Ihre Milch abpumpen. Alle Vorteile von Muttermilch für Frühgeborene listen wir im Folgenden auf.

Die Vorteile der Muttermilch für Frühgeborene sind:

- Ihre Frühgeborenen profitieren von Muttermilch in besonderem Maße.

- Frühgeborenenmilch ist an die besonderen Bedürfnisse eines zu früh geborenen Babys angepasst, da sie zu Beginn der Laktationsperiode größere Mengen bestimmter Stoffe enthält, zum Beispiel Eiweiß, Natrium, Eisen und Chlorid (Lemons, 1982).

- Frühgeborenenmilch enthält einen höheren Anteil an infektionsbekämpfenden Antikörpern als die Milch der Mütter, die termingerecht entbunden haben. So hat das Baby einen besseren Schutz bei so gefürchteten Erkrankungen wie Nekrotisierender Enterocolitis (NEC = eine lebensgefährliche Darmerkrankung) oder Meningitis.

- Im Gegensatz zu künstlicher Säuglingsnahrung ist Muttermilch sehr leicht verdaulich, da das arteigene Eiweiß vom Baby vollständiger verdaut werden kann als das Eiweiß in künstlicher Säuglingsnahrung.

- Durch das Enzym Lipase wird das Fett in der Muttermilch besonders gut und wirkungsvoll verdaut. Fett ist eine wichtige Energiequelle für das Wachstum der Frühchen.

- Muttermilch enthält einen großen Anteil an Hormonen und Enzymen sowie verschiedene Wachstumsfaktoren, die für die Reifung des kindlichen Verdauungs- und Nervensystems von Bedeutung sind.

●Durch das Stillen fühlt sich die Mutter gebraucht, weil sie ihr Kind wenigstens mit ihrer Milch versorgen und helfen kann, auch wenn sie nicht ständig bei ihrem Kind sein kann.

Abpumpen von Muttermilch

Wenn eines oder gar beide Babys von Ihnen getrennt werden und Sie die Babys nicht regelmäßig anlegen können, dann ist es wichtig, sobald wie möglich mit dem Abpumpen zu beginnen, damit die Milchproduktion angeregt wird. Je früher Sie mit dem Abpumpen beginnen, desto größer ist die Chance, dass Sie die volle Milchmenge für Ihre Babys erreichen können. So hat eine Studie mit 87 Extremfrühchen ergeben, dass unter den Müttern, die während der ersten sechs Stunden nach der Geburt mit dem Abpumpen begonnen haben, eine höhere Anzahl zum Zeitpunkt des regulären Geburtstermins eine ausreichende Milchproduktion erreichten, als bei den Müttern, die später abzupumpen begonnen hatten (Furmann, Minich & Hack, 2002). Pumpen Sie etwa so oft, wie Sie die Kinder auch anlegen würden, also etwa alle zwei bis drei Stunden auf beiden Seiten, davon mindestens einmal in der Nacht. Warten Sie nicht, bis sich Ihre Brüste wieder „voll" anfühlen. Eine volle Brust signalisiert einen verminderten Milchbedarf. Je „leerer" eine Brust ist, desto schneller und mehr Milch wird gebildet.

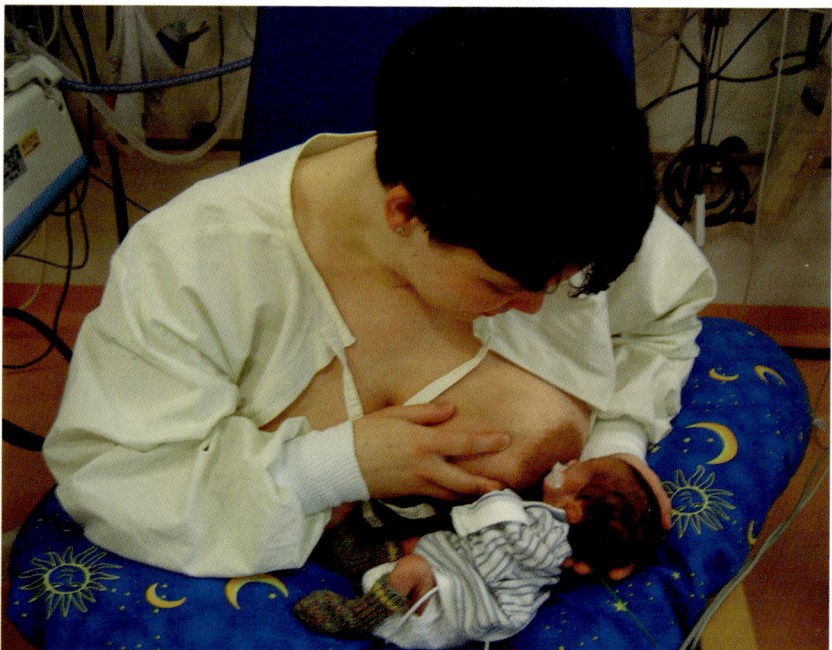

Johannes und Anton Kockjoy wurden in der 27. Schwangerschaftswoche geboren. Mehr zum Thema auf Seite 170.

●Die Milchproduktion wird besser angeregt, wenn Sie häufiger und kürzer pumpen, also etwa alle zwei bis drei Stunden circa zehn bis fünfzehn Minuten pro Seite, als wenn Sie in größeren Zeitabständen länger pumpen.

●Ideal zum Aufbau der Milchproduktion ist eine vollautomatische elektrische Pumpe mit Doppelpumpfunktion, mit der Sie beide Seiten gleichzeitig abpumpen können. Dies ist zum einen natürlich sehr zeitsparend, zum anderen wird die Milchproduktion besser angeregt.

●Wenn Sie eine solche Pumpe im Krankenhaus nicht bekommen können, so ist es auch möglich, sich diese in der Apotheke auszuleihen.

●Das Zubehör muss bei einer Mietpumpe immer gekauft werden, dabei ist es sinnvoll, sich gleich das Zubehör zum Doppelpumpen anzuschaffen.

●Bei einer medizinischen Indikation (wie zum Beispiel „Frühgeburt") kann der Frauenarzt oder Kinderarzt ein Rezept für eine Pumpe plus (Doppelpump-) Zubehör ausstellen, dann übernimmt die Krankenkasse die Kosten für die Miete und das Zubehör.

●Idealerweise sollten Sie auch nachts einmal abpumpen, vor allem wenn sich Ihre Brüste am nächsten Morgen unangenehm voll anfühlen oder wenn noch nicht ausreichend Milch produziert wird.

●Lassen Sie sich den Gebrauch der Pumpe erklären. Wenn das Krankenhauspersonal Ihnen hier nicht weiterhelfen kann, so wenden Sie sich an eine Stillberaterin.

●Es ist normal, wenn Sie anfangs nur wenig Milch abpumpen können. Doch Abpumpen kann man lernen. Wichtig beim Abpumpen ist, dass Sie es schaffen, den Milchspendereflex auszulösen, sonst werden Sie nicht mehr als 20 bis 30 Milliliter abpumpen können.

Folgende Empfehlungen können hierbei helfen:

●Pumpen Sie in einer vertrauten und angenehmen Umgebung, vielleicht immer am gleichen Platz, wenn möglich in einem bequemen Sessel oder einem Stuhl, der ihre Arme in einer bequemen Haltung stützt und es Ihnen ermöglicht, den ganzen Körper zu entspannen. Manche Krankenhäuser haben extra ein Stillzimmer eingerichtet. Wenn dies nicht der Fall ist, fragen Sie nach einem entsprechenden Raum. Lassen Sie sich nicht in irgendeine Putzkammer abschieben.

●Versuchen Sie, Störungen so gering wie möglich zu halten. Wenn Sie zu Hause pumpen, hängen Sie das Telefon aus, schalten Sie etwas entspannende Musik ein und legen Sie sich alles zurecht, was Sie brauchen könnten. Dazu können auch ein Glas Wasser oder Saft, ein gesunder Imbiss oder etwas zum Lesen gehören.

• Es kann helfen, wenn Sie vor dem Abpumpen ein bestimmtes Ritual einhalten. Dies kann Ihren Milchspendereflex anregen und auch als psychologischer Auslöser dafür wirken. Wenden Sie zum Beispiel vor dem Abpumpen feuchte oder trockene Wärme auf den Brüsten an. Dazu können feuchte, warme Kompressen oder ein Heizkissen verwendet werden oder aber Sie duschen warm. Legen Sie sich eine Decke oder eine Jacke über die Schultern oder setzen Sie sich in die Nähe einer Heizquelle. Wärme wirkt entspannend.

• Massieren Sie Ihre Brust sanft, entweder in der Dusche oder direkt vor dem Abpumpen. Das hilft besonders dann, wenn Sie angespannt sind. Stimulieren Sie Ihre Brustwarzen durch sanftes Reiben oder Rollen. Entspannen Sie sich für einige Minuten. Wenden Sie dabei eventuell die Atemübungen aus der Geburtsvorbereitung an oder sitzen Sie einfach nur ruhig da und stellen Sie sich dabei etwas Angenehmes vor - einen warmen Sandstrand mit Wellen, die ans Ufer plätschern, einen Gebirgsbach oder eine tropische Brise ...

• Unterbrechen Sie das Abpumpen mehrmals, um die Brust zu massieren. Es sollte möglich sein, den Milchspendereflex mehrfach zu stimulieren, in dem Sie das Abpumpen nach etwa zehn Minuten unterbrechen, Ihre Brust massieren und dann wieder pumpen.

• Versuchen Sie, beim Abpumpen das Saugverhalten des Babys nachzuahmen. Beim Saugen übt das Baby einen sanften, rhythmischen Druck auf die Milchgänge aus, während es einen Sog aufbaut.

Tipps von Müttern, die über längere Zeit Milch abgepumpt haben:

• Seien Sie überzeugt davon, was Sie tun. Es macht sicherlich keinen großen Spaß, täglich viel Zeit an der Milchpumpe zu verbringen. Sehen Sie die Milch als ein Geschenk, das Sie Ihren Babys jeden Tag machen können.

• Denken Sie daran, dass Sie dies nur für eine sehr kurze Zeit in Ihrem Leben (und in dem Ihres Kindes) machen.

• Stellen Sie ein Bild Ihrer Babys auf. Das wird Ihnen helfen, an sie zu denken und damit auch, den Milchspendereflex auszulösen.

●Umgeben Sie sich mit Leuten, die Sie unterstützen und von der Wichtigkeit Ihres Tuns überzeugt sind.

●Lachen Sie darüber, wenn Sie sich mal wieder wie eine Milchkuh vorkommen. Es lohnt sich unbedingt, die Milchproduktion durch das Abpumpen aufrecht zu erhalten. Denn je mehr sich später auch beim Stillen der Alltag einspielt, umso einfacher wird es. Es gehört irgendwann einfach dazu und ist nichts Besonderes mehr und ist doch so besonders wertvoll für Ihre Babys.

Abpumpen sollte niemals schmerzen. Wenn Ihre Brüste beim Abpumpen schmerzen oder die Brustwarzen wund werden, dann suchen Sie sich eine kompetente Hilfe, zum Beispiel durch eine Stillberaterin, die Ihnen den Gebrauch der Pumpe noch einmal erklären kann. Lesen Sie die Gebrauchsanweisung der Pumpe genau durch, um sicherzugehen, dass Sie die Pumpe entsprechend den Anweisungen des Herstellers benutzen. Nicht jede Frau kommt mit jeder Pumpe gleich gut zurecht und manchmal kann es helfen, ein anderes Modell zu verwenden. Verringern Sie, wenn möglich, die Saugstärke. Bei einigen Pumpen kann die Saugstärke von Null ausgehend eingestellt und entsprechend gesteigert werden.
Achten Sie darauf, dass sich die Brustwarzen in der Mitte des Ansaugtrichters befinden und nicht an der Wand scheuern. Wenn Ihre Brustwarzen zu groß für den Ansaugtrichter sind, können Sie einen Zubehörsatz mit einem größeren Saugtrichter verwenden. Es gibt von verschiedenen Firmen individuelle Absaughauben (auch aus Glas), denn Frauen mit sehr großen Brustwarzen müssen eventuell einen speziellen Ansaugtrichter verwenden. Für die neueren Modelle gibt es für den Ansaugtrichter Einsätze aus Silikon, die besonders schonend sind.
Es ist ganz natürlich, dass Ihre Milchmenge beim Abpumpen schwankt, vor allem, wenn Sie sich Sorgen um den Gesundheitszustand Ihrer Babys machen. In diesem Fall kann sich Ihr Milchspendereflex verzögern oder ausbleiben. Dann benötigen Sie auf jeden Fall viel Unterstützung und Zuspruch von Personen, die an Ihre Stillfähigkeit glauben. Wichtig ist, dass Sie weiter abpumpen, denn auch wenn nur wenig Milch kommt, wird es immer dazu reichen, die Brust weiterhin zur Milchbildung anzuregen.
Wenn Sie mehr Milch abpumpen, als Ihre Babys im Moment brauchen, so können Sie den Rest einfrieren. Es werden sicherlich Zeiten kommen, in denen Sie froh sind, wenn Sie auf eingefrorene Muttermilch zurückgreifen können, spätestens dann, wenn Ihre Babys mehr Milch brauchen. Es kann schwierig sein, die Menge allein durch Abpumpen zu steigern.

Aufbewahrung der abgepumpten Milch

Für Ihre Babys ist es sicherlich am besten, wenn sie frische Muttermilch bekommen. Wenn Sie Muttermilch für Ihre Frühchen einfrieren, so lagern

Sie die Milch in kleinen Mengen in sterilen luftdichten Gefäßen. Jedes Gefäß wird mit Ihrem Namen, dem Namen des Babys, Datum und Zeitpunkt der Gewinnung der Milch versehen.

In Eiswürfelgröße eingefroren, lässt sich die Milch übrigens in ganz kleinen Portionen auftauen.

Es ist besser, die Milch in einem Gefrierschrank bei circa minus 19 Grad zu lagern, da hier die Temperatur konstanter gehalten wird als in Kühlschränken, die öfters geöffnet werden.

Wenn Sie gefrorene Milch transportieren müssen, so achten Sie darauf, dass sie nicht antaut, die Kühlkette darf bis zum „Verzehr" nicht unterbrochen werden. Benutzen Sie zum Transport eine Kühltasche.

Sprechen Sie auch mit dem Arzt und den Krankenschwestern, welche speziellen Maßnahmen sie zur Handhabung, Lagerung und zum Transport Ihrer Milch vorschlagen. Vielleicht haben Sie auch die Möglichkeit, die Milch direkt im Krankenhaus zu lagern. Um eine unnötige Bakterienbelastung der Milch zu vermeiden, achten Sie auf gründliche Sauberkeit bei der Handhabung des Abpump- und Milchlagerungszubehör. Waschen Sie sich immer gründlich die Hände und vermeiden Sie es, die Innenseite der Gefäße zu berühren. Wenn Sie die ersten Tropfen der abgepumpten Milch wegschütten, so kann das die Bakterienzahl senken.

Frühchen gedeihen durch Känguru(h)en

Selbst wenn Sie Ihre Babys noch nicht zum Stillen anlegen können, versuchen Sie dennoch, ihnen so viel Hautkontakt wie möglich zu geben.

Beim sogenannten Känguruen wird das Frühgeborene nur mit einer Windel und eventuell einem Mützchen bekleidet, zwischen die nackten Brüste seiner Mutter, Haut an Haut gelegt. Damit es keine Wärme verliert, kann darüber eine Decke oder ein Handtuch gelegt werden.

So kann es direkt Ihre Körperwärme spüren, Ihren Duft einatmen und Ihren Herzschlag hören. Durch dieses enge Beieinandersein wird eine starke Bindung zwischen Mutter und Kind erzeugt. Ängste und Sorgen können anders bewältigt werden und Stress-Situationen treten seltener auf. Der intensive Hautkontakt und das große Geborgenheitsgefühl haben eine ausgesprochen positive Wirkung auf das Baby und auf die Eltern-Kind-Bindung.

Studien haben gezeigt, dass:

●sich Atmung und Pulsschlag verbessern und die Sauerstoffsättigung steigt;

●diese Babys weniger schreien;

●die Babys viel wacher und aufmerksamer sind und schneller gestillt werden können;

• sie meist früher vom Brutkasten ins offene Bett wechseln können;

• durch den engen Körperkontakt wird das Kind mit gesunden mütterlichen und väterlichen Keimen besiedelt. Im Gegenzug erhält die Mutter von ihrem Kind andersartige Keime, gegen die sie Antikörper entwickelt. Diese wiederum gibt sie über die Muttermilch an ihr Baby zurück. So erhält das Frühgeborene einen Schutz gegen die krankmachenden Keime seiner Krankenhausumgebung.

Die Känguru-Pflege ermöglicht auch dem Vater, engen Kontakt zu seinen Kindern aufzunehmen. Denn auch an Papas behaarter Brust lässt es sich ganz geborgen warm und weich schmusen.
Dieser Haut-an-Haut-Kontakt ist zwar nicht Voraussetzung für erfolgreiches Stillen, bildet aber eine gute Grundlage dafür. Das Baby kann während der Sitzungen spielerisch die Brust erkunden, vielleicht die Brustwarze in den Mund nehmen, Sie können währenddessen sogar einige Tropfen Muttermilch ausstreichen, so dass das Baby sie ablecken kann. Auf diese Weise beginnt ihr Baby zu lernen, wo seine Nahrung herkommt.
Mit dem Känguruen kann, abhängig vom Zustand Ihres Kindes, schon sehr bald begonnen werden. In Kolumbien, dem Ursprungsland dieser Art Pflege, wird dies sogar bei Babys mit einem Geburtsgewicht um 1.000 Gramm praktiziert. In England haben Frühgeborene mit einem Gewicht von nur 700 Gramm ihre Körpertemperatur, Atmung und ihren Herzschlag bis zu drei Stunden stabil gehalten.

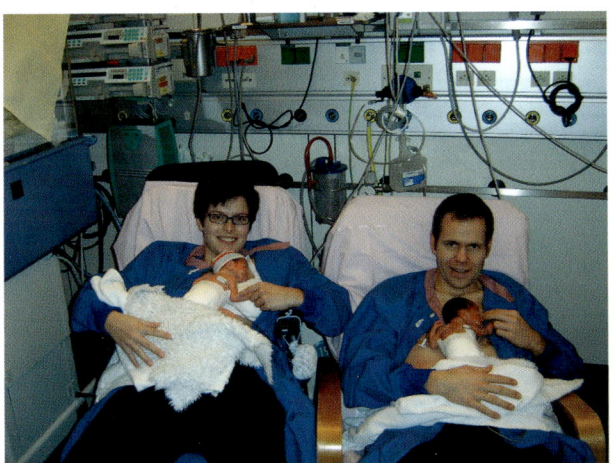

Wie gut, wenn Zwillinge Mama und Papa (hier Familie Schlesag) haben. So können beide Babys gleichzeitig auf ihren großen „Kängurus" liegen.

Erstes Anlegen von Frühgeborenen

Die früher angegebenen Richtlinien, ab wann ein Frühchen angelegt werden kann oder soll, (von 1.500 Gramm Geburtsgewicht und einem Gestationsalter von mindestens 34 bis 35 Wochen), verschieben sich immer weiter auf ein niedrigeres Gewicht und einen früheren Zeitpunkt. Heute kommt es vornehmlich auf den Gesundheitszustand und die Aufmerksamkeit und Wachsamkeit des Kindes an. Sobald es in der Lage ist, selbständig das Saugen, Schlucken und Atmen zu koordinieren, kann es meist noch besser aus Mutters Brust saugen, als an der Flasche zu trinken. Brustmahlzeiten sind einfacher und weniger belastend als Flaschenmahlzeiten. Saugen, Schlucken und Atmen können an der Brust viel besser aufeinander abgestimmt werden.

Die Stillfähigkeit eines Babys scheint umso besser, je früher es in Kontakt mit der Brust gekommen ist. Deshalb kann mit dem Stillen begonnen werden, sobald ein Baby aus dem Wärmebettchen genommen werden kann und Herzschlag und Atmung stabil sind.

Ausschlaggebend sollte auch sein, wie gut das Frühchen die Milch verträgt, die es durch die Sonde bekommt, seine Fähigkeit, Saugen, Schlucken und Atmen zu koordinieren und ob es seine Körpertemperatur außerhalb des Brutkasten aufrechterhalten kann.

Zurückgezogenheit und Ruhe sind bei den ersten Versuchen hilfreich. Vielleicht können Sie sich in einen separaten Raum zurückziehen, wenn nicht, ist es vielleicht möglich, eine Trennwand aufzustellen. Suchen Sie sich einen bequemen Stuhl mit Armlehne. Kissen helfen, dass Sie entspannt sitzen können: einige Kissen, um Ellenbogen und Hand zu stützen, die das Baby halten, einige auf Ihrem Schoß, um das Baby auf die Höhe Ihrer Brustwarzen zu bringen, und vielleicht eines oder zwei hinter Ihrem Rücken, damit Sie bequem sitzen können. Bitten Sie um Hilfe, denn bei den ersten Anlegeversuchen ist ein weiteres Paar Hände hilfreich.

Sehr hilfreich bei den ersten Anlegeversuchen (aber nicht nur dann!) kann das sogenannte Zurückgelehnte Anlegen oder „Laid-Back-Anlegen" sein. Lehnen Sie sich dazu bequem in eine halb-aufrechte Position zurück, so

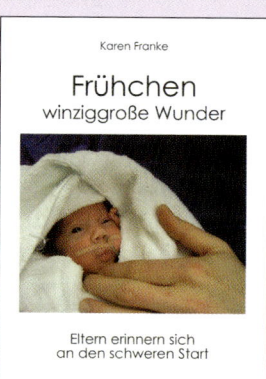

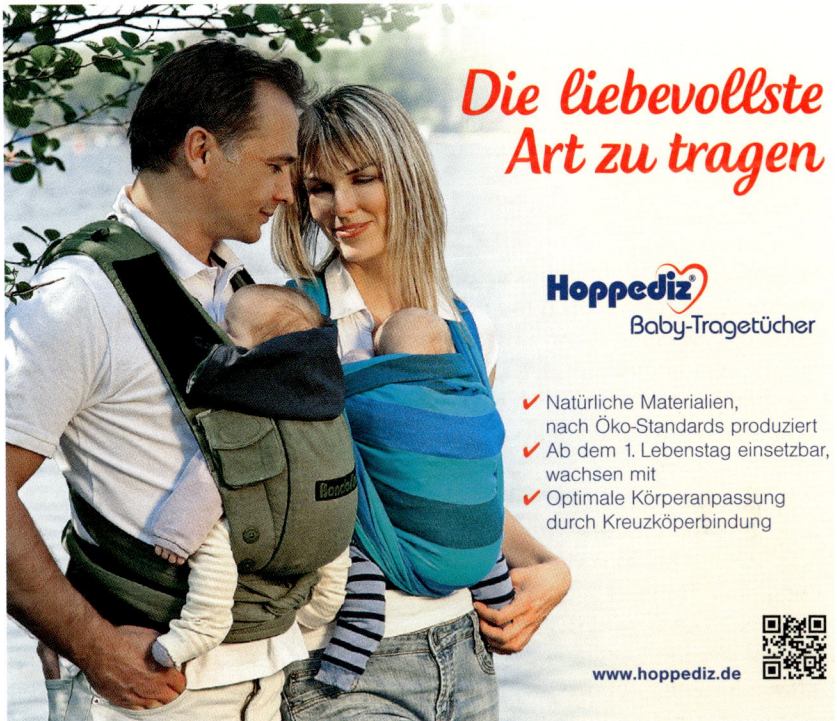
dass Sie weder flach liegen, noch aufrecht sitzen. Benutzen Sie Kissen, um Ihren Rücken abzustützen, damit es für Sie wirklich bequem ist. Legen Sie das Baby längs auf Ihren Bauch. Die ist eine Position, in der viele Babys beginnen, den Weg zur Brust selbst zu finden und die Brustwarze zu erfassen. Das Baby wird so von der Schwerkraft gehalten und trinkt auch gegen die Schwerkraft.

Bevor Sie Ihr Baby anlegen, kann es helfen, die Milch durch eine Brustmassage oder durch kurzes Ausstreichen/Abpumpen zum Fließen zu bringen. Das Baby muss sich dadurch nicht so anstrengen, weil beim Saugen sofort Milch kommt. Wenn das Baby noch sehr klein ist und Sie ausreichend Milch produzieren, kann vorab die Vordermilch abgepumpt werden, so dass das Baby beim Saugen an der Brust gleich die kalorienreiche Hintermilch trinkt. Um Ihr Baby zum Saugen zu animieren, können Sie vor dem Anlegen ein Tröpfchen Milch auf die Brustwarze oder die Lippen des Babys streichen. So wird das Baby besser zum Saugen animiert.

Stillpositionen beim Stillen von Frühchen

Um dem frühgeborenen Baby die Koordination von Saugen, Schlucken und Atmen zu erleichtern, ist es hilfreich, es in einer möglichst aufrechten Haltung zu stillen. Hierfür bieten sich der sogenannte Frühgeborenengriff oder der Rückengriff an. Solange das Kind Schwierigkeiten hat mit der Sauerstoffsättigung oder mit der Atmung, sollte auf Stillen im Liegen verzichtet werden. Seien Sie hier flexibel und beobachten Sie Ihr Kind, wie es am besten zurecht kommt.

Der Frühgeborenengriff

Er eignet sich gut für sehr kleine Babys, die noch Probleme beim Erfassen und Ansaugen der Brust haben und zu schwach sind, sie längere Zeit zu halten. Hierbei nimmt die Mutter, wenn sie an der linken Brustseite anlegen möchte, den Hinterkopf des Kindes in ihre rechte Hand. Der Rücken des Kindes liegt auf ihrem Unterarm. Die Mutter unterstützt mit ihrer linken Hand im C-Griff die linke Brust. Hierbei befinden sich die vier Finger unter der Brust, der Daumen liegt weit genug hinter dem Vorhof lose auf.

Der Rückengriff

Setzen Sie sich bequem und gut gestützt hin, stellen Sie Ihre Füße auf eine Fußbank. Wenn Sie Ihr Baby an die linke Brust legen wollen, so liegen seine Füße unter Ihrem linken Arm, gut abgestützt durch Kissen, mit der linken Hand fassen Sie den Kopf des Babys. Sein Rücken wird durch Ihren Unterarm gestützt. Ohr, Schulter und Hüfte bilden eine Linie. Achten Sie darauf, dass Ihre Hand und Ihr Arm mit ausreichend vielen Kissen unterstützt werden, sonst ermüden Sie zu schnell und das Baby rutscht langsam nach unten. Mit der rechten Hand halten Sie die Brust im C-Griff.

Der DanCer-Griff

Falls das Baby zu schwach ist, die Brustwarze festzuhalten und immer wieder abrutscht, kann man ihm mit dem von Danner und Cerutti entwickelten „DanCer-Hold" helfen. Dieser ist sowohl beim Anlegen im Frühgeborenengriff als auch im Rückengriff möglich.
Hierbei bilden Daumen und Zeigefinger der Hand, die die Brust hält, ein „U", in dessen Bogen das Kinn des Babys ruht. Durch sanften Druck mit beiden Fingern auf die Wangen des Kindes, bleibt der Mund beim Saugen geschlossen und das Baby kann die Warze besser halten.

Bei Frühchen brauchen Sie mehr Geduld

Bitte erwarten Sie keine Wunder. Ihr Baby wird möglicherweise während der ersten Versuche an der Brust nur lutschen oder nur sehr wenig Milch aufneh-

men. Betrachten Sie die ersten Sitzungen als Möglichkeit zum Kennenlernen. Auch wenn es am Anfang noch keine großen Milchmengen sind, die das Baby aus der Brust trinkt und es noch mit zusätzlicher Nahrung zugefüttert wird, trägt jede Stillmahlzeit mit Ihrer körperlichen Nähe und dem Üben und Ausprobieren dazu bei, dass das Baby nach einiger Zeit erfolgreich und ausdauernd saugen kann.

Alternative Fütterungsmethoden

Es kann aus verschiedenen Gründen nötig sein, dass Ihre Babys vorübergehend abgepumpte Muttermilch oder auch Zusatznahrung bekommen. In den meisten Fällen geschieht dies mit der Flasche.

Das Zufüttern mit einer Flasche birgt immer das Risiko einer Saugverwirrung. Dies bedeutet, dass ein Baby mit dem Wechsel zwischen Brust und Flasche nicht zurechtkommt. Babys müssen an der Brust ganz anders saugen als an einem künstlichen Flaschensauger oder auch an einem Stillhütchen. Damit kommen viele Babys nicht zurecht und sie wissen auch nicht mehr, wie sie an der Brust trinken sollen. Es verlangt zwar etwas Übung, Milch alternativ zu geben, und vielleicht geht am Anfang auch etwas daneben, aber auch das Füttern mit der Flasche klappt nicht immer gleich problemlos.

Alternativen zu Flasche können sein:

Die Becherfütterung

In manchen Ländern wird die Becherfütterung routinemäßig bei frühgeborenen Babys eingesetzt, die noch nicht in der Lage sind, an der Brust zu trinken, oder die von der Mutter getrennt wurden.

Babys sind bereits ab der 30. Schwangerschaftswoche in der Lage, aus dem Becher zu trinken, das ist früher, als sie aus der Flasche oder der Brust trinken können. Die Becherfütterung verbraucht nur wenig Energie und gibt dem Baby mehr Kontrolle über die Aufnahme der Milch als die Flaschenfütterung. Außerdem macht sie Zungenbewegungen erforderlich, die für das erfolgreiche Trinken an der Brust wichtig sind. Mittlerweile gibt es auch in Deutschland Kliniken, die alternativ zufüttern. Bei der Becherfütterung gehen Sie am besten so vor:

● Zum Füttern kann jedes saubere Glas genommen werden, wobei es einfacher ist, wenn das Glas klein ist, etwa ein Schnapsglas.
● Vergewissern Sie sich, dass das Baby wach und munter ist.

● Wickeln Sie das Baby ein, damit es den Becher nicht mit seinen Händen wegschlagen kann.

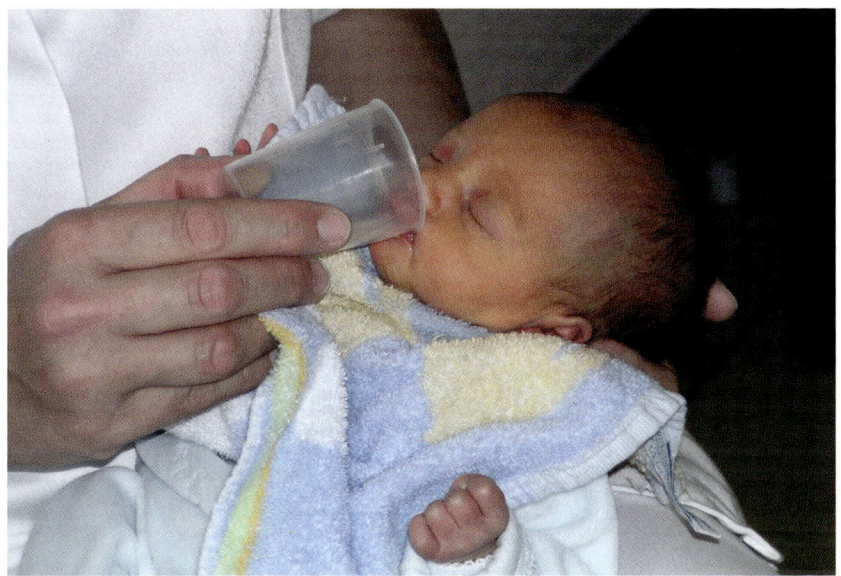

Die Zwillinge Lis und Kim Christen-Halsdorf aus Luxemburg wurden langsam ans Stillen gewöhnt: Hier beim Becherfüttern. Dabei sollte das Baby allerdings etwas aufrechter gehalten werden, als es hier der Fall ist.

● Halten Sie das Baby aufrecht.

● Füllen Sie den Becher mindestens halbvoll.

● Bringen Sie den Behälter oder den Löffel an die Lippen des Babys und halten Sie ihn dabei leicht geneigt, so dass er, wenn das Baby seinen Mund öffnet, leicht auf der Unterlippe ruht und die Milch die Lippen gerade berührt.

● Kippen Sie den Becher leicht, so dass ein paar Tropfen Milch auf die Lippen des Babys laufen.

● Halten Sie den Becher in dieser Stellung und lassen Sie das Baby in seinem eigenen Rhythmus daran nippen - mit Pausen bei Bedarf - und beenden Sie die Fütterung, wenn es fertig ist.

Löffelfütterung

Bei der Löffelfütterung gehen Sie ähnlich vor wie mit dem Becher. Bringen Sie den Löffel an den Mund des Babys, das ziemlich aufrecht gehalten wird, neigen sie den Löffel leicht, so dass ein paar Tropfen Milch in den Mund des

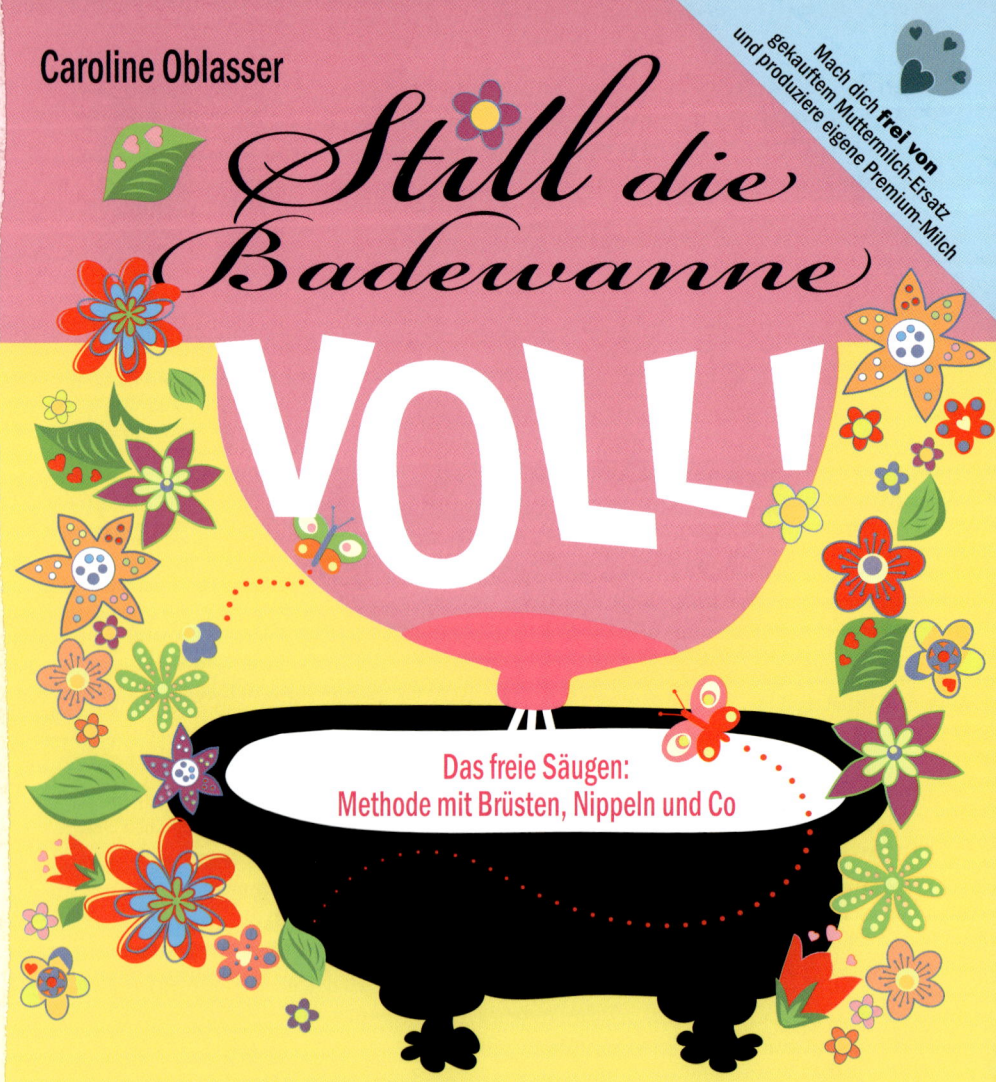

Caroline Oblasser

Still die Badewanne VOLL!

Mach dich **frei von** gekauftem Muttermilch-Ersatz und produziere eigene Premium-Milch

Das freie Säugen:
Methode mit Brüsten, Nippeln und Co

Im (Internet-)Buchhandel • 80 Seiten PB • EUR 9,90 (D) • ISBN 978-3-902647-46-7
Vom Verlag von „Luxus Privatgeburt" • www.privatgeburt.de • www.editionriedenburg.at

Babys laufen. Lassen Sie dem Baby Zeit zum Schlucken und wiederholen Sie den Vorgang so oft wie nötig. (Aus „Handbuch für die Stillberatung" von Nancy Mohrbacher und Julie Stock, La Leche Liga, 1. Auflage, Sept. 2000; auch die „Becherfütterung" wurde dem Buch entnommen.)

Brusternährungsset

Wenn Sie über einen längeren Zeitraum zufüttern müssen oder die Milchmenge erst wieder aufbauen müssen, kann ein Brusternährungsset eine große Hilfe sein. Mit dem Brusternährungsset ist es möglich, das Baby zuzufüttern, während es an der Brust der Mutter trinkt, so dass es die gesamte von ihr produzierte Milch erhält.

Das Brusternährungsset besteht aus einem Behälter für die zuzufütternde Flüssigkeit (einem Plastikbeutel oder einer Flasche), der an einer Kordel um den Hals der Mutter hängt und zwischen ihren Brüsten ruht. Eine dünne Schlauchverbindung geht von dem Behälter zur Brust der Mutter, wo der Schlauch so befestigt wird, dass sein Ende etwa sechs Millimeter über die Brustwarze hinausragt. Bei einigen Modellen besteht die Möglichkeit, den Schlauch im Deckel abzuklemmen, um zu verhindern, dass die Milch bereits fließt, bevor das Baby saugt.

Es gibt die Schläuche in verschiedenen Größen (Durchmesser) - je dicker der Schlauch, umso schneller fließt die Milch. Welcher Schlauch zum Einsatz kommt, hängt davon ab, wie wirkungsvoll das Baby saugt und welche Zufütterung es benötigt. (Aus „Handbuch für die Stillberatung" von Nancy Mohrbacher und Julie Stock, La Leche Liga, 1. Auflage, Sept. 2000)

Das Brusternährungsset regt zu gutem Saugen an der Brust an, stimuliert die Milchproduktion und vermeidet den Einsatz von Flaschen, während das Kind lernt, die Nahrungsaufnahme mit der Brust zu verbinden. Allerdings erfordert der Einsatz des Brusternährungssets einige Übung und die Begleitung einer erfahrenen Stillberaterin.

Informationen auf den Punkt gebracht: Frühchen und Stillen

- Zwillinge kommen häufiger als einzelne Babys zu früh zur Welt.

- Frühgeborene sind noch mehr als termingerecht geborene Babys auf Muttermilch angewiesen.

- Wenn Sie von Ihren Babys getrennt sind, beginnen Sie möglichst in den ersten Stunden nach der Geburt mit dem Abpumpen, um die Milchbildung effektiv in Gang zu bringen.

- Nehmen Sie zum Abpumpen- wenn möglich - eine elektrische Doppelpumpe, die es häufig im Krankenhaus oder in Apotheken zum Ausleihen gibt.

- Falls Sie Schwierigkeiten beim Abpumpen haben, suchen Sie sich Hilfe durch eine Stillberaterin.

- Versuchen Sie, so oft wie möglich, Ihre Kinder auf Ihrer nackten Brust ruhen zu lassen („Känguruen"). Dies hat enorme Vorteile für die Entwicklung Ihrer Babys.

- Stillen ist für ein Frühgeborenes weniger belastend als das Trinken aus der Flasche.

- Je früher Sie Ihre Babys anlegen können, desto besser ist dies für die Stillfähigkeit. Es gibt kein festgelegtes Gewicht oder Alter, in dem Sie Ihre Babys erstmals anlegen dürfen. Dieser Zeitpunkt ist abhängig vom jeweiligen Gesundheitszustands des Babys.

- Erwarten Sie bei den ersten Anlegeversuchen keine Wunder. Seien Sie geduldig und freuen Sie sich über kleine Erfolge.

- Für Frühchen gibt es verschiedene Anlegepositionen, die sie die Brust leichter fassen lassen.

- Alternative Fütterungsmethoden können helfen, die Flasche und damit eine Saugverwirrung zu vermeiden.

Stillalltag mit Zwillingen

Die erste Zeit zu Hause

Ganz egal, ob Sie bereits wenige Tage nach der Geburt zusammen mit Ihren Kindern nach Hause dürfen, oder ob eines oder beide Kinder noch eine Weile in der Kinderklinik bleiben mussten: Irgendwann ist es soweit und Sie dürfen alle zusammen nach Hause.

Planen Sie die ersten Tage mit Ihren Kindern zu Hause so, dass Sie nichts anderes zu tun haben, als Ihre Babys zu stillen und zu umsorgen. Vielleicht kann Ihr Mann Urlaub nehmen, oder Sie haben eine liebe Mutter, Schwiegermutter oder Freundin, die sich um die junge Familie kümmern kann.

Die ersten Wochen zu Hause sind zum Einspielen der Stillbeziehung vor allem mit zwei Babys sehr wichtig. Das Wochenbett dauert sechs Wochen, dies ist traditionell eine Zeit, in der sich die Mutter um nichts anderes kümmern sollte als um ihr Baby und sich selbst. Sie brauchen beide Zeit, um sich kennen zu lernen, das Stillen zu lernen, Ihr Körper braucht Zeit sich von Schwangerschaft und Geburt zu erholen.

Besucher sollten in dieser Zeit nur willkommen sein, wenn sie ihr Essen selbst mitbringen und/oder bereit sind, Ihnen unter die Arme zu greifen, etwa in dem sie den übervollen Wäschekorb leeren oder wegbügeln, Ihnen etwas Leckeres zu Essen kochen oder ähnliches.

Stillhäufigkeit und Rhythmus

Babys haben im Allgemeinen keinen Rhythmus. Sie werden circa acht- bis zwölfmal am Tag trinken wollen, wobei diese Mahlzeiten durchaus unterschiedlich verteilt sein können. Das heißt, es können einmal vier Stunden dazwischen liegen, ein andermal nur eine halbe Stunde.

Auch Zeiten, in denen ein Baby über mehrere Stunden scheinbar ununterbrochen an der Brust trinken will, sind ganz normal. Man nennt dies „Clusterfeeding", (siehe auch „Unruhige Abendstunden" auf Seite 69). Dies hat im Allgemeinen nichts mit zu wenig Milch oder brüllendem Hunger zu tun. Widerstehen Sie hier der Versuchung, ein Fläschchen zu füttern. Dies bringt lediglich das Gleichgewicht von Angebot und Nachfrage durcheinander und die Milch wird tatsächlich weniger.

Ebenso gibt es Zeiten, in denen Babys einen Wachstumsschub haben, (etwa mit drei, sechs und zwölf Wochen), in denen sie scheinbar ununterbrochen gestillt werden wollen.

Möglicherweise tritt dies nicht bei beiden Kindern gleichzeitig auf. Bei einem Wachstumsschub brauchen die Babys von heute auf morgen mehr Milch. In diesen Zeiten werden Sie wahrscheinlich nichts anderes machen, als Ihre Babys zu stillen.

Aber auch hier gilt: nicht zufüttern, sondern die Kinder nach Bedarf anlegen, dann wird sich Ihre Milchmenge innerhalb weniger Tage angepasst haben. Denken Sie daran, dass Stillen nicht nur der Nahrungsaufnahme dient. Babys nuckeln zur Beruhigung ebenso gerne wie häufig. Das ist ganz normal. Das sogenannte „non-nutrive" Saugen ist für kleine Babys genauso wichtig wie die Nahrungsaufnahme.

Bleiben Sie flexibel. Im Alltag mit einem, und erst recht mit zwei Babys, gibt es immer wieder Veränderungen. Was gestern gut war, muss heute noch lange nicht gelten und ist morgen total out. Jeder Tag ist anders, versteifen Sie sich nicht auf ein bestimmtes Vorgehen, nehmen Sie jeden Tag so, wie er kommt.

Viele Mütter bekommen leider immer noch Ratschläge zu hören wie „Babys brauchen nur alle vier Stunden Nahrung" oder „Lass Dich von den Kindern nicht tyrannisieren, Du musst den Rhythmus vorgeben", „Du verwöhnst Deine Kinder" usw. Es ist nicht einfach, sich gegen solche Ratschläge zu stellen, vor allem wenn sie aus der eigenen Familie kommen.

Deshalb nochmals: Babys sind auf regelmäßige kleine Nahrungseinheiten angewiesen. Der Magen eines Babys ist etwa so groß wie ein Tischtennisball. Die Menge Milch, die hier hineinpasst, ist nach etwa zwei Stunden verdaut und die Babys haben einfach wieder Hunger.

Die Sache mit dem Rhythmus ist eine Erfindung der Erwachsenen, die nichts mit dem natürlichen Verhalten eines Kindes zu tun hat.

Wir Erwachsenen haben natürlich den verständlichen Wunsch, unseren Alltag möglichst planbar zu machen, um so möglichst viel darin unterzubringen. Babys, die mal nach einer Stunden schon wieder Hunger haben, mal vier Stunden am Stück schlafen (wenn man das nur vorher gewusst hätte…) sind da eher hinderlich.

Der Vier-Stunden-Rhythmus kommt daher, dass früher die Säuglingsnahrung noch nicht so gut verdaulich war als heute und dies zu einer Überfütterung der Kinder führen konnte. Diese Empfehlung wurde ziemlich bald auf das Stillen übertragen und so konnten kaum noch Frauen erfolgreich stillen. Heutzutage kann Pre-Nahrung ebenfalls nach Bedarf gefüttert werden.

Natürlich ist es zeitintensiv, wenn Ihre Babys alle zwei Stunden Hunger haben und Sie scheinbar den ganzen Tag da sitzen und stillen. Aber Sie sitzen zumindest (auf eine gute Haltung für Ihren Rücken achten! - siehe Seite 20) und Ihre Babys schreien nicht, sondern bekommen die Nahrung dann, wenn sie sie brauchen.

Sie werden vermutlich kaum mehr zustande bringen, wenn Sie Ihre Zeit damit verbringen, ein bzw. zwei hungrige, schreiende Babys mit Blick auf die Uhr eine Stunde oder noch länger herumzutragen und zu bespaßen, nur um die vier Stunden hinzubekommen. Auf diese Weise kann es lediglich dazu kommen, dass Ihre Milchmenge zurückgeht und Sie nicht mehr voll stillen können.

Der Alltag wird einfacher, wenn Sie „einfach" akzeptieren können, dass da im Moment zwei kleine Wesen sind, die noch nicht an unseren modernen Alltag angepasst sind, und die Sie ganz intensiv brauchen. Diese Zeit ist anstrengend, aber sie wird nicht weniger anstrengend, wenn Sie sich dagegen stellen.

Gleichzeitig anlegen oder nicht?

Solange Ihre Babys noch sehr klein sind, werden Sie es wahrscheinlich einfacher finden, die Kinder nacheinander anzulegen. Wenn ein Baby Schwierigkeiten beim Trinken oder beim Erfassen der Brust hat, oder wenn die Babys sehr unterschiedlich trinken, also das eine beispielsweise sehr schnell fertig ist, während das andere ein Genießer ist, kann es einfacher sein, nacheinander zu stillen. Viele Mütter haben auch das Gefühl, ihren Babys besser gerecht zu werden, wenn sie einzeln stillen.

Allerdings dürfte es Ihnen sehr schwer fallen, sich intensiv mit einem Kind zu beschäftigen, während das zweite sich die Seele aus dem Leib schreit, weil es ebenfalls hungrig ist. In diesem Fall wird es wahrscheinlich einfacher sein, die Kinder gleichzeitig anzulegen. Keine Angst, es gibt ganz sicher andere Gelegenheiten, bei denen Sie sich nur mit einem Baby beschäftigen können, etwa wenn nur ein Baby schläft.

Sie können auch durchaus versuchen, die Kinder durch gleichzeitiges Anlegen „gleichzuschalten". Dies spart natürlich enorm Zeit. Manche Kinder machen dies problemlos mit, bei anderen wird es nicht klappen. Ein Vorteil des gemeinsamen Anlegens ist, dass nicht das eine Baby schreiend im Bett liegt, während Sie das andere gerade stillen.

Manchmal passiert es sogar, dass beide Kinder beim Stillen einschlafen, dann können Sie vielleicht eine halbe Stunde Ruhe genießen, welch ein Luxus!

Wenn die Kinder gleichzeitig trinken, ist die Prolaktinausschüttung höher (Prolaktin ist das Hormon, das für die Milchbildung verantwortlich ist), dadurch fließt die Milch besser, die Brüste werden sehr wirkungsvoll zur Milchbildung angeregt. Schlechte Trinker werden so manchmal auch zu besserem Trinken angeregt.

Beim gleichzeitigen Anlegen setzen Sie sich bequem auf ein Bett oder Sofa und legen Sie eine Stillrolle oder eine fest zusammengerollte Decke um sich herum. Die Babys liegen rechts und links in Griffweite und werden nacheinander auf die Rolle gelegt, so dass Sie nur die Köpfchen etwas stützen müssen. Erst dann legen Sie die Kinder nacheinander an. Der Mund der Babys sollte in Höhe der Brustwarze sein. Ist dies nicht der Fall, nehmen Sie eventuell noch ein Kissen dazu.

Beim gleichzeitigen Stillen gibt es verschiedene Anlegepositionen - blättern Sie dazu auf Seite 18 zurück. Solange Ihre Babys noch sehr klein sind, und Sie ihnen helfen müssen, die Brust zu erfassen, ist das Anlegen im Rückengriff, wobei die Füße der Babys nach hinten zeigen, gut geeignet. Hier liegen die Babys mit ihrem Gewicht auf der Stillrolle und Sie können jeweils das Köpfchen etwas halten, und den Babys so das Erfassen und auch

Halten der Brust erleichtern. Bei den anderen Positionen ist die Gefahr sehr groß, dass die Babys die Brustwarzen nicht so gut erfassen können, etwa weil sie das Köpfchen zur Brust drehen müssen.

Zwillinge einzeln stillen - die bessere Lösung?

Vor allem am Anfang, wenn Ihre Babys sich noch nicht selbst „halten" können und viel Unterstützung brauchen, kann es sein, dass Sie beim Anlegen Hilfe benötigen. Vielleicht möchten Sie zunächst auch lieber immer nur ein Kind stillen, um sich jeweils ganz intensiv nur um dieses eine Baby kümmern zu können (und es auf diese Weise besser kennenzulernen?) Wie dem auch sei. Es gibt Situationen, da ist es einfach besser, jeweils nur ein Kind zu stillen.

Was tun, wenn Sie ein Baby stillen, und das zweite brüllt vor Hunger?

Gute Nerven und etwas Phantasie sind gefragt, wenn Sie gerade ein Kind stillen, und das zweite Kind vor Hunger brüllt. Eine Situation, die sich bei Zwillingen sicher nicht immer vermeiden lässt.

Es hängt natürlich vom Temperament des Babys ab, ob und wie leicht es sich beruhigen lässt. Idealerweise sind Sie nicht allein und haben jemanden, der das Babys solange herumtragen und beruhigen kann. Leider kommt der Idealfall im Alltag recht selten vor. Eine gute Hilfe können die Babyschalen fürs Auto oder Babywippen sein, in die Sie den kleinen Schreihals legen. Sie können die Wippe mit dem Fuß schaukeln, das beruhigt viele Babys. Das andere Kind können Sie derweil stillen.

Viele Eltern schwören auf Wiegen, die von einer starken Feder gehalten, von der Decke hängen. Das Kind kann sich hier durch sein eigenes Strampeln in Bewegung setzen und kann sich dadurch beruhigen. Es gibt mittlerweile auch Gestelle, in die man den Autositz hängen kann. Dieser wird dann mit Hilfe von Batterien angetrieben und geschaukelt. Andererseits sollte gerade ein Autositz nicht zum Daueraufenthaltsort werden, denn die Babys können sich darin kaum bewegen.

Auch wenn es Ihnen ungerecht erscheint, kann es eine Lösung sein, den größeren Schreihals jeweils zuerst zu stillen. Selbst wenn Sie es nicht schaffen, Ihre beiden gemeinsam anzulegen, so kann es hilfreich sein, auch das Baby, das Sie gerade nicht stillen, zum Beispiel mit auf die Stillrolle zu legen. So sieht es Sie und Sie können es vielleicht mit einem Schnuller und durch Streicheln und Zureden so lange vertrösten, bis es an der Reihe ist. Auf alle Fälle bedeutet das gemeinsame, gleichzeitige Stillen von Zwillingen, dass Sie Zeit sparen. Das ist nicht lieblos. Denn in der gesparten Zeit können Sie sich Ihren Zwillingen viel entspannter widmen.

Jedem Baby seine eigene Brust?

Jedes Baby immer an der gleichen Seite anzulegen, hat den Vorteil, dass Sie nie überlegen müssen, auf welcher Seite Sie zuletzt angelegt haben. Jedes Baby kann durch sein Saugverhalten die Milchmenge genau regulieren. Bei vielen Müttern klappt dies gut, bedenken sollten Sie allerdings folgendes:

● Es kommt relativ oft vor, dass die Brüste nicht auf beiden Seiten gleich viel Milch produzieren, so dass auf diese Weise möglicherweise ein Baby zu wenig Milch bekommen könnte.

● Bei einem saugschwachen Baby könnte eine feste Brustseite auch dazu führen, dass es die Brust nicht genügend stimulieren kann, und deshalb zuwenig Milch gebildet wird.

● Durch das einseitige Anlegen werden die Augen und das Gehirn nicht so gut angeregt, als wenn Sie beidseitig anlegen. Dieser Punkt kann aber sicherlich vernachlässigt werden, wenn Sie ansonsten darauf achten, Ihre Babys regelmäßig auf beiden Seiten zu tragen.

● Deshalb ist es besser, wenn Sie die Seiten regelmäßig wechseln. Wenn Ihre Zwillinge keinen regelmäßigen Trinkrhythmus haben, wie das meist bei kleinen Babys der Fall ist, kann es allerdings schwierig sein, festzustellen, welches Kind Sie wo anlegen müssen. Einfacher ist es, wenn Sie die Seiten zum Beispiel täglich wechseln, so dass jedes Kind einen ganzen Tag lang an einer Brust trinkt.

Wenn Ihre Brüste sehr ungleich Milch produzieren, kann allerdings selbst dies schwierig werden, wenn nämlich beide Babys eine Seite bevorzugen. Dies kann im Extremfall soweit gehen, dass Sie sogar beide Kinder überwiegend an nur einer Brust stillen.
Diese Erfahrung hat Claudia H. gemacht: „Aber mir fiel immer wieder und immer mehr auf, dass der Junge, den ich links anlegte, immer weinte, von der Brust nicht weg wollte ...
Meine Frauenärztin verschrieb mir eine Milchpumpe mit Doppelpumpset. Und dann pumpte ich gleichzeitig ab und ... Rechts waren in zehn Minuten circa 100 Milliliter, links in dieser Zeit nicht einmal zehn Milliliter. So stillte ich nicht mehr Tandem, sondern hintereinander und ausschließlich rechts. Ich stillte sie voll nach Bedarf, auch kurz hintereinander. Und es klappte!!! Vormilch hin oder her, Hauptmilch oder wie auch immer. Meine Jungs nahmen zu, waren glücklich und gesund. Der Kinderarzt war bei jedem Wiegen und Messen zufrieden.
Aber es war auch anstrengend, vor allem die Nächte, und vor allem, wenn sie einen Wachstumsschub hatten. Ich stand dann zehn bis zwölf Mal auf

und stillte. Und am Morgen waren ja dann meine Mädels fit, wollten die Mama. Ich stillte dennoch weiter, und pumpte auch immer wieder ab und fror die Milch ein."

Praktische Tipps zur Still-Vorbereitung

●Gehen Sie vor dem Stillen zur Toilette (wie Essen und Trinken wird auch dieses Bedürfnis meistens „vergessen").

●Sorgen Sie dafür, dass Sie beim Stillen bequem sitzen oder liegen. Wenn Sie merken, dass sich Ihre Schultern verspannen oder Ihr Rücken schmerzt, so stützen Sie Ihre Arme und Ihren Rücken mit Kissen, bis Sie wirklich entspannt sitzen. Es ist nicht nur unangenehm, wenn Sie Schmerzen haben. Verspannungen im Schulter-Nackenbereich, besonders, wenn sie im Zusammenhang mit dem Stillen auftreten, können den Milchspende-reflex beeinträchtigen, so dass die Milch nicht mehr so gut fließt. Denken Sie daran, dass das Stillen in der nächsten Zeit eine Ihrer Hauptbeschäf-tigungen sein wird.

●Zum Anlegen Ihrer Babys ist ein Stillkissen sehr hilfreich. Ersatzweise können Sie Kissen oder eine zusammengerollte Decke nehmen. Achten Sie darauf, dass die Babys so hoch liegen, dass sie die Brust erfassen können, ohne dass Sie sich nach vorne beugen müssen. Die Devise lautet: Babys zur Brust bringen, nicht die Brust zum Baby. Mehr über Stillkissen auf Seite 119.

●Legen Sie sich alles was Sie brauchen in Griffweite:
- eine Spuckwindel oder andere Utensilien, die Sie brauchen.
- stellen Sie sich etwas zu essen und zu trinken bereit. Oft merken Sie erst während des Stillens, dass auch Sie Hunger und Durst haben, weil dies oft die einzige Gelegenheit am Tage ist, zu der Sie sich entspannt hinsetzen.
- Aus dem gleichen Grund können Sie sich immer etwas zu lesen bereit legen.
Gerade in der Anfangszeit passiert es sehr oft, dass die Babys beim Stillen einschlafen und Sie dann - welch Luxus - eine halbe Stunde Ruhe genie-ßen können, wenn Sie mit den schlafenden Babys einfach sitzen bleiben. Selbstverständlich können Sie die Zeit auch zu einem Nickerchen nutzen. Legen Sie sich zu diesem Zweck ein Kissen bereit, mit dem Sie gegebe-nenfalls Ihren Kopf abstützen können.

●Stellen Sie das Telefon leise oder besorgen Sie sich einen Anrufbeant-worter. Nur wenige Anrufe sind so wichtig, dass Sie dafür das Stillen unterbrechen müssen.

●Gerade am Anfang, wenn die Babys noch sehr instabil sind, kann es hilfreich sein, wenn eine zweite Person da ist, die Ihnen die Babys zum Anlegen reichen kann, so dass Sie sich vorher schon bequem hinsetzen können. Andernfalls legen Sie sich Ihre Babys in Griffweite, zum Beispiel auf die Couch, und angeln sich die beiden nacheinander. Das kann anfangs etwas Übung erfordern, aber haben Sie keine Angst, Ihre Babys sind nicht zerbrechlich.

Geschwister und Eifersucht

Wenn vor den Zwillingen bereits Kinder da sind, wird es immer wieder vorkommen, dass diese eifersüchtig sind. Gerade das erstgeborene Kind, das bisher die Eltern mit niemandem teilen musste, kann sich besonders zurückgesetzt fühlen, wenn jetzt nicht nur ein, sondern gleich zwei Babys da sind, die fast die gesamte Aufmerksamkeit der Mutter fordern.

Ziemlich sicher wird es auch immer wieder mal Situationen geben, wo Sie den Eindruck haben, das größere Kind ist besonders eifersüchtig, wenn Sie stillen. Oft stellt es gerade dann den größten Unsinn an, damit die Mama aufhört, das Baby zu stillen. Der Verdacht liegt dann sehr schnell auf der Hand: Das Kind ist auf das Stillen eifersüchtig.

Dies stimmt jedoch so nicht. Ihr Kind ist auf alles eifersüchtig, was Sie dazu bringt, Ihre Aufmerksamkeit von ihm ab- und den beiden Babys zuzuwenden. Stillen gehört hier nun einmal dazu, da es eine Tätigkeit ist, die Sie sehr oft am Tag machen, und die Sie zwingt, am Platz sitzen zu bleiben.

Versuchen Sie deshalb, Ihr größeres Kind, das ja oft selbst erst kurz dem Babyalter entwachsen ist, auch beim Stillen so gut wie möglich mit einzubeziehen. Erklären Sie ihm, dass das Baby Hunger hat und deshalb an

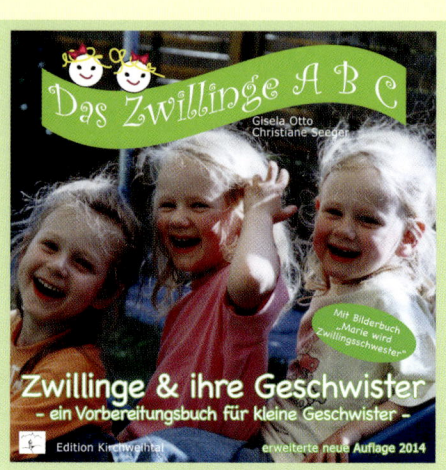

der Brust trinken muss. Reden Sie mit ihm über seine eigene Babyzeit und versichern ihm, dass Sie sich mit ihm genauso beschäftigt haben als es so klein war. Zeigen Sie ihm Bilder, wie Sie Ihr „großes" Kind gestillt und herumgetragen haben.

Wie können Sie Geschwister während des Stillens beschäftigen?

Eine Möglichkeit wäre, die Stillzeit zu etwas besonderem für das oder die größeren Geschwister zu machen.

●Machen Sie es sich zunächst so einfach wie möglich und verlegen Sie die Stillecke dahin, wo es für ihr größeres Kind ungefährlich und trotzdem abwechslungsreich ist, sich längere Zeit am Tag aufzuhalten. Es nützt Ihnen nichts, wenn Sie jedesmal beim Stillen wie auf Kohlen sitzen, weil das Kinderzimmer und das Stillzimmer möglicherweise in unterschiedlichen Räumen oder gar Stockwerken sind und Sie das Geschwisterkind nicht mehr im Blick haben.

●Bevor Sie sich zum Stillen hinsetzen, kümmern Sie sich noch um das größere Kind: Sorgen Sie dafür, dass es noch auf die Toilette geht" (falls es schon so weit ist) und stellen Sie Getränke und einen Snack für die großen Kinder bereit (Obst, Knäckebrot, Kekse etc.). Damit ist das Geschwisterkind auf jeden Fall schon mal „grundversorgt".

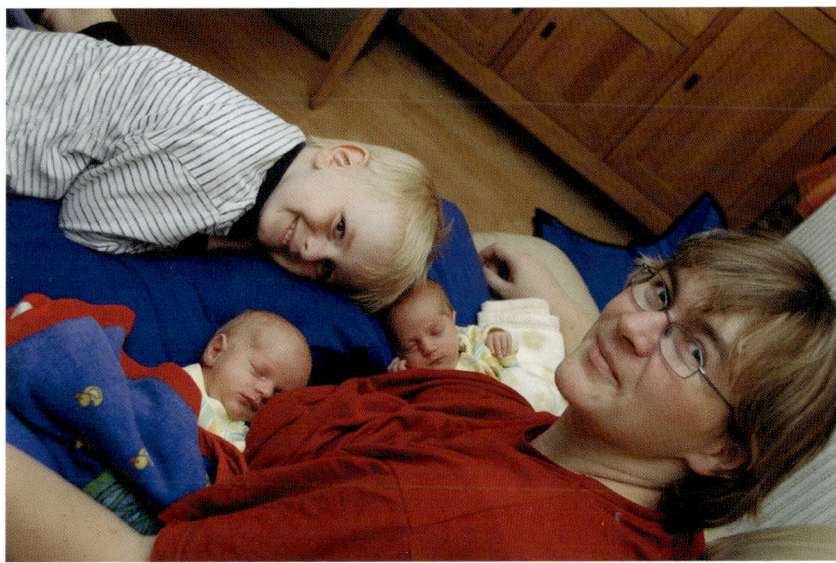

Wird das „große" Kind in möglichst viele Aktivitäten - auch das Stillen - miteinbezogen, wird es sich nicht abgeschoben fühlen ...

•Richten Sie eine Kiste oder Schublade her, in der ganz besondere Spielsachen drin sind, und die nur während des Stillens zum Einsatz kommt. Diese Spielsachen sollten natürlich von Zeit zu Zeit ausgetauscht werden.

•Eine Kiste mit Sand, Kieselsteinen, Erbsen, Linsen oder ähnlichem und einigen Löffeln, kleine Schaufeln und Behältern - damit können sich kleine Kinder oft stundenlang beschäftigen (vor allem, wenn diese Dinge nicht immer zur Verfügung stehen).

•Legen Sie einen Stapel Bilderbücher an Ihren Stillplatz, die Sie während des Stillens zusammen anschauen.

•Sprechspiele eignen sich ebenfalls: Ich packe meine Koffer, Ich sehe was, was Du nicht siehst, Phantasiegeschichten ausdenken, über das Lieblingsessen spekulieren usw.

•Singen Sie zusammen Lieder.

•Das Geschwisterkind kann der Mama zum Beispiel etwas Leckeres zum Essen oder Trinken bringen, das vielleicht schon vorbereitet im Kühlschrank steht und darf dann selbstverständlich mitknabbern.

•Stellen Sie an sich selbst nicht allzu hohe pädagogische Ansprüche. Es gibt Zeiten, da darf es (natürlich abhängig vom Alter des Kindes) auch mal eine geeignete DVD oder ein Computerspiel sein.

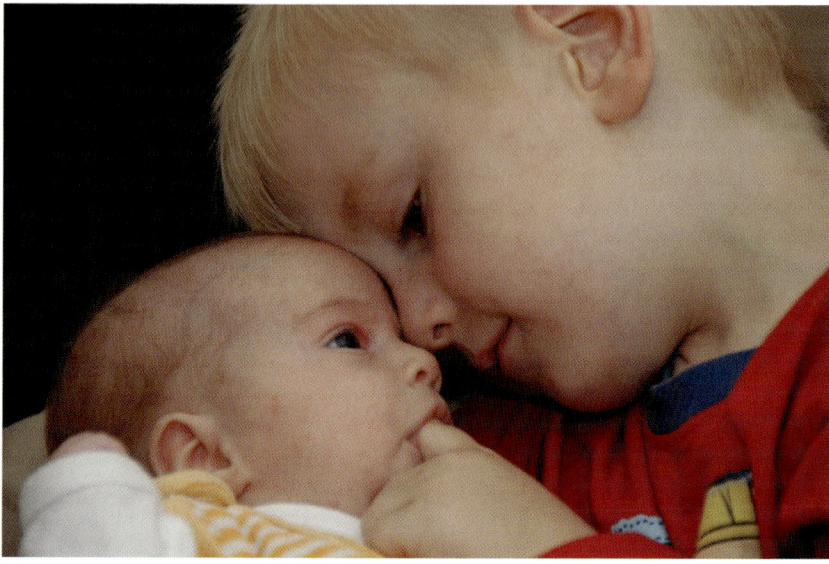

... im Gegenteil: Hier weiß der „große" Bruder schon, wie er die Wartezeit bis zum Stillen verkürzen kann ...

- Nehmen Sie es hin, wenn ab und zu eine Stillzeit im vermeintlichen Chaos endet, weil eine höchst interessante (natürlich ungefährliche) Schublade ausgeräumt wurde oder etwas ähnliches.

- Erkennen Sie auch einfach mal an, dass es wirklich langweilig ist, wenn Mama so oft da sitzt und sich nicht rühren kann.

- Nach einigen Wochen, wenn die Babys schon etwas größer und Sie im Stillen geübter sind, können Sie sich beim Stillen auch zu Ihrem Kind auf den Boden setzen und vielleicht sogar zusammen spielen. Auf diese Weise sind Sie näher bei ihm. Wenn Sie das zweite Baby mit dazu legen, können Sie sogar hoffen, dass es sich dadurch ablenken lässt und nicht unruhig wird.

Abstillen wird das Problem der Eifersucht ganz sicher nicht lösen. Denken Sie daran, dass Sie Ihre Babys trotzdem füttern müssen, und dass Sie zusätzlich noch damit beschäftigt wären, die Fläschchen herzurichten und wieder zu reinigen.

Sorgen Sie gut für sich selbst

Achten Sie auf Ihre Ernährung und widerstehen Sie der Versuchung, den Hunger immer wieder mit einer Packung Kekse zu stillen, weil das schneller geht.
Es muss nicht immer eine volle Mahlzeit sein, die Sie zu sich nehmen. Ein Käsebrot und eine Banane sind eine gute und nahrhafte Zwischenmahlzeit. Wenn Sie eine Tiefkühltruhe haben, füllen Sie sie mit Tiefkühlgemüse und auch einigen Fertiggerichten. Es gibt Tage, da werden Sie froh sein, wenn Sie es schaffen, eine Pizza in den Ofen zu schieben.
Viele Frauen denken, je größer die Trinkmenge, desto mehr Milch wird auch gebildet. Dies ist jedoch nicht richtig, zuviel Flüssigkeit kann die Milchbildung sogar hemmen. Es genügt, wenn Sie so viel trinken, wie Sie Durst verspüren, darunter höchstens zwei bis drei Tassen Milchbildungstee. Zuviel Tee kann bei empfindlichen Babys zu Blähungen führen. Wenn Ihr Urin hell und klar ist, nehmen Sie genügend Flüssigkeit zu sich, wenn er sehr konzentriert und dunkel ist, und Sie eventuell unter Verstopfung leiden, sollten Sie mehr trinken.
Hilfreich kann es sein, sich zu jeder Stillzeit etwas Nahrhaftes zu essen und ein Glas Wasser bereit zu stellen. Vielleicht können Sie sich jeden Morgen (oder Ihr Partner, bevor er aus dem Haus geht) einige Snacks herrichten, einige belegte Brote, geraspeltes Gemüse, Käsewürfel oder was auch immer Ihnen schmeckt. Auf diese Weise haben Sie immer etwas griffbereit und kommen weniger in Versuchung, den Hunger mit Süßigkeiten zu stillen. Untersuchungen zeigen, dass selbst Mütter, deren Ernährung mangelhaft ist, genügend Milch bilden können. Die Unterschiede in der Zusammen-

setzung der Milch von gut und schlecht ernährten Müttern sind nur gering. Eine stillende Mutter, die sich über lange Zeit hinweg nur sehr schlecht ernährt, wird noch lange ausreichend Milch bilden können. Und nur in diesem Fall „zehrt" Stillen den Körper der Mutter aus.

Seelennahrung für „neugeborene" Mütter -
von Kerstin Schirmer - Mütterpflegerin*)

Für alle meine Rezepte für neugeborene Mütter gilt: Natürlich ist es am allerschönsten, wenn wir jemanden haben, der uns all diese leckeren Sachen kocht, die ich im folgenden vorstellen werde. Das kann zum Beispiel eine Mütterpflegerin sein oder wenn jemand etwas mitbringt. Jeder Besuch darf

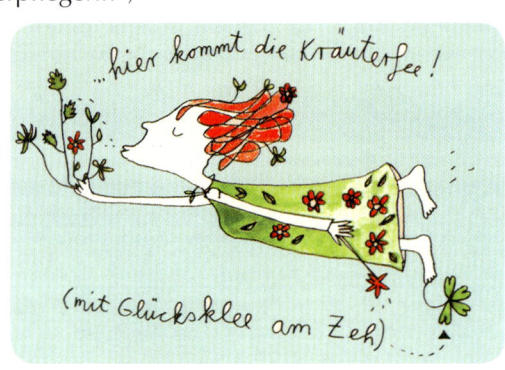

gerne kurz vorbeikommen und einen Blick auf das Baby oder die Babys werfen, wenn etwas Gekochtes oder Gebackenes mitgebracht wurde. Das hilft sehr viel mehr, als der zwanzigste Strampler, der dann doch im Schrank verstaubt.

Gerne haben wir in den ersten Wochen nach der Geburt in der Küche einen Vorrat an zubereiteten, nahrhaften und gesunden Sachen, auf die wir jederzeit zugreifen können.

Energiebällchen

Zutaten: 250 g Weizen
150 g Gerste
100 g Hafer
150 g Butter
150 g Rohrohrzucker
Nüsse, Rosinen, Apfeldicksaft
oder Fruchtsaft

Zubereitung: Das Getreide mittel schroten. Die Nüsse grob hacken und zusammen mit dem Getreideschrot in einer Pfanne anrösten. Dabei an der Pfanne bleiben (Vorsicht: kann schnell anbrennen!) und rühren bis es aromatisch duftet. Aus der Pfanne nehmen und sogleich darin die Butter schmelzen und mit dem Rohrzucker karamellisieren.
Nun das angeröstete Getreide mit den Nüssen dazugeben, die Rosinen ebenfalls und mit dem Saft verrühren bis eine homogene Masse entsteht.

Etwas abkühlen lassen und zu tischtennisballgroßen Kugeln formen. Ganz abkühlen lassen.

Tipp: Der Phantasie sind hier keine Grenzen gesetzt, was Sie an Trockenfrüchten, Nüssen oder gar Müsli dazugeben.

Die Energiebällchen sind ein wunderbarer Vorrat an „Zwischendurchfutter" und sie sind auch noch super lecker. Das Getreide, versetzt mit Vitamin C, sorgt dafür, dass der Eisenvorrat im Getreide besser ausgenutzt werden kann. Dies ist besonders wichtig für stillende Frauen, die sich vegetarisch ernähren. Jeden Tag zwei bis drei Kügelchen reichen allerdings aus.

◆◆◆◆◆◆◆

Rote Bete mit Feldsalat

Zutaten: 500 g rote Bete
4 EL Öl
3 EL Himbeeressig
50 g Kürbiskerne
Salz, Pfeffer, Zucker
200 g Feldsalat

Zubereitung: Die rote Bete schälen und in kleine Würfel schneiden. In Öl andünsten, mit Salz, Pfeffer und Zucker würzen. Mit dem Essig und etwas Wasser ablöschen und bei kleiner Hitze circa 10 Minuten garen.
Kürbiskerne grob hacken und ohne Fett in einer Pfanne anrösten (dabei bleiben, damit nichts anbrennt!)
Feldsalat gründlich waschen und trocken schleudern. Mit der roten Bete vermischen, Kürbiskerne darüber streuen - fertig!

Tipp: Die rote Bete ist eine wahre Lebenskraftspenderin. Sie hat eine äußerst positive Wirkung auf unser Blut, da sie reich an Vitamin C, Folsäure sowie Eisen ist. Sie schafft es wirklich, die Bildung roter Blutkörperchen zu fördern. Der Feldsalat dazu tut sein Übriges!
Auch, wenn so manche Frau meint, rote Bete schmeckt ihr nicht, selbst zubereitet sind die roten Knollen wirklich lecker! Zitat einer jungen Mutter:

*) Mütterpflege, auch häusliche Wöchnerinnen- und Säuglingspflege, bezeichnet eine professionelle Pflege von Mutter und Kind, einschließlich der Versorgung der weiteren Familienmitglieder, während der unmittelbar auf die Geburt folgenden Zeit, dem Wochenbett. Auch der Begriff Wochenbetthilfe wird für ambulante Pflege rund um die Geburt verwendet. Der Begriff Mütterpflegerin ist eine Berufsbezeichnung für eine entsprechende freiberufliche Tätigkeit in Deutschland. Quelle: Wikipedia.)

„Der Feldsalat mit roter Bete ist ein absolutes Suchtmittel für mich.“

◆◆◆◆◆◆◆

Wilde Wiesen-Zucchini-Quiche

Zutaten für den Teig: 250 g Mehl (Type 550 oder Vollkornmehl)
½ TL Meersalz
1 TL Backpulver
100 g Butter
80 ml Wasser

Für den Belag: 1 großes Salatsieb Wildkräuter
(zum Beispiel Brennesseln, Giersch,
Sauerampfer, Melde)
300 g Zucchini geraspelt
3 Eier
500 g Speisequark
(Creme fraiche oder Sauerrahm geht auch)
Salz, Pfeffer

Zum Drüberstreuen: 80 g Semmelbrösel und 50 g geriebener Käse

Zubereitung: Die Zutaten für den Teig zu einem Mürbeteig verkneten, in eine Springform auslegen und diese dann 30 Minuten kaltstellen. Die Kräuter kurz überbrühen und klein schneiden. Mit den restlichen Zutaten, sowie der geraspelten Zucchini vermengen und in die kalte Springform geben. Die Semmelbrösel und den Käse drübergeben und für 40 Minuten bei 180 Grad Umluft im Backofen backen.

Tipp: Wie bei vielen meiner Rezepte ist auch dies eine „Grundvariante“. Man kann hier variieren, wie es das Herz begehrt und was die Jahreszeit so hergibt. Zum Beispiel ist die Quiche auch sehr lecker mit Spargel und Kirschtomaten, mit Brokkoli oder mit Hokkaido-Kürbis, der vorher kurz im Backofen mit Öl und Rosmarin gebacken wird. Dieser Belag wird dann in Stückchen auf dem Teigboden verteilt und mit der Quark-Eiermasse übergossen. Die Quiche schmeckt auch kalt sehr gut, und lässt sich ebenso gut aufwärmen.

Nächtliche Mahlzeiten

Gönnen Sie Ihren Babys in den ersten Wochen und Monaten mindestens eine nächtliche Mahlzeit, wenn sie danach verlangen. Es ist ganz normal und natürlich, dass gestillte Babys auch nachts Hunger haben, denn Muttermilch ist nach etwa zwei Stunden verdaut. Der Organismus eines Säuglings ist nicht auf lange Nachtpausen, sondern auf regelmäßige kleine Mahlzeiten eingestellt.

Es ist natürlich anstrengend, in der Nacht mehrmals aufstehen zu müssen, um die hungrigen Babys zu versorgen. Doch Sie haben den großen Vorteil, dass Sie nachts nicht in der Küche hantieren müssen, um Fläschchen herzurichten. Nutzen Sie diesen Vorteil und versuchen Sie, sich das nächtliche Stillen so einfach wie möglich zu machen, in dem Sie zum Beispiel im Liegen stillen. Mit etwas Übung, und wenn die Kinder etwas älter sind, können Sie sogar beide gleichzeitig im Liegen stillen.

Vielleicht können Sie es so einrichten, dass Ihre Zwillinge nahe bei Ihnen schlafen können, sei es in einem eigenen Bett, auf einer eigenen Matratze oder in einem sogenannten „Babybalkon". Dies ist ein Kinderbett, bei dem die eine Gitterseite entfernt wurde und das Sie direkt an Ihr Bett anstellen können. Idealerweise hat es die gleiche Höhe wie das Bett der Mutter.

Einen solchen „Babybalkon" gibt es zum Beispiel von der Firma Babybay (www.babybay.de). Das Babybay-Bettchen kann später als Sitzbank, als Hochstuhl oder auch als Schreibtisch dienen, ist also eine Investition, die sich in jeder Hinsicht lohnen kann.

Viele Mütter finden es bequem, wenn ihre Babys direkt im Elternbett schlafen. Auf diese Weise bemerken Sie ein unruhiges Baby sofort, bevor es richtig wach wird und zu schreien anfängt und Sie können es gleich anlegen. Sie beide können auf diese Weise auch rasch weiterschlafen. Eine andere Lösung könnte sein, dass Sie sich im Kinderzimmer eine Matratze bereitlegen, auf der Sie nachts stillen und zumindest weiterdösen können.

Es mag zwar verlockend klingen, die Babys in einem eigenen Zimmer möglichst weit weg vom Schlafzimmer unterzubringen, aber das bedeutet auch, dass Sie wach sein müssen, um zu Ihren Kindern zu gehen. Später ist noch genug Zeit für ein eigenes Zimmer.

Achten Sie auf die Empfehlungen zu einer sicheren Schlafumgebung, die Sie in vielen Baby- und ganz speziellen Schlafratgebern finden.

Ein ganz wichtiger Tipp für die nächtlichen Fütterungen ist auch: wenn möglich, sollten Sie die Kinder nachts nicht wickeln. Das geht natürlich nur, wenn die Windeln lediglich nass und nicht „voll" sind.

Auch, wenn das Ihrem natürlichen Bedürfnis nach einer umweltfreundlichen Wickelmethode zuwider laufen sollte: Sie sollten nachts eher zu einer sehr guten, notfalls auch teuren Marken-Fertigwindel greifen. Diese Windeln saugen die Nässe sehr gut auf und die Babys liegen erheblich trockener.

Sollten Sie Ihre Kinder (oder eines davon) doch wickeln müssen, so empfiehlt es sich, möglichst wenig Aufhebens darum zu machen - also gedämpftes Licht, gedämpfte Stimme, wirklich nur die nötigsten Handgriffe. Deshalb sind auch die sogenannten „Puck-Säckchen" sehr empfehlenswert (nicht nur für die Nacht): Diese Stoffsäckchen beengen die Beinchen nicht und schränken das Strampeln nicht ein. Mit einem Griff sind sie ab- und auch wieder angezogen - kein lästiges Einfummeln störrischer Beinchen in eine enge Strampelhose.

Unruhige Abendstunden

Sehr viele Eltern machen die Erfahrung, dass Babys zu bestimmten Tageszeiten, meist gegen Spätnachmittag oder abends, eine Phase haben, in der sie sehr unruhig sind, herumgetragen werden wollen, immer wieder an die Brust möchten, aber auch damit nicht so recht zufrieden scheinen. Sie schlafen immer wieder ein, doch kaum legt man sie ins Bett, sind sie auch schon wieder wach.

Diese unruhige Zeit ist in unserer Kultur schon fast klassisch, wobei nicht nur Stillkinder davon betroffen sind. Im englischen Sprachraum gibt es sogar einen Ausdruck dafür: Omastunde, das heißt, dass jetzt eine liebevolle Großmutter gebraucht wird, die nichts Dringenderes vorhat, als das Baby zu wiegen und im Arm zu halten, bis dessen Unruhe vorbei ist.

Viele Mütter stellen dann fest, dass dies auch eine Zeit ist, in der das Baby über Stunden hinweg an die Brust möchte, zwischendrin ein Nickerchen macht, nach zehn Minuten schon wieder wach ist und weitertrinken möchte. Dieses Verhalten heißt im Fachausdruck „Clusterfeeding" und ist ganz natürlich bei Säuglingen. Denn Stillen bedeutet eben nicht nur Nahrungsaufnahme, sondern auch Trost, Körpernähe, gehalten und getragen werden, die Nähe zur Mama ... Kurzum Bedürfnisse, deren Erfüllung für Babys überlebenswichtig sind und sich durchs Stillen so einfach „stillen" lassen. Wenn Sie also merken, dass Stillen in dieser Situation weiterhilft, dann tun Sie es. Gerade bei Zwillingen taucht dann sehr schnell auch der Gedanke auf: „Meine Milch reicht abends nicht!" und der Griff zur Flasche ist dann nicht mehr weit. Dies ist jedoch nicht richtig. Erst wenn hier aus der Furcht heraus, die Milch reicht nicht, zugefüttert wird, kommt das Gleichgewicht von Nachfrage und Angebot durcheinander und die Milch reicht dann tatsächlich nicht mehr. Ganz im Gegenteil sichert sich das Kind auf diese Weise die Milch für den nächsten Tag.

Auch wenn es sich so anfühlt: Ihre Brüste sind auch nach einigen Stunden Dauernuckeln nicht „leer". Eine Brust funktioniert nicht wie eine Flasche, die, nachdem sie leer ist, erst wieder aufgefüllt werden muss. Zwar wird zwischen den Stillzeiten auch etwas Milch gebildet, die sich dann in den Milchgängen hinter dem Warzenhof ansammeln. Die meiste Milch wird jedoch gebildet, wenn das Baby an der Brust trinkt. Solange ein Kind an der Brust saugt, wird auch Milch gebildet.

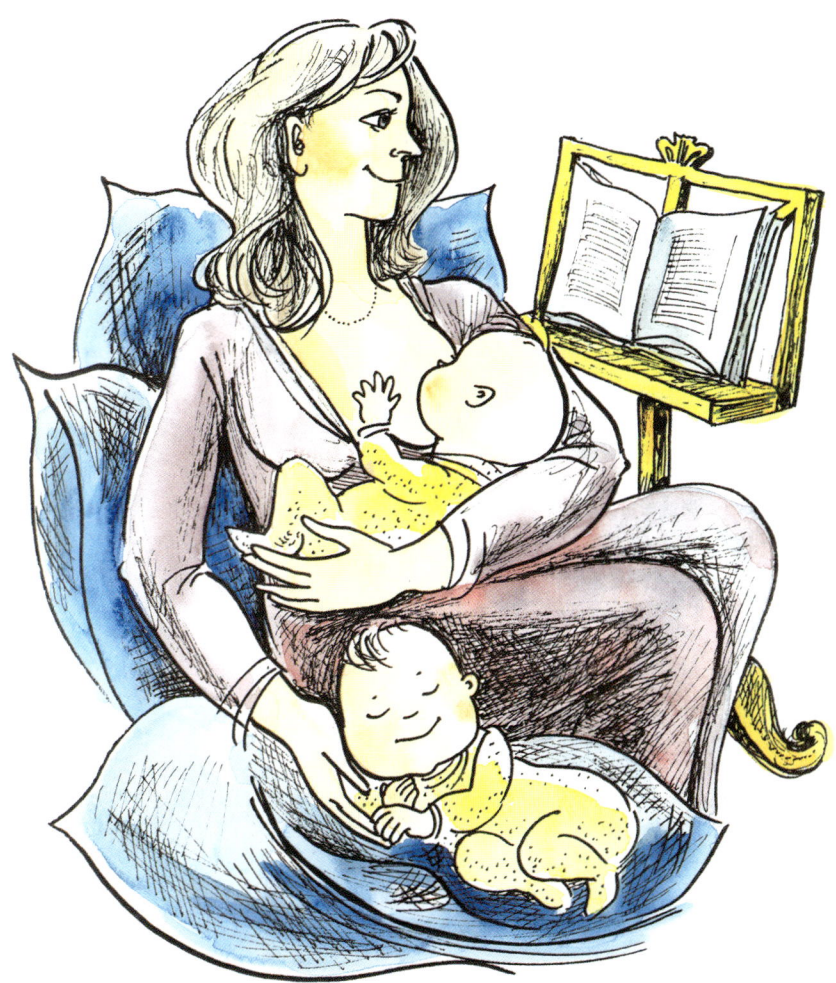

Etwas für sich selbst tun ... das ist wichtig, damit Sie bei Kräften bleiben. Warum nicht lesen während des Stillens? Wir Frauen sind doch „multi-taskingfähig", oder? Viele Zwillingsmütter widmen sich ihren Zwillingen lieber einzeln und nach dem Stillen.

Wenn Ihre Babys die auf Seite 15 (siehe auch Seite 94) genannten Kriterien erfüllen, bekommen sie genügend Muttermilch.
Nicht immer jedoch ist Stillen in solchen Unruhe-Situationen die Lösung. Manche Babys wollen gar nicht trinken, oder sie wollen zwar nuckeln, aber keine Milch trinken. Bitte versuchen Sie, in dieser Situation nicht in Hektik und Aufregung zu verfallen, auch wenn es schwer fällt. Je mehr Sie tun, um das Kind zu beruhigen und je hektischer Sie werden, umso aufgedrehter kann auch das Baby werden und dann ist man schnell in einem Kreislauf, der nur mehr schwer zu durchbrechen ist.

Versuchen Sie, sich in dieser Zeit Hilfe zu organisieren. Wenn Sie selbst schon den ganzen Tag mit den Babys alleine verbracht haben, werden Sie vermutlich einfach nicht mehr die Nerven haben, in dieser Situation ruhig zu bleiben. Idealerweise ist abends dann der Papa da und kann mindestens ein Kind übernehmen.

Wenn das nicht möglich ist, können Sie vielleicht eine Oma oder Freundin mobilisieren, die Ihnen hier hilft. Manchmal hilft es auch, die Kinder zu dieser Zeit in den Wagen zu packen und einen Spaziergang zu machen. Ein Tragetuch kann hier auch eine wertvolle Hilfe sein. (Mehr zum Thema Tragetuch auf Seite 114).

Blähungen, Weinen und das Stillen

Bei einem Baby, das sehr viel weint, werden sehr schnell „Blähungen" diagnostiziert. Neuere Studien haben jedoch ergeben, dass Babys häufig nicht weinen, weil sie Blähungen haben, sondern durch das Weinen sehr viel Luft schlucken, die dann im Darm arbeitet.

Das Weinen ist also die Ursache und nicht die Folge der Blähungen. Nur bei circa fünf Prozent aller Babys lassen sich organische Ursachen für Schreiattacken feststellen.

Ein Kind, das häufig unter Blähungen leidet, schluckt meist beim Trinken sehr viel Luft. Sehr oft liegt die Ursache darin, dass ein Kind nicht korrekt angelegt ist oder nicht richtig saugt. Überprüfen Sie deshalb als erstes, ob ihr Kind korrekt angelegt ist und richtig saugt.

Solange die wahre Ursache nicht beseitigt wird, können alle anderen Maßnahmen allenfalls „Kosmetik" betreiben, aber nicht wirklich helfen. Manchmal liegt es auch daran, dass die Milch der Mutter sehr schnell und sprudelnd fließt, so dass das Baby eher hastig trinken muss, um mit dem Überangebot an Milch fertig zu werden. In diesem Fall handelt es sich um einen starken Milchspendereflex. Wenn Sie dies bei sich feststellen, so wenden Sie sich am besten an eine Stillberaterin, die Ihnen hier Tipps geben kann.

Wenn das Kind Blähungen hat, erhält sehr schnell die stillende Mutter die Schuld. „Du darfst keine Zwiebeln essen, sonst bekommt das Baby Blähungen!" „Was hast Du denn schon wieder gegessen? Das Baby ist so unruhig." Welche stillende Mutter kennt solche Bemerkungen nicht? Wohl fast jede Mutter, die ein Baby stillt, hat schon mal mit schlechtem Gewissen ihren Speiseplan nach eventuell blähenden Lebensmitteln durchforstet, weil das Baby einen sehr unruhigen Tag hatte.

In den allermeisten Fällen sind blähende Speisen, die die Mutter zu sich genommen hat, nicht die Ursache für Babys Unruhe. Es gibt weder Nahrungsmittel, die Sie beim Stillen zu sich nehmen müssen, noch welche, die Sie nicht essen dürfen, wie zum Beispiel Zwiebeln und Kohl. Die meisten Mütter stellen fest, dass sie in der Regel alles, was sie mögen, in Maßen essen können, ohne dass das Baby eine Reaktion zeigt. Es gab auch schon

Mütter, die sich nur noch von Kartoffeln und Kopfsalat ernährt haben und das Baby hat immer noch geschrieen. Die Gase, die Blähungen verursachen, bleiben im Verdauungstrakt der Mutter. Sie gehen auch dann nicht in die Muttermilch über, wenn die Mutter selbst unter extremen Blähungen leidet.

Unruhig mit vier Monaten

Nach ein paar Wochen werden Sie feststellen, dass sich das Stillen recht gut eingespielt hat, die Kinder haben einen gewissen Rhythmus gefunden, manche Babys haben nachts schon längere Schlafphasen und verschlafen die eine oder andere nächtliche Mahlzeit. Doch von einem Tag auf den anderen ist alles ganz anders.

Viele Mütter stellen fest, dass ihre Babys mit drei oder vier Monaten plötzlich das Stillverhalten ändern. Sie trinken schneller, scheinen sich durch alles ablenken zu lassen, sind unruhig und zapplig und wirken oft unzufrieden und möchten plötzlich wieder häufiger gestillt werden. Viele Babys beginnen in dieser Zeit auch nachts wieder häufiger aufzuwachen, selbst wenn sie vorher schon durchgeschlafen haben.

Der ersten Gedanke, wenn ein Babys sich so verhält, ist dann wie so oft: „Die Milch reicht nicht mehr!" Mütter bekommen in dieser Zeit oft den Ratschlag, nun endlich „was Ordentliches" zu füttern, oder nachts eine Flasche zu geben, damit das Kind besser schläft. Doch dieser Ratschlag ist leider so überflüssig wie falsch.

Babys haben viele Gründe unruhig zu sein. Hunger ist nur einer davon. Weitere Gründe in diesem Alter können sein: erste Erkältungen, Zähne, die in den Kiefer einschießen, enorme geistige und körperliche Entwicklungen, es werden Unterschiede gemacht zwischen Bekanntem und Fremdem.

Deshalb wachen Babys in diesem Alter auch nachts wieder häufiger auf, auch wenn sie vorher schon längere Schlafphasen hatten. Babys verarbeiten nachts im Schlaf das, was sie tagsüber erlebt haben, und für so ein kleines Menschenkind kann das mitunter ungeheuer aufregend sein. Wenn es dann nachts aufwacht, sucht es Trost und Geborgenheit an Mamas Brust. Dies ist ganz normal und hat nichts mit einer „schlechten Angewohnheit" zu tun. Selbstverständlich kann und darf ein Baby in diesem Alter auch nachts noch Hunger haben, besonders, wenn es tagsüber nun eher unregelmäßig trinkt. Babys sind auf häufige und kurze Mahlzeiten rund um die Uhr angewiesen, damit sie sich gut entwickeln können. Für ein Baby ist es keineswegs natürlich durchzuschlafen. Dies ist lediglich ein (durchaus verständlicher) Wunsch der Erwachsenen.

Sie werden in solch einer Situation sehr schnell den Rat erhalten, abends eine Flasche oder einen Brei zu geben, damit die Kinder besser schlafen. Doch dies ist ein Trugschluss! Der Glaube daran, dass das Einführen von fester Kost dabei hilft, dass das Baby „in der Nacht durchschläft", veranlasst viele Eltern, früher mit fester Kost zu beginnen, als sie es sonst vielleicht tun würden.

Tatsächlich entbehrt diese weit verbreitete Meinung jedoch jeder Grundlage. In zwei Studien konnten keine Unterschiede im Schlafverhalten von Babys, die vor dem Schlafengehen feste Kost erhalten hatten und denen, die keine feste Nahrung erhielten, festgestellt werden (Macknin, 1989; Keane, 1988). Zwar fingen in diesen Studien einige Babys an, während der Nacht länger zu schlafen als mit fester Nahrung begonnen wurde, aber in der Kontrollgruppe begann in etwa die gleiche Anzahl von Kindern damit, nachts länger zu schlafen. Macknin folgerte daraus, dass „die Fähigkeit, nachts durchzuschlafen, ein Entwicklungs- und Anpassungsprozess ist, der unabhängig von dem Zeitpunkt der Einführung fester Nahrung (Brei) ist". (Quelle „The Breastfeeding Answer Book, 1997).

Wenn sich Ihr Baby tagsüber beim Stillen sehr leicht ablenken lässt, kann es helfen, wenn Sie sich zum Stillen, wann immer es möglich ist, in einen möglichst ruhigen, etwas abgedunkelten Raum zurückziehen, wo es möglichst wenig Ablenkung hat. Viele Babys trinken auch besser, wenn sie schläfrig sind, also vor oder nach einem Nickerchen.

Exzessives Schreien und Schreisprechstunden

Trotz aller Bemühungen - das Baby ist gewickelt, gestillt, „bespielt", es tut scheinbar nichts weh … - schreit Ihr Kind (oder schlimmer schreien Ihre Zwillinge) immer noch. Zu einem gewissen Teil ist das einfach natürlich. Auch Babys dürfen Zeiten haben, in denen sie einfach unzufrieden sind oder in denen sie ein Bedürfnis haben, das wir nicht sofort erkennen. Babys, die gerade einen Entwicklungsschub durchmachen, neigen dazu, in dieser Zeit weinerlich und anhänglich zu sein. Babys dürfen auch weinen, ist dies doch das einzige Mittel, mit dem sie sich im Moment lauthals bemerkbar machen können.

Es gibt jedoch Babys, die mehr als andere Babys weinen, die einfach untröstlich scheinen und besonders liebebedürftig sind. Solche Babys schreien oft über Stunden hinweg ohne erkennbaren Grund und lassen sich durch fast nichts trösten

Diese Kinder haben oft eine sehr niedrige Reizschwelle, das heißt, Dinge, die andere Babys überhaupt nicht stören, nimmt dieses Baby nicht nur wahr, solche Babys lassen sich durch störende Dinge auch buchstäblich aus der Ruhe bringen. Darüber hinaus haben solche Kinder Schwierigkeiten, das Schreien, die Wut oder Angst zu regulieren und irgendwann wieder „abzuschalten". Sie schreien sich „ein".

Solche Babys brauchen ganz besonders viel Zuwendung und Liebe!

Auf der anderen Seite stehen die Eltern eines solchen Kindes unter einer enormen Anspannung. Eltern, die ihr Kind nicht beruhigen können, mit nichts und mit keinen Mitteln, fühlen sich irgendwann nur noch verzweifelt, verunsichert und als Versager. Dazu kommen die körperliche Erschöpfung durch Schlafmangel, und ein kontinuierlich hoher Stresspegel.

Vielen Eltern ist es ab einem bestimmten Punkt kaum noch möglich, selbst zu entspannen und so entwickelt sich langsam ein Teufelskreis, denn das Baby spürt wiederum diese Anspannung und weint erst recht.

Als „Schreibaby" gilt per Definition ein Kind, das an mindestens drei Tagen pro Woche mehr als drei Stunden pro Tag schreit und dieses Schreiverhalten mehr als drei Wochen lang anhält.

Unabhängig davon sollten Sie sich aber in jedem Fall Hilfe suchen, wenn der Zustand für Sie unerträglich wird.

Welche Möglichkeiten haben Sie, sich hier Hilfe zu suchen?

● Die erste Anlaufstelle sollte der Kinderarzt sein. Dieser wird das Baby untersuchen, um auszuschließen, dass körperliche Ursachen und Schmerzen für das exzessive Schreien verantwortlich sind.

● Häufig erleiden Babys während der Schwangerschaft oder der Geburt Wirbelverschiebungen, die oft nicht erkannt werden, dem Baby aber Schmerzen bereiten. Diese Kinder sind meist sehr verspannt, haben einen hohe Muskeltonus und bevorzugen oft eine bestimmte Position, weil ihnen alles andere wehtut. Still-und Schluckprobleme sind hier auch häufig zu beobachten.

● Mehrlinge können aufgrund der Enge im Mutterleib und der oft nicht ganz einfachen Geburtssituation davon häufiger betroffen sein.

● Wenn Sie den Verdacht haben, dass ein oder beide Babys davon betroffen sein könnten, ist ein Osteopath eine gute Anlaufstelle. Die Osteopathie ist eine sehr sanfte, manuelle Behandlungsmethode, mit der Bewegungseinschränkungen und Spannungen erspürt werden und mit speziell entwickelten Techniken behandelt werden. Bei kleinen Babys genügen häufig eine oder zwei Sitzungen, und es ist eine deutliche Besserung der Symptome zu beobachten.

● Eine weitere Anlaufstelle sind Schreiambulanzen. Diese gibt es mittlerweile ist jeder größeren Stadt. Eine Internetadresse dazu im Anhang.

Hier steht meist die Stabilisierung Eltern-Kind-Beziehung im Mittelpunkt, nicht unbedingt die „Behandlung" des Babys. Eltern erfahren durch verschiedene Ansätze Hilfe, um den Alltag wieder besser bewältigen zu können. Kinderärztliche Untersuchungen können genauso dazu gehören wie therapeutische Gespräche für die Eltern. Die Stabilisierung der Eltern-Kind-Beziehung kann dadurch erreicht werden, dass die Eltern die Signale ihres Kindes besser erkennen lernen und durch das Erlernen von Beruhigungsstrategien ihr Baby besser beruhigen können. Häufig können sich Eltern hier auch mit anderen betroffenen Eltern austauschen, allein das kann eine große Hilfe sein.

Erste Emotionelle Hilfe

Auch die sogenannte „Erste Emotionelle Hilfe" kann in dieser Situation eine große Entlastung sein. Auf der Homepage „Erste Emotionelle Hilfe - Bindungs-förderung, Krisenintervention, Eltern-Kind-Bindung" (http://emotionelle-erste-hilfe.org/content/emotionelle-erste-hilfe) steht dazu folgendes:

Die Emotionelle Erste Hilfe (EEH) ist ein körperorientiertes Verfahren, welches in der Krisen- und Entwicklungsberatung sowie in der Psychotherapie mit Eltern, Säuglingen und Kleinkindern eingesetzt wird.
Der Ansatz hat seine Wurzeln in der körperorientierten Psychotherapie sowie den Erkenntnissen der modernen Gehirn- und Bindungsforschung. Auf dieser Grundlage wurde die Emotionelle Erste Hilfe in ihrer heutigen Form in den 90er Jahren von dem Bremer Psychologen und Körperpsy-chotherapeuten Thomas Harms entwickelt.
Die zentrale Idee der Emotionellen Ersten Hilfe ist die Unterstützung und Bewahrung der emotionalen Bindung zwischen Eltern und Kind von Beginn an. Dabei geht die Emotionelle Erste Hilfe davon aus, dass der feinfühlige und liebevolle Dialog der Erwachsenen mit ihren Babys nur auf der Basis eines entspannten Körpers gelingt.
Deshalb werden in der Emotionellen Ersten Hilfe unterschiedliche kör-perliche Wege (wie unter anderem die bindungsfördenden Körperberüh-rungen, Übungen zur Körperwahrnehmung sowie entspannungsfördende Atemtechniken) eingesetzt, um die Kontakt- und Beziehungsfähigkeit der Eltern und Kinder zu verbessern und fördern.

Schlafen und Stillen

„Schlafen Ihre Kinder auch schon durch?"

Kaum eine Frage bekommen Eltern von kleinen Babys so oft zu hören, wie diese hier: „ Und, schläft es schon durch?" Und selbstverständlich ist mit diesem „Durchschlafen" gemeint, dass ein Baby von abends um 7, oder wann auch immer es ins Bett geht, bis morgens um etwa die gleiche Zeit keinen Mucks von sich gibt und seine Eltern in Ruhe den Abend und natürlich auch die Nacht verbringen lässt.

Scheinbar schlafen alle anderen Babys immer besser als die eigenen, hört man doch im gesamten Bekanntenkreis immer nur, wie gut doch die eigenen Kinder bereits im zarten Alter von wenigen Wochen geschlafen haben. Selbstverständlich immer nur im eigenen Bett und gemäß der heute propagierten Methode des „selbständigen" Einschlafens", das heißt, ohne Hilfsmittel wie Stillen oder Flasche, ständigen Herumtragens oder ähnlichem.

Bitte glauben Sie hier nicht alles, was Sie hören!

Tatsache ist: die wenigsten Babys schlafen so, wie in all diesen Schlafbüchern, die derzeit den Markt überschwemmen, beschrieben wird. Wozu wären denn dann diese ganzen Bücher nötig? Sie tun es deshalb nicht, weil es kein natürliches Verhalten eines Babys ist, längere Zeiten am Stück zu schlafen.

Auf der anderen Seite ist hier der „Leistungsdruck" auf die Eltern groß. Es ist leicht, sich ein gut schlafendes Baby als eigenen Erfolg an die Brust zu heften, während Eltern, deren Kinder nachts lange und häufig aufwachen, der Eindruck vermittelt wird, bei diesem „Erziehungsziel" versagt zu haben. So kommt es eben sehr häufig vor, dass die eigenen Kinder zumindest nach außen hin diesen Erwartungen angepasst werden, damit die Eltern nicht als „Versager" dastehen. Aus diesem Grund wird beim Thema „Schlafen" die Wahrheit allzu oft den eignen Wünschen bzw. den Erwartungen anderer angepasst.

Der Schlafrhythmus von Babys

Wenn Babys auf die Welt kommen, sind sie alles andere als angepasst an das Leben außerhalb des Mutterleibes. Im Mutterleib haben sich Phasen in denen das Baby ein Nickerchen gemacht hat, mit Wachzeiten abgewechselt. Das Baby war durch die Nabelschnur versorgt, Hunger kannte es nicht. Nach der Geburt macht es erst mal die herbe Erfahrung, dass die Nahrung nun nicht mehr rund um die Uhr zur Verfügung steht. Gleichzeitig ist es aber auf regelmäßige Nahrungszufuhr angewiesen, denn der Magen eines Babys ist klein, die aufgenommene Muttermilch sehr schnell wieder verdaut und das Baby meldet sich mehr oder weniger regelmäßig, weil es Hunger hat. Und dies tut es rund um die Uhr. Denn der Organismus eines so kleinen Babys ist auf beständige Nahrungsaufnahme ausgerichtet und nicht auf große Nahrungspausen.

Deshalb hat ein Baby noch völlig andere Schlafrhythmen als wir Erwachsenen. Eine große Rolle spielen hier die sogenannten „REM-Phasen" (REM= rapid-eye-movement bzw. schnelle Augenbewegungen). Typisch für den REM-Schlaf sind schnelle Augenbewegungen, wir schlafen nicht so tief und wachen leicht auf. In der Regel sind dies auch die Phasen, in denen wir träumen.

Während der Anteil des REM-Schlafs bei Erwachsenen etwa drei Stunden beträgt, sind es beim Baby und Kleinkind noch neun Stunden. Dementsprechend weniger und kurz sind die Tiefschlafphasen bei Ihren Kindern. Bis die erste Tiefschlafphase erreicht wird, dauert es etwa 20 bis 30 Minuten. Deshalb wachen Babys so häufig wieder auf, wenn wir sie ins Bett legen, kaum dass sie auf unserem Arm eingeschlafen sind.

Der Anteil der REM-Phasen ist bei Babys also erheblich höher als bei uns Erwachsenen. Dies hilft den Babys unter anderem auch, regelmäßig aufzuwachen, um Nahrung aufzunehmen. Darüber hinaus verteilen sich die Schlafzeiten anfangs recht gleichmäßig über den Tag. Das Baby hat Hunger, wird gefüttert, gewickelt, die Mutter beschäftigt sich etwas mit ihm, und dann schläft es meist wieder einige Zeit. Dies ist auch in der Nacht oft so, daher kann es durchaus sein, dass Babys in der Anfangszeit nachts noch längere Wachphasen haben.

Der Organismus eines Babys muss sich erst an unseren Tag-/Nachtrhythmus anpassen. Das Baby weiß einfach noch nicht, dass es tagsüber wach sein soll und nachts schlafen soll. Im Laufe der ersten Wochen und Monate lernt dies ein Baby aber, so dass sich der Nachtschlaf verlängert und das Kind tagsüber länger wach ist. In der Regel haben Babys mit etwa drei bis vier Monaten sich angepasst und haben die längste Schlafphase in der Nacht, während sie tagsüber zwei bis drei kürzere Nickerchen halten.

Dabei unterscheidet sich bereits das Schlafbedürfnis von Säuglingen erheblich. Das eine Kind schläft quasi rund um die Uhr bis zu 20 Stunden, das andere Baby ist von Anfang an mit 12 bis 14 Stunden zufrieden. Natürlich kann dies auch bei Ihren Zwillingen völlig unterschiedlich sein. Sie können diese Entwicklung durch Ihr Verhalten unterstützen, aber nicht herbeizwingen.

Darüber hinaus zeigen Babys oft noch andere unerwartete Verhaltenswei-

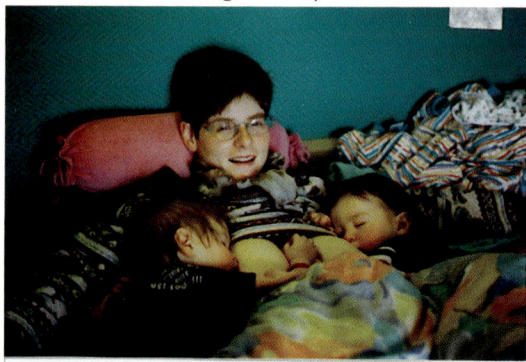

Im Liegen stillen - so kann „frau" beinahe weiterschlafen ... und die Zwillinge schlafen auch gleich wieder ein.
Hier Lisa und Katrin Fuchs mit ihrer Mama.

sen: sie können überall und jederzeit einschlafen, egal ob Tag oder Nacht oder wie laut es ist. Tatsächlich scheinen sie umso besser zu schlafen, je mehr Trubel um sie herum ist. Und am allerbesten schlafen sie natürlich an der Brust, auf dem Arm oder im Tragetuch. Kaum legt man sie jedoch ins Bett, womöglich noch in einen ruhigen, abgedunkelten Raum, sind sie auch schon wieder hellwach. Es ist zum Verzweifeln. Doch dieses Verhalten hat durchaus nachvollziehbare Gründe. Diese sind historisch bedingt und gehen weit in unsere eigene Vergangenheit zurück.

In der Entwicklung der Menschheitsgeschichte war es einige hunderttausend Jahre lang üblich, dass Menschen, bedingt durch ihre Lebensumstände als Jäger und Sammler nicht in festen Unterkünften lebten und deshalb ihre Kinder mangels anderer Möglichkeiten mit sich herumtrugen und selbstverständlich auch zusammen mit ihnen schliefen. Erst als der Mensch vor etwa 8000 Jahren sesshaft wurde, gab es sicherere Behausungen, in denen man ein Baby auch einmal einigermaßen sicher vor den Zugriffen gefährlicher Tiere ablegen konnte.

Deshalb bedeutete es für ein Baby in der Regel höchste Lebensgefahr, wenn es ALLEINE, ohne den Schutz von anderen Menschen, schlafend oder wach abgelegt wurde. Es reagierte mit lauten Schreien, um auf seine gefährliche Lage aufmerksam zu machen. Babys verbrachten über 99 Prozent der gesamten Entwicklungszeit des „modernen" Menschen ihre ersten Lebensjahre immer nahe bei der Mutter oder bei anderen Personen. Aus diesem Grund stört es sie keineswegs, wenn um sie herum laute Geräusche sind, wenn geredet wird, oder Musik läuft. Im Gegenteil, diese Geräusche sind absolut beruhigend, weil es dem Baby signalisiert: „Ich bin nicht allein". Die Nacht verbrachten Mutter und Kind in der Regel nahe beieinander. Während das Baby an der Mutterbrust lag, sich beim Saugen satttrank und gleichzeitig entspannte, konnte es beruhigt einschlafen. Auf diese Weise war auch fortgesetztes nächtliches Stillen kein Problem.

Die längste Zeit seiner genetischen Entwicklung fand ein Baby also nicht „alleine und selbstständig" in den Schlaf, sondern ganz im Gegenteil, es wurde durch beruhigendes Saugen, Gehalten- und Gewiegtwerden in den Schlaf begleitet und verbrachte auch die Nacht nahe bei vertrauten Personen. Mit dieser genetischen Erwartung werden auch unsere heutigen Babys geboren. Aus diesem Grund ist es auch „normal", wenn Babys gerne an der Brust einschlafen. Es handelt sich keineswegs um eine „ungünstige Einschlafgewohnheit" wie uns all die Ratgeber glauben machen wollen, sondern um ein natürliches, angeborenes Verhalten. Saugen und die Nähe zur Mutter entspannt und hilft dem Kind in den Schlaf.

Ein modernes Baby weiß einfach nicht, dass ihm in seinem ruhigen dunklen Zimmer keine Gefahr droht und die Mama nur zwei Räume weiter ist. Diese kognitive Entwicklung - Mama ist trotzdem da, auch wenn ich sie nicht sehen kann - findet erst im zweiten Lebensjahr statt. Auch muss sich diese Erfahrung erst einmal tagsüber festigen, bevor dies auch nachts in der Dunkelheit funktionieren kann.

Wohnungen mit einem eigenen Bett und gar einem eigenen Zimmer für jeden Mitbewohner gibt es erst seit wenigen 100 Jahren. Seit dieser Zeit wurde einiges ersonnen, um ein Baby möglichst ohne diese beständige „Bemutterung" in den Schlaf zu bringen: Schnuller als Ersatz für das Saugen an der Brust, Babyschaukeln und Wiegen, Teddybären, die den mütterlichen Herzschlag nachahmen sollen, die Fahrt mit dem Auto um den Block ... All diese Dinge sollen Ersatz für die mütterliche Nähe sein und dem Baby helfen, „selbständig" in den Schlaf zu finden. Selbständigkeit ist in der heutigen Zeit ein hehres Entwicklungsziel und so kann man offenbar gar nicht früh genug anfangen, diese den Kindern „beizubringen", auch wenn sie von ihrer Entwicklung her noch gar nicht dafür reif sind.

Der Schlafforscher James McKenna schreibt dazu in seinem Artikel „Gemeinsames Schlafen und die Gesellschaft":

„In den westlichen Kulturen glaubt man, dass es die Unabhängigkeit von Säuglingen und Kindern fördert, wenn sie alleine schlafen. Das Problem hierbei ist jedoch, dass es keine einzige Studie gibt, durch welche je definiert wurde, was genau mit dieser Unabhängigkeit gemeint ist oder wie diese gemessen werden sollte. Angenommen, man könnte Unabhängigkeit messen oder diese könnte durch sehr kleine Kinder bereits erreicht werden, gibt es jedoch keine Studien, die nachweisen können, dass ‚unabhängige' Kinder auch zufrieden und glücklich sind. Darüber hinaus konnte durch keine Studie je bewiesen werden, dass die Fähigkeit, in der frühen Kindheit alleine durchzuschlafen, mit der Entwicklung anderer Persönlichkeitsmerkmale oder Fähigkeiten in Zusammenhang gebracht werden kann, und ob Kinder, welche andere Schlafgewohnheiten haben, diese nicht ebenfalls entwickeln können." (Quelle: Beraterinnenbrief La Leche Liga 2002, übersetzt von Angelika Quell)

James J. McKenna PhD ist Professor der Anthropologie und Direktor des Mutter-Kind-Schlaflabors der Universität Notre Dame in South Bend, Indiana. Er ist weltweit bekannt für seine innovativen Untersuchungen hinsichtlich der Interaktion von Müttern und Babys im Schlaf.

Wie können sich Zwillingseltern diese Zeit erleichtern?

Für Zwillingseltern ist diese Zeit, in der die Babys nachts mehrmals und regelmäßig wach werden, unbestritten noch um einiges anstrengender als mit nur einem Kind. Kaum hat man ein Baby zum Schlafen gebracht und sich selbst wieder hingelegt, schon rührt sich das nächste Kind. Die Nacht besteht damit aus verschieden kurzen Etappen, viele Mütter sind froh, wenn sie mal zwei Stunden Schlaf am Stück bekommen. Kein Wunder, dass sie nach kürzester Zeit wie gerädert sind und sich nichts mehr herbeisehnen, als eine durchschlafene Nacht. Das Durchschlafen der Babys wird damit zu einem zentralen Thema im Leben mit ihren Kindern, denn das Schlafverhalten eines Babys steht damit in deutlichem Kontrast zur

Hoffnung und Erwartung seiner Eltern, in der Nacht genügend Schlaf zu bekommen, um den anstrengenden Tag mit den Kindern und den Alltag halbwegs gut zu überstehen.

Sehr hilfreich kann es sein, sich diese Gründe, warum Babys so sind, wie sie sind, bewusst zu machen und das Zusammenleben so zu gestalten, dass möglichst viele Bedürfnisse (sowohl die der Babys, wie auch die der Mutter/ Eltern) erfüllt werden können: Es ist normal, wenn Babys und Kleinkinder in den ersten Lebensjahren NICHT durchschlafen. Dies geschieht nicht, weil Babys ein „Schlafproblem" haben, die Eltern ärgern und manipulieren wollen. Sie benehmen sich einfach so, wie sie es seit Beginn der Menschheitsgeschichte getan haben.

Wenn man die Idee aufgibt, dass man acht Stunden ununterbrochenen Schlaf pro Nacht braucht, und diese nächtlichen Interaktionen mit dem Kind als wertvoll und vorübergehend betrachtet, so erscheint es vielleicht nicht mehr so schlimm. Vielleicht hilft es auch, wenn Sie sich Folgendes überlegen: Die durchschnittliche Lebenserwartung in Deutschland liegt bei etwa 75 Jahren. Das sind 900 Lebensmonate. Besonders intensiv brauchen uns unsere Kinder davon etwa 24 Monate. Die restlichen 876 Monate können Sie nachts schlafen, solange Sie wollen und können.

Die folgenden Punkte können Ihnen helfen, diese erste, anstrengende Zeit zu überstehen:

- Schlafen Sie, wann immer es Ihnen möglich ist (auch tagsüber!), wenn Ihre Babys schlafen. Vielleicht können Sie es einrichten, dass Sie sich tagsüber zusammen hinlegen und ein Nickerchen halten. Babys schlafen auch tagsüber besser, wenn sie nicht alleine im Bett liegen.

- Wenn Sie nicht schlafen können, ruhen Sie sich zumindest aus.

- Stillen Sie, wenn möglich im Liegen. Auch dabei können Sie ausruhen und vielleicht mal einige Minuten die Augen schließen.

- Legen Sie sich hin, während Ihr Partner oder eine Freundin sich um die Kinder kümmert.

- Gehen Sie anfangs abends mit Ihren Kindern ins Bett. Gelegenheiten für einen ungestörten Abend zu zweit werden sich gewiss wieder finden, wenn die Kinder länger schlafen. Und wenn Sie dann abends auf dem Sofa einschlafen vor lauter Müdigkeit, sind Sie auch nicht sehr unterhaltsam.

- Verbannen die Uhr aus dem Schlafzimmer. Schauen Sie nicht auf die Uhr, wenn Sie nachts aufwachen und zählen Sie auch nicht, wie oft Sie wach waren. Vielleicht fühlen Sie sich nicht ganz so elend, wenn Sie nicht wissen, wie viele Stunden Schlaf Ihnen diese Nacht wieder gefehlt haben.

●Wenn Sie tagsüber ihre Kinder zusammen stillen, richten Sie sich ihren Stillplatz so her, dass Sie selbst gemütlich sitzen können und auch den Kopf anlehnen können. Oft schlafen die Kinder während des Stillens ein und auf diese Weise können Sie selbst auch ein Nickerchen halten. Achten Sie dabei aber darauf, dass Ihre Babys nicht nach außen wegrollen können.

●Wenn größere Geschwister da sind, richten Sie einen Raum mit einer Stillecke so ein, dass sich die Kinder gefahrlos darin aufhalten können. Wenn Sie dann mal einnicken, können zumindest keine größeren Katastrophen passieren.
●Nehmen Sie jede Hilfe an, die Sie bekommen können. Eine Nachbarin, die mal ein Mittagessen vorbeibringt, die Freundin, die Ihnen einen Korb Wäsche bügelt, ein verantwortungsvoller Teenager, der ab und zu mit den Babys spazieren fährt oder die größeren Kinder beschäftigt … scheuen Sie sich nicht, Hilfe anzunehmen oder auch mal darum zu bitten.

●Machen Sie es sich im Haushalt so einfach wie möglich, tun Sie nur das Nötigste. Fensterputzen können Sie wieder, wenn Ihre Kinder größer sind. Widerstehen Sie der Versuchung, schnell die Küche in Ordnung zu bringen, wenn die Babys schlafen. Das ist wichtig, aber genauso wichtig ist es, wenn Sie sich mal hinsetzen und die Füße hochlegen.

Wundermittel „Pucken"?

Zwillingsmutter Birte Schoormann hat gute Erfahrungen mit dem „Pucken" gemacht, bei dem unruhige Babys fest in ein Tuch eingewickelt werden, so dass sie sich sicher fühlen, weil ihr Raum von allen Seiten fest begrenzt ist - fast wie im Mutterleib. Ihre Erfahrungen veröffentlichte sie in ZWILLINGE, Ausgabe September 2011.

„Immer wieder wurde ich von Bekannten und Freunden gefragt: ‚Und, schlafen die beiden schon durch? Schlafen sie in einem Bettchen/in einem Zimmer?' (Letzteres werde ich auch heute noch gefragt).
Die beiden, das sind unsere Zwillinge Roya (die drei Minuten ältere Schwester) und Keno (der kleine Bruder), die am 21. April 2009 geboren wurden und somit mittlerweile quirlige zweieinhalb Jahre alt sind. Und sie schlafen noch immer in einem Zimmer - wie von Beginn an.
Im Krankenhaus sind die beiden aufgrund meines HELLP-Syndroms sechs Wochen zu früh geboren worden und kamen auf die Neugeborenen-/ Frühchen-Station. Dort lagen sie bereits in einem Wärmebettchen zusammen und waren sich somit sehr nah.
Als wir dann nach zwei Wochen endlich nach Hause entlassen wurden,

haben wir das genauso beibehalten, da wir es sehr schön und als wichtig empfanden, dass die beiden nah beieinander waren. Sie kamen zusammen in die eine Hälfte des einen Kinderbettchens, so dass sie mit den Füßen das Ende des Bettes und somit Grenzen spüren konnten. Ebenso haben wir für tagsüber in dem für die beiden riesigen Laufgitter ein kleines „Nestchen" gebaut, so dass sie wieder die gewohnten Grenzen und die Nähe des anderen spüren konnten.

Am liebsten hatten sie es natürlich, wenn sie mit Mama oder Papa zusammen ein Nickerchen halten konnten und wir waren auch froh über so manche kuschelige Pause, in der man mal selbst die Augen schließen durfte, in der doch anfangs recht schlaflosen Zeit.

Als Roya und Keno später ein wenig größer wurden, bekam jeder seine eigene Hälfte des Bettes, sie waren sich aber immer noch nah. Bis zum achten Lebensmonat schliefen sie bei uns im Schlafzimmer. Erst dann, als auch die Zeit des regelmäßigen Mittagsschlafes begann, haben wir sie in ihr eigenes Zimmer verlegt, da ich auch ab da nicht mehr nachts gestillt habe, sondern nur noch morgens und abends. Das waren alles herrliche Fügungen, es spielte alles gut zusammen. Ab da hat dann auch jeder in seinem eigenen Bettchen, aber direkt neben dem anderen geschlafen, da sie mittlerweile auch sehr unruhige Schläfer waren, die sich weder auf Kopf- noch Fußende festlegen wollten (das ist bis heute noch der Fall – mal liegen sie mit dem Kopf oben, mal unten, mal quer ...).

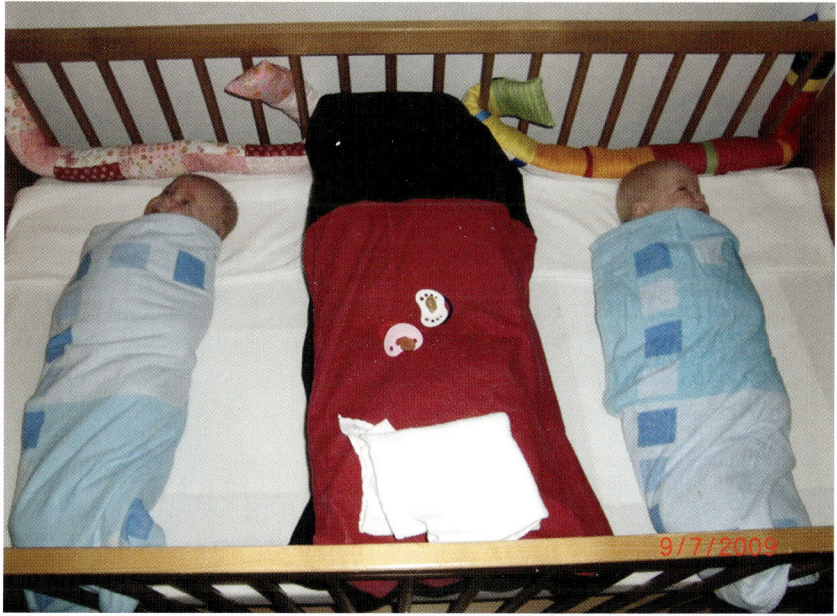

Zuerst wurden Keno und Roya einfach in große Handtücher eingewickelt. Dann schaffte Birte Schoormann die echten SwaddleMe-Pucktücher an, die man second-hand günstig bekommen kann.

Ansonsten können wir uns über unsere beiden Racker nicht beschweren. Bisher waren sie beinahe froh, ins Bett gehen zu dürfen. Wir haben feste Strukturen, von 18 Uhr Abendessen über Fertigmachen (Waschen, Zähne putzen usw.), Singen und um 19 Uhr ins Bett bringen. Wir haben uns auch nur circa fünf Minuten zum Gute-Nacht-Sagen und noch ein letztes Mal Streicheln im Zimmer aufgehalten. So haben Sie dann auch bis zum nächsten Morgen circa acht Uhr geschlafen. Selten haben sie sich abends noch einmal bemerkbar gemacht und wollten etwas Wasser trinken oder haben geweint. Die Male kann man (ausgenommen, sie haben gerade Zähne bekommen oder waren ernsthaft krank, dann war eh alles anders) an einer Hand abzählen.

Der Mittagsschlaf war ähnlich unkompliziert: wir haben sie hingelegt, gute Nacht gesagt, und sie haben geschlafen. Das war einem manchmal schon fast unheimlich, dass alles so gut ging. Aber genossen haben wir die anderthalb bis zwei Stunden mittags dann trotzdem.

Das klingt alles nach heiler Welt und rosa Wolken? Stimmt – ich habe ein paar Monate ausgelassen! Und die erzähle ich jetzt: Die ersten Wochen waren, wie oben beschrieben, kein Problem. Aber mit fünf, sechs Wochen fing Keno an, jeden Abend drei Stunden lang zu schreien, sobald er ins Bett sollte. Stillen, kuscheln, ablenken, wiegen, singen - alles half nichts! Nach drei Stunden war er dann so geschafft, dass er vor Erschöpfung eingeschlafen ist. Als eines Abends gegen 21 Uhr meine Hebamme Kristin Busch und mittlerweile Freundin anrief, da ich sie tagsüber wegen einer anderen Frage nicht erreicht hatte, fragte sie, was denn bei uns los sei. Ich erzählte ihr, dass das bereits seit drei bis vier Wochen so gehe, aber so gegen 22 Uhr dann ungefähr Ruhe sei. Sie meinte, ob ich es schon einmal mit Pucken

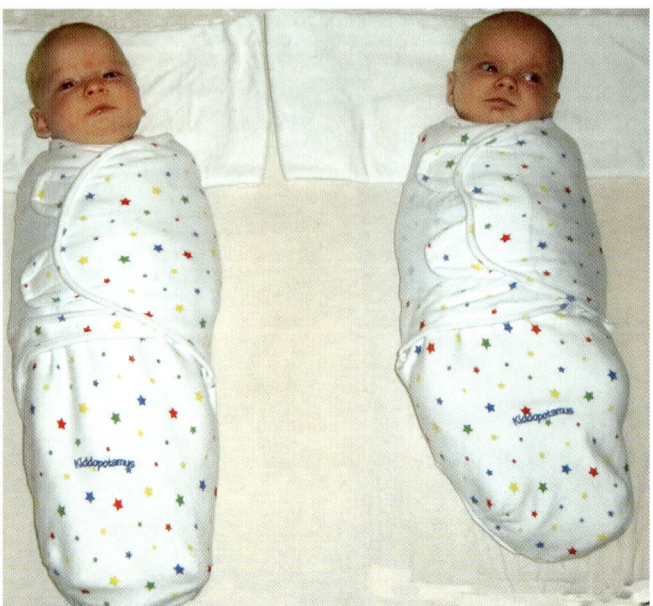

Keno und Roya wollten möglichst gut eingewickelt sein. Das Pucken vermittelte ihnen Geborgenheit und schon war das Schlafen kein Problem mehr.

versucht hätte ... nein, das hatte ich nicht, denn ich hatte vorher noch nie davon gehört. Sie fragte mich, ob ich es versuchen möchte, es wäre keine Garantie, manche Kinder würden es überhaupt nicht mögen und würden nur noch mehr schreien, manche würden das aber brauchen und mögen. Ich ließ mich von ihr per Telefon anleiten und holte ein großes Badetuch (welches eigentlich quadratisch sein sollte, ich aber keines hatte, so habe ich es halbprofessionell mit einem rechteckigen Tuch gemacht). Ich legte es auf mein Bett, legte Keno darauf, und wickelte ihn mit anliegenden Armen komplett wie ein Mumie ganz stramm darin ein. Er hörte von jetzt auf gleich auf zu weinen, sah mich mit großen, verwunderten Augen an – ich wartete – dachte er würde Luft holen, um gleich nochmal richtig loszulegen – aber das Geschrei blieb aus. Er lächelte mich an. Ich war verdutzt, Kristin fragte mich am Telefon, wo ich hingegangen wäre, da es plötzlich so still geworden wäre und Keno machte die Augen zu – und schlief! Ich war fassungslos. Ich legte ihn in sein Bettchen zurück, er schlief. Roya schlief bereits seit längerem, bekam von dem Ganzen nichts mit. Gespannt, wie lange der Zauber anhalten würde, ließ ich ihn in seinem Bettchen schlafen. Mein Mann und ich standen noch eine Weile erstaunt davor und betrachteten unsere beiden süßen Engel und mir liefen die Tränen – vor Erschöpfung, vor Freude und Glück.

Als nach zwei Stunden Roya aufwachte und Hunger hatte, legte ich sie an und stillte sie. Ich überlegte, ob ich Keno nun wecken sollte. Sonst hatte ich es so gehandhabt, dass ich den ersten Zwilling, der sich meldete, gestillt habe und den zweiten dann geweckt und ebenfalls angelegt habe, damit ich selbst wenigstens auch zwei bis drei Stunden Schlaf bekam, sonst hätte ich jede Stunde stillen können. Ich entschied mich dafür, es darauf ankommen zu lassen und ihn nicht zu wecken. Als Roya nach drei Stunden wieder wach wurde und Hunger hatte, schlief Keno noch immer. Nun ja bereits seit fünf Stunden. Wieder die Frage: Wecken, oder nicht? Wir ließen es wieder darauf ankommen. Es war die aufregendste Nacht mit Zwillingen seit dem Nachhausekommen (in der ich kaum ein Auge zugemacht habe). Keno schlief sage-und-schreibe zehn(!) Stunden am Stück bis morgens um acht Uhr durch.

Am nächsten Abend haben wir Roya (die abends „nur" eine bis anderthalb Stunden „Theater" machte) ebenfalls auf dieselbe Art gepuckt und waren wieder so gespannt, wie die Nacht zuvor. Und auch sie hat „gepuckt" 7,5 Stunden am Stück geschlafen. Das war die erste Nacht, nach drei Monaten, in der mein Mann und ich „durchschlafen" konnten und sooo froh waren, dass Kristin uns die wunderbare Art des Puckens beigebracht hatte. Jeder, wirklich jeder, dem wir davon erzählten, war überrascht, glaubte uns zuerst kein Wort (wir hätten es ehrlich gesagt wohl auch kaum geglaubt, hätten wir nicht diese Nächte miterlebt). Seitdem schliefen Roya und Keno jede Nacht „gepuckt", bis sie sechs (Roya), bzw. sieben Monate (Keno) alt waren, da sie sich ab dann drehen konnten und somit platt auf dem Bauch und Gesicht lagen, so dass uns das dann zu gefährlich wurde.

Nach zwei Wochen in Badelaken haben wir von meinen Eltern die Kiddo-potamus Pucksäcke „SwaddleMe" bekommen, die wir erst in Gr. S und später auch in Gr. L hatten. Die SwaddleMes waren ein wenig besser handzuhaben als die langen Badetücher, saßen richtig stramm, konnten sich nicht lösen (aufgrund des dicken Klettverschlusses). Die SwaddleMes kosten neu circa 20 bis 30 Euro, kann man aber gebraucht auch für gut 12 bis 18 Euro bekommen und sind meist tadellos. Wir haben dann auch die Sommer- und die Wintervarianten ersteigert.

Mit sechs bzw. sieben Monaten dann sind wir auf die ganz normalen Schlaf-säcke zurück umgestiegen, und das Durchschlafen war trotzdem kein Problem. Sie haben seitdem immer so gut geschlafen, wie bereits eingangs erwähnt.

Ich weiß, es sieht eher schrecklich als angenehm aus, wenn die Kinder so stramm eingewickelt sind. Und ich habe die Worte einiger Bekannter „Ach herrje, die armen kleinen Würmer, so eingezwängt ..." noch gut im Ohr, aber Keno und Roya zeigten uns, dass es nicht schrecklich, sondern nötig war, damit sie sich wohlfühlten. Ich denke, die beiden sind nicht nur sechs Wochen zu früh auf diese Welt gekommen, sondern eher sechs Monate und benötigten noch die engen Grenzen aus dem Mutterleib. Ein Ausprobieren ist es in jedem Fall wert, denke ich, und nicht nur die Eltern, sondern auch die Kinder sind glücklicher und weniger gestresst. Denn drei Stunden nur schreien und heulen ist für alle Beteiligten auch sehr anstrengend." (Birte Schoormann)

Wo sollen Ihre Babys schlafen?

Ihre Babys können überall da schlafen, wo sich alle wohlfühlen. Wer ganz sicher gehen will, lädt sich die Broschüre der Gemeinsame Elterninitiative Plötzlicher Säuglingstod (GEPS) Deutschland e.V. „Die optimale Schlafum-gebung für Ihr Baby" herunter. Mehr Information dazu unter www.geps.de

●**Im eigenen Zimmer, im eigenen Bett:** Es gibt Babys, die tatsächlich gut und gerne im eigenen Bett, im eigenen Zimmer schlafen. Manchen Müttern macht es auch nichts aus, nachts mehrmals aufzustehen, um ein hungriges Baby zu stillen. Wenn dies bei Ihnen so ist, und sich alle damit wohl fühlen, spricht nichts gegen ein solches Schlafarrangement.
Viele Zwillinge schlafen oft besser, wenn sie zusammen in einem Bettchen liegen, weil sie die Nähe des anderen aus dem Mutterleib gewöhnt sind. Manche Kinder stören sich aber auch in der Nacht, besonders, wenn Sie einen sehr unruhigen Schläfer haben. Probieren Sie es einfach aus.

●**Im Schlafzimmer, aber in eigenen Bettchen:** Dies hat den Vorteil, dass Sie Ihre Babys schneller hören, wenn sie nachts wach werden. Die Babys hören Ihre Schlafgeräusche und schlafen vielleicht auch ruhiger.

•Zusammen mit Ihren Eltern (der Mama): Eine einfache Möglichkeit, die Bedürfnisse aller Beteiligten möglichst gut zu erfüllen, kann es sein, wenn Ihre Kinder möglichst nahe bei Ihnen schlafen.

Wenn Ihre Babys rechts und links von Ihnen schlafen, brauchen Sie sich zum Stillen einfach nur auf die entsprechende Seite zu drehen, sobald sich ein Baby rührt. Auf diese Weise braucht weder die Mutter noch das Baby richtig wachzuwerden, beide können gleich weiterschlafen. Studien haben ergeben, dass sich die Schlafrhythmen von Müttern, die mit ihren Babys schlafen, denen der Babys angleichen, so dass sie meist ganz kurz, bevor das Baby wach wird, selbst aufwachen und so gleich reagieren können.

Bei Zwillingen kann es natürlich schwierig werden, wenn beide Kinder in der Nacht gleichzeitig kommen. Vielleicht kann diesem Verhalten etwas entgegengesteuert werden, in dem Sie sich um das erste Kind sofort kümmern, sobald es unruhig wird, während das zweite mit etwas Glück noch ein paar Minuten durchhält.

Je nach Größe der Kinder gibt es auch Möglichkeiten, im Liegen gleichzeitig anzulegen (siehe auch Foto auf Seite 76).

•Im Familienbett: Manche Familien haben ihr Bett abgebaut und Matratzen von einer Zimmerecke zur anderen ausgelegt, so dass alle genügend Platz zum Schlafen haben.

•Im Anstellbettchen: Eine andere Möglichkeit ist es, rechts und links vom Bett jeweils einen Babybalkon oder ein Kinderbett anzustellen. Entfernen Sie die eine Seite des Gitterbettes und bringen Sie die Matratze auf gleiche Höhe wie Ihre eigene. Sichern Sie das Bett, so dass es nicht wegrutschen kann. Auf diese Weise haben beide einen eigenen Schlafbereich und Sie brauchen Ihr Kind zum Stillen nur herüberzurollen.

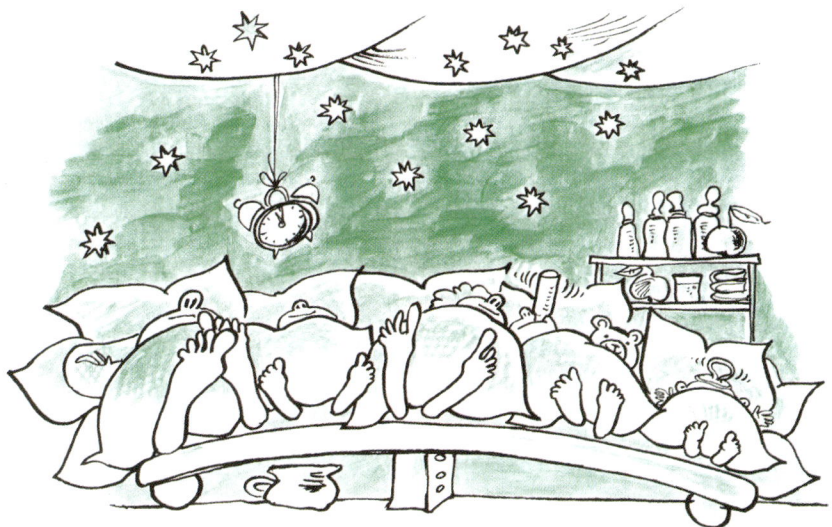

Informationen auf den Punkt gebracht: Stillen und Schlafen

- Die wenigsten Kinder schlafen im ersten Lebensjahr „durch".

- Der Schlaf von Kindern und Erwachsenen unterscheidet sich sehr. Babys haben dreimal mehr Leichtschlafphasen als Erwachsene und wachen nachts häufiger auf.

- Babys brauchen für ihr Wachstum regelmäßige Mahlzeiten, tagsüber sowie nachts.

- Die allermeiste Zeit in der menschlichen Entwicklungsgeschichte haben Babys nicht nur den Tag, sondern auch die Nacht in unmittelbarer körperlicher Nähe zur Mutter verbracht und hatten dadurch auch nachts jederzeit Zugang zur Nahrungsquelle. Mit dieser genetischen Erwartung werden auch unsere heutigen Babys geboren.

- Alleine Schlafen und Durchschlafen liegt nicht im Interesse des Babys.

- Machen Sie sich diese Tatsachen bewusst. Ihr Baby will Sie nicht manipulieren oder hat ein Schlafproblem, es benimmt sich einfach so, wie Babys dies seit Jahrtausenden getan haben.

- Probieren Sie aus, wo und wie Ihre Kinder und Sie selbst am besten schlafen. Versteifen Sie sich nicht auf eine Lösung, sondern achten Sie auf die Zeichen Ihrer Kinder und suchen Sie eine Schlaflösung, in der alle Bedürfnisse möglichst gut befriedigt werden und die sich im Laufe der Zeit auch wieder ändern kann.

- Machen Sie sich das Leben in dieser Zeit so einfach wie möglich, auch diese Zeit wird vorübergehen.

- Es gibt keine allgemeingültige Regel, wie lange Kinder nachts gestillt werden dürfen oder noch Nahrung brauchen. Hören Sie auch hier auf Ihr eigenes Gefühl und entscheiden Sie zusammen mit Ihren Kindern, wann es für Sie alle Zeit ist, damit aufzuhören.

- Rechnen Sie damit, dass auch Kleinkinder nachts gerne immer wieder mal die Nähe der Eltern suchen, auch wenn sie im eigenen Bett schlafen. Machen Sie es Ihren Kindern einfach, in dem Sie ein paar Gitterstäbe vom Bett entfernen und ein Nachtlicht brennen lassen. Dann finden die Kinder alleine zu Ihnen und Sie brauchen nicht jede Nacht aufzustehen.

Das zweite Kind kann entweder im gleichen Bett (zumindest am Anfang, wenn die Babys noch sehr klein sind) liegen, in der Mitte des Elternbettes oder auch in einem zweiten angebauten Bett auf der anderen Seite schlafen. In diesem Fall kann es Ihnen vielleicht Ihr Mann zum Stillen herüberreichen.

●**Stillmatratze:** Wenn Sie Ihr Bett lieber für sich alleine haben und dennoch nachts im Liegen stillen möchten, kann es auch hilfreich sein, wenn Sie im Kinderzimmer eine große Matratze auf den Boden legen und mit einem Kissen und einer weiteren Bettdecke bestücken. Nachts können Sie sich mit dem hungrigen Baby hinlegen und wenn Sie dann einschlafen, passiert auch nichts. Manchmal wandert auch der Papa eine Zeitlang auf diese Matratze aus, entweder zusammen mit einem Kind, oder aber, damit die Mutter mit den Kindern Platz zum Schlafen hat.
Wenn Sie sich für das Thema Familienbett näher interessieren, gibt es hierzu einige gute Bücher (siehe Literaturverzeichnis im Anhang).

Wichtig ist einfach, dass Sie die Bedürfnisse Ihrer Babys nach Nähe und Nahrungsaufnahme ernst nehmen und eine Lösung finden, die für Sie alle passt. Bleiben Sie flexibel und überdenken Sie bei aufkommenden Problemen Ihre Situation immer wieder neu.

Wie lange ist nächtliches Stillen notwendig?

Eine allgemeingültige Antwort auf diese Frage gibt es natürlich nicht. Allerdings sollten Sie damit rechnen, dass Ihre Kinder im ersten Lebensjahr nachts ein oder mehrmals aufwachen und gestillt werden möchten. Auch wenn Ihre Kinder vielleicht in den ersten Monaten tatsächlich schon längere Schlafzeiten hatten und die eine oder andere Stillmahlzeit verschlafen haben, kommt es häufig vor, dass Kinder mit etwa vier bis fünf Monaten wieder beginnen, nachts häufiger aufzuwachen. Wie Sie bereits im Kapitel „Unruhig mit vier Monaten" auf Seit 71 lesen konnten, ist auch dies ein völlig normales Verhalten, das mit der Entwicklung der Kinder zusammenhängt.
Sie werden vielleicht auch hören, dass Babys nach dem ersten halben Jahr nachts keinen Hunger mehr haben und Sie deshalb auch nicht mehr stillen müssen. Tatsächlich entspricht auch dies nicht der Wirklichkeit. Eine Studie hat ergeben, dass Babys im Alter von zehn Monaten mindestens 25 Prozent ihrer Muttermilchaufnahme nachts zu sich nehmen. (Jelliffe and Jelliffe 1979). Das heißt, die meisten Babys, die nachts zum Stillen aufwachen, haben tatsächlich auch Hunger.
Das nächtliche Stillen ist oft eine der letzten Stillzeiten, die wegfallen. Kinder, die sich selbstbestimmt abstillen dürfen, verzichten darauf gerne erst im Alter von zwei oder drei Jahren. Wenn das für Sie in Ordnung ist, so brauchen Sie daran nichts zu ändern.

Wenn Sie merken, dass Sie sich durch das nächtliche Stillen völlig überfordert fühlen, so können Sie natürlich versuchen, auch vorher etwas daran zu ändern. Gehen Sie dabei langsam vor und beobachten Ihre Kinder. Wenn Sie den Eindruck haben, es ist zu früh oder Sie gehen zu schnell vor (etwa weil Ihre Kinder in dieser Zeit sehr weinerlich sind, oder nachts erst recht wieder aufwachen), so warten Sie vielleicht noch ein paar Wochen und probieren es dann wieder.

Hören Sie auf Ihr eigenes Bauchgefühl (und nicht nur auf die anderen), es sagt Ihnen, was für Sie und Ihre Kinder gut ist.

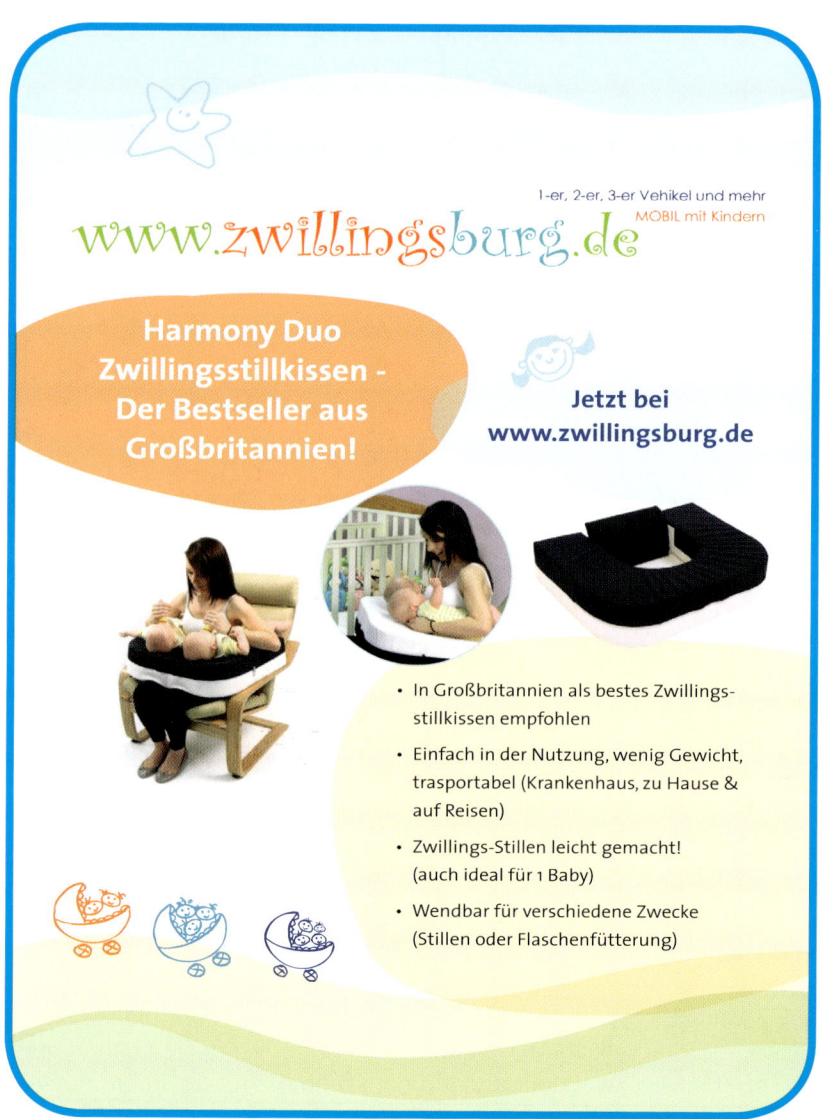

Schwierigkeiten überwinden

Der Stillstart mit Zwillingen ist nicht immer einfach, und möglicherweise werden Sie mit einigen Schwierigkeiten zu kämpfen haben, bis es klappt. Auch mit nur einem Baby kann es vier bis sechs Wochen dauern, bis sich die Stillbeziehung eingespielt hat. Nehmen Sie sich die Zeit, die Sie dazu brauchen und scheuen Sie sich nicht, die Hilfe einer Stillberaterin oder stillerfahrenen Hebamme zu suchen.

Wunde Brustwarzen

Wie schon erwähnt, entstehen wunde Brustwarzen meist dadurch, dass ein Baby falsch angelegt ist oder falsch saugt. Solange dies nicht korrigiert wird, sind alle anderen Maßnahmen nur Kosmetik.
Achten Sie deshalb darauf, dass Ihre Babys korrekt an der Brust liegen (siehe Seite 17). Gerade, wenn Sie Ihre Zwillinge gleichzeitig anlegen, kommt es sehr leicht vor, dass ein Baby die Brust nicht optimal erfassen kann. Suchen Sie im Zweifel eine Stillberaterin auf, die Ihnen hier weiterhelfen kann.

Die folgenden Tipps können helfen, die Heilung zu beschleunigen:

- Sie können vor dem Stillen etwas Milch ausstreichen, um den Milchspendereflex auszulösen, bevor Sie das Baby an die Brust anlegen.

- Stillen Sie erst an der besseren Seite (sofern es eine bessere Seite gibt), bis der Milchspendereflex einsetzt und wechseln Sie dann vorsichtig zur stärker betroffenen Seite.

- Legen Sie Ihr Baby in wechselnden Positionen an, dann wird nicht immer die gleiche Seite beansprucht. Wenn Sie vor lauter Schmerzen nicht mehr stillen können, so streichen Sie die Milch mit der Hand vorsichtig aus und geben sie den Babys die Milch auf andere Weise (zum Beispiel mit dem Becher). Wenn nötig, können Sie Ihren Arzt auch um ein mildes Schmerzmittel bitten.

- Nach dem Stillen können Sie etwas Kolostrum oder Muttermilch ausstreichen und auf den Brustwarzen trocknen lassen.

- Tragen Sie hochgereinigtes Wollfett auf, um die Brustwarzen zwischen den Stillmahlzeiten feucht zu halten. Dadurch wird der Heilungsprozess beschleunigt. Dieses Wollfett erhalten Sie unter dem Namen „Lansinoh" in der Apotheke.

•Manchmal kann es vorkommen, dass die Brustwarzen so wund sind, dass Sie keine Berührung ertragen können, sei es durch Druck, durch Kleidung oder wenn Sie Ihr Baby auf dem Arm haben. Tragen Sie in diesem Falle „Lansinoh" auf und legen Sie in Ihren BH sogenannte Brustwarzenschoner. Das sind Hauben aus Plastik mit großen Öffnungen und Löchern zur Luftzirkulation (keine Stillhütchen!). Diese Brustwarzenschoner erhalten Sie in der Apotheke oder auch bei „La Leche Liga". Sie können auch Plastikteesiebe verwenden, bei denen Sie die Griffe entfernt haben.

•Abraten möchte ich Ihnen von Stillhütchen, denn diese korrigieren nicht die Ursache der wunden Brustwarzen. Allenfalls werden die Symptome etwas gemildert. Schlimmstenfalls gewöhnt sich das Baby dadurch erst recht eine falsche Saugtechnik an, so dass das eigentliche Problem noch vergrößert wird. Wenn das Baby richtig angelegt ist und richtig saugt, sollten auf diese Weise wunde Brustwarzen relativ schnell abheilen.

Milchstau und Brustentzündung

Ein Milchstau macht sich im Allgemeinen durch eine gerötete Stelle auf der Brust, die meist schmerzempfindlich und verhärtet ist, bemerkbar. In diesem Fall ist sehr wahrscheinlich ein Milchgang blockiert, bzw. wurde nicht richtig geleert und hat sich nun entzündet. Oft kommen noch grippeähnliche Symptome wie Fieber, Müdigkeit und Gliederschmerzen dazu, die Brust kann sich heiß anfühlen und rot und geschwollen aussehen. Dann kann es sich hierbei schon um eine beginnenden Brustentzündung handeln. Die Unterscheidung ist nicht immer einfach zu treffen.

Bei einem Milchstau oder einer Brustentzündung sind vor allem zwei Dinge wichtig:

1. Gönnen Sie sich Ruhe und legen Sie sich mit Ihren Kindern ins Bett. Sagen Sie alle Termine ab!

2. Stillen Sie sehr häufig, etwa alle zwei Stunden, um die Milch in der betroffenen Brust am Laufen zu halten.

•Lassen Sie vor jedem Stillen feuchte Wärme (warme Kompresse oder Dusche) auf die erkrankte Brust einwirken.

•Unmittelbar vor dem Stillen können Sie die Brust an der harten Stelle sanft massieren.

•Ist das Stillen schmerzhaft, legen Sie erst auf der nicht betroffenen Seite und nach dem Einsetzen des Milchspendereflexes an der kranken Brust an und zwar so lange, bis die Brust weicher wird. Sie sollten dann die Stillmahlzeit mit der ersten Brust beenden.

●Auch während des Stillens können Sie die betroffene Stelle sanft massieren oder in Richtung Brustwarze hin ausstreichen.

●Legen Sie das Baby so an, dass sein Kinn gegen die harte Stelle gerichtet ist. Dadurch wird die Milch an der betroffenen Stelle besser herausgesogen und die Blockierung löst sich besser. Dies kann mitunter etwas Phantasie oder Akrobatik erfordern. Stillen Sie wenn möglich so, dass die Milch mit der Schwerkraft fließt. Sie können zum Beispiel Ihr Baby auf den Boden legen und sich darüber knien.

●Zwischen den Stillzeiten können Sie die Brust kühlen, zum Beispiel mit Quarkwickeln. Manche Frauen finden es allerdings angenehmer, wenn sie zwischen den Stillmahlzeiten ein Heizkissen oder eine Wärmflasche über die Brüste legen.

●Wenn trotz dieser Behandlung nach ein bis zwei Tagen keine Besserung erkennbar wird oder andere Symptome wie Schüttelfrost und Fieber oder eine deutliche Beeinträchtigung des Allgemeinbefindens auftreten, sollten Sie eine Ärztin/einen Arzt aufsuchen, da eventuell Medikamente zur Behandlung notwendig sind.

●Auch wenn Sie Medikamente einnehmen müssen, brauchen Sie im Allgemeinen nicht abzustillen! Es gibt auch stillverträgliche Antibiotika.

Saugverwirrung

Das Trinken an Brust und Flasche unterscheidet sich grundlegend voneinander. Babys, die eine Saugverwirrung entwickeln, kommen mit den unterschiedlichen Techniken an Brust und Flasche nicht zurecht, mit der Folge, dass sie die Brust nicht mehr effektiv leeren können.
Manche Babys gewöhnen sich auch schon im Mutterleib eine falsche Saugtechnik an, etwa in dem sie am Daumen saugen oder an der aufgerollten Zunge und wissen später nicht, wie man an der Brust richtig saugt. Kommt dann noch eine Flasche hinzu, so ist das Chaos perfekt und das Kind weiß dann erst recht nichts mehr mit der Brust anzufangen, denn es hatte ja noch gar keine Gelegenheit, das Saugen zu lernen. Auch später lässt sich das Risiko einer Saugverwirrung nie ganz ausschalten.
Anzeichen für eine Saugverwirrung können sein: Das Baby weiß zunächst nicht, wie es die Brust fassen soll und weint oder sträubt sich, ehe es sich anlegen lässt. Es drückt mit der Zunge die Brustwarze wieder aus dem

Mund, es hört nach ein paar Minuten zu saugen auf, weil die Milch nicht so schnell fließt, wie anfangs.

Es kann zwar einige Mühe und Arbeit kosten, ein Baby wieder zurück an die Brust zu führen, doch es haben schon viele Babys auch nach Wochen wieder gelernt, richtig zu trinken.

Oft hat sich in der Situation schon einige Verzweiflung angestaut, die Babys weigern sich vielleicht, sich anlegen zu lassen und die Situation wird immer verfahrener. In dieser Situation ist es wichtig, Ruhe einkehren zu lassen. Möglicherweise ist es besser, Sie verzichten mal einige Tage ganz aufs anlegen.

Lassen Sie Ihre Kinder, wann immer es möglich ist, einfach an der nackten Haut auf Ihrer Brust kuscheln, so dass sie merken, dass dieser Ort durchaus etwas Angenehmes bedeutet. Wenn ein Baby dies gut akzeptiert, können Sie in dieser Position auch füttern. Wenn dies gut klappt, können Sie die Brust auch mal zum Trost anzubieten. Entweder nach dem Füttern oder auch jedes Mal, wenn Sie merken, dass ein Baby saugen möchte. Dreht es sich von der Brust weg, kann es beruhigt werden, bevor Sie ihm die Brust wieder anbieten. Haben Sie hier Geduld und zwingen Sie es bitte nicht. Dies kann durchaus ein paar Tage dauern.

Wenn ein Baby die Brust wieder akzeptiert, und Sie es zum Stillen anlegen möchten, achten Sie darauf, dass es gut angelegt ist. Dies können Sie auf Seite 17 nachlesen.

Hilfreich kann es in dieser Situation natürlich sein, wenn Sie zur Anregung der Milchproduktion die Milch abpumpen, bis die Babys gelernt haben, an der Brust zu trinken. Tipps zum Abpumpen erhalten Sie im Kapitel „Stillen von Frühgeborenen" (siehe Seite 40). Dort haben Sie auch schon etwas über alternative Fütterungsmethoden wie Becher- oder Löffelfütterung sowie das Brusternährungsset gelesen. Auch diese können bei der Umstellung auf die Brust hilfreich sein. Am besten ist es, Sie wenden sich in solch einer Situation an eine Stillberaterin vor Ort, die Ihnen dazu gezielt Tipps geben kann.

Erfahrungsbericht einer Zwillingsmutter, die ihre Zwillinge doch noch „bekehren" konnte

Karin L. beschreibt, wie sie es nach drei Monaten geschafft hat, ihre Zwillinge doch noch an die Brust zu bekommen: „Der Anfang war sehr schwer. Die Kinder lagen im Frühchenbett verkabelt und mussten alle vier Stunden eine bestimmte Menge Milch schaffen. Ich habe gleich nach dem Kaiserschnitt angefangen, abzupumpen und hatte damit nie Probleme, weil die Milchmenge schon nach einer Woche für beide immer gereicht hat.

Ab dem dritten Tag nach der Geburt habe ich wenigstens jeden einmal täglich angelegt, manchmal zweimal. Nach einer Woche bin ich auf die Frühchenstation umgezogen und habe die Kinder betreut. Erst tagsüber, bald auch ständig im Rooming in. Da habe ich sie natürlich besser kennengelernt.

Sie tranken an der Brust zunächst nur mit Stillhütchen und nur ganz wenig (10 bis 20 Gramm). Das machte mir schwer zu schaffen, weil ich mit dem guten Milchfluss gern stillen wollte und meine Kinder nun zu Flaschenkindern erzogen wurden. Wenigstens habe ich erstmal eingesehen, dass die Frühchen, die nach der Geburt noch circa 200 Gramm abgenommen hatten, gut trinken mussten.

Also musste ich nach dem Stillen immer zwei Kinder mit der Flasche nachfüttern und noch die Milch abpumpen. Das dauerte so circa zweieinhalb bis drei Stunden. Deshalb habe ich das Stillen wieder auf ein-, zweimal pro Tag begrenzt, zumal Fred wirklich noch sehr schwach war und seine Flasche danach kaum noch geschafft hat. Schon damals hat mir mein Mann geholfen, nicht aufzugeben. Er kam jeden Tag und hat die Kinder nachmittags und abends mit gefüttert. In diese Zeit habe ich auch das Stillen gelegt. Den Rest des Tages und die Nacht versuchte ich allein über die Runden zu kommen. Stillen habe ich da nicht geschafft. Eine Schwester, die sah, dass ich ziemlich angeschlagen war, gab mir den Rat, es zu Hause in Ruhe zu versuchen. Und das war mein Ziel. Ich versuchte also, so schnell wie möglich aus dem stressigen Krankenhausalltag rauszukommen. Mit zweieinhalb Wochen durften die Kinder nach Hause. Fred wog erst 2.460 Gramm, Leo schon 2.900 Gramm.

Wir haben zu Hause meist zweimal pro Tag gestillt und nachgefüttert. Ich habe auf einer Waage immer verfolgt, wieviel die Kinder getrunken haben. Erst mit vier Wochen, als die Menge einer halben Flaschenmahlzeit entsprach (circa 40 bis 60 Milliliter) habe ich auf dreimaliges Stillen am Vormittag umgestellt.

Das Problem war immer noch, dass sie die Warze ohne Stillhütchen nicht gehalten haben und einmal Stillen in Fußballstellung circa eine Stunde dauerte. Fred trank bis zu 45 Minuten, Leo circa 25 Minuten. Da konnte ich die beiden nur zusammen stillen, sonst hätte ich zwischen dem Stillen nicht mal eine Stunde Pause gehabt.

Mein Mann hat mich bekocht oder meine Mutter kam und hat geholfen. Beide haben mir immer den Leo abgenommen zum Bäuerchen machen, weil Fred ja viel länger getrunken hat. Mein Mann hat auch viel Flasche gegeben, so dass ich in Ruhe abpumpen konnte, vor allem nachts. Ich blieb bei diesem Rhythmus (dreimal Brust, dreimal Flasche) bis zur 8. Woche. Es war noch nicht das Ziel meiner Träume, aber ein solider Anfang dazu. Mit fünf Wochen (kurz nach dem eigentlichen Geburtstermin) konnte ich beide in kuscheliger Einzelbehandlung davon überzeugen, dass sie kein Stillhütchen mehr brauchen. Ich war glücklich. Das war auch der Zeitpunkt, wo ich endlich loslassen konnte von der ständigen Anspannung um das Stillen. Ich sah es jetzt als Chance und nicht mehr als Zwang. Deshalb habe ich mir für die letzten Schritte bei der Umstellung auf Brust viel Zeit gelassen.

In der achten Woche habe ich den Nachmittag dazugenommen, in der neunten Woche den Abend und zwei Tage später schon die Nacht. Das ging so gut, weil die Kinder endlich genug tranken, um für zweieinhalb bis drei Stunden satt zu sein. Sie schliefen auch in der Nacht schon wenigstens fünf Stunden durch, so dass ich nur einmal nachts stillen musste."

Hilfe! Ich hab' zu wenig Milch!

Ihr Baby ist unruhig, wacht nachts häufig auf? Ein Baby oder beide Babys haben abendliche Schreistunden, wo sie entweder dauernd oder nicht richtig an der Brust trinken? Ihre Brust fühlt sich nach einigen Wochen wieder kleiner und nicht mehr so prall an wie anfangs? Ihre Babys wollen regelmäßig alle zwei Stunden oder gar öfters an die Brust?

Die Antwort ist natürlich ganz klar: Die Milch reicht nicht. Sagen jedenfalls alle anderen! Es ist ja so leicht, bei gestillten Babys zunächst alles auf das Stillen und die angeblich zu geringe Milchmenge zu schieben. Sogar Kinderärzte schaffen es immer wieder, mit solchen Äußerungen stillende Mütter aufs Äußerste zu verunsichern.

Die Wahrheit ist: Ihre Milch reicht selbstverständlich, Ihre Babys benehmen sich nur so, wie sich Babys halt benehmen.

An dieser Stelle finden Sie deshalb nochmals eine Zusammenfassung, wie Sie zu einer reichlichen Milchbildung kommen und woran Sie erkennen, dass Ihre Babys wirklich genügend Milch bekommen.

Wichtig für eine reichliche Milchbildung ist häufiges Anlegen und eine gute Saugtechnik des Kindes. Wie Sie Ihre Babys richtig anlegen und woran Sie erkennen, dass sie gut saugen, können Sie auf Seite 14 nachlesen.

Je häufiger Sie Ihre Kinder anlegen, desto mehr Milch wird gebildet. Warten Sie auf keinen Fall, bis Ihre Brust sich wieder „voll" anfühlt. Eine volle Brust ist für den Körper das Zeichen „zu viel Milch", die Milchproduktion wird

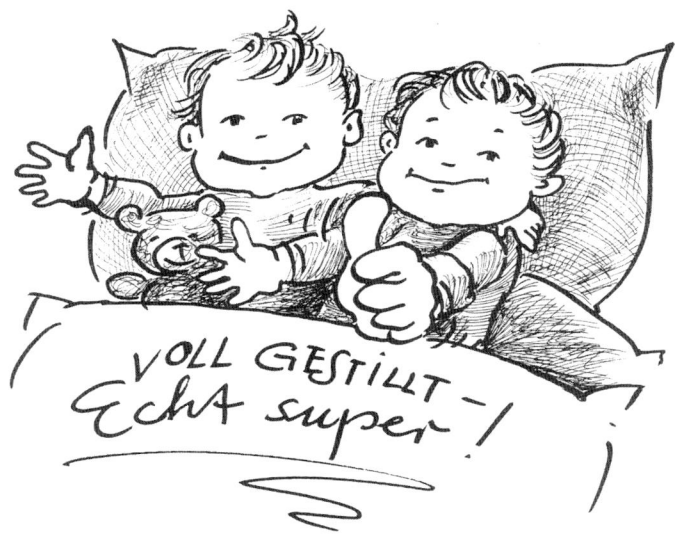

gedrosselt. Eine leere Brust hingegen bewirkt, dass mehr Milch gebildet wird. Hierzu gibt es einige Studien, die diesen Zusammenhang sehr genau darstellen. Wann immer Sie deshalb das Gefühl haben, Ihre Babys könnten mehr Milch vertragen, sollten Sie darauf achten, ihre Kinder häufiger anzulegen. Häufig heißt, etwa alle zwei bis maximal drei Stunden.

Folgende Anzeichen lassen erkennen, dass ein Baby genügend Milch bekommt:

● Es hat in 24 Stunden etwa fünf bis sechs nasse Windeln. „Nass" entspricht hier der Menge von etwa 6 EL Wasser auf eine trockene Windel. Dies gilt selbstverständlich nur für vollgestillte Babys, die nicht zusätzlich Wasser oder Tee bekommen.

● Es hat in den ersten sechs Wochen mindestens drei Mal täglich Stuhlgang (von der Größe des „Okay-Zeichens"). Später ist es normal, wenn Ihr Baby nicht mehr jeden Tag Stuhlgang hat.

● Ihr Baby nimmt in den ersten drei Monaten im Schnitt etwa 150 bis 300 Gramm pro Woche zu. Danach verlangsamt sich die Gewichtzunahme in der Regel.

● Ihr Baby wächst auch in die Länge und der Kopfumfang nimmt zu.

● In den Wachphasen zeigt Ihr Baby ein lebhaftes und aufmerksames Verhalten.

● Die Haut ist rosig und gut durchblutet.

Auch wenn Sie all diese genannten Punkte bejahen können, zeigt Ihr Baby vielleicht folgende Verhaltensweisen:

● Es möchte sehr häufig, etwa alle zwei Stunden gestillt werden: Babys sind auf regelmäßige kleine Mahlzeiten angewiesen. Da Muttermilch sehr leicht verdaulich ist, hat ein gestilltes Baby in der Regel nach zwei Stunden einfach wieder Hunger.

● Aus dem gleichen Grund wachen Babys auch nachts regelmäßig auf.

● Ihr Baby hat zwar ausgiebig getrunken, ist aber alles andere als zufrieden. Es ist normal, wenn ein Kind nach dem Stillen nicht immer zufrieden wieder weiterschläft. Oft möchten Babys einfach noch eine Weile getragen oder beschäftigt werden. Auch die Verdauung funktioniert meist leichter, wenn ein Baby aufrecht getragen wird.

•Ihre Brüste fühlen sich wieder ganz weich an und es passt wieder der BH aus der Schwangerschaft: Ihre Milchbildung hat sich nun dem Bedarf ihrer Kinder angepasst, das Blut und Gewebewasser, das aus der Schwangerschaft noch vorhanden war, ist nun abgebaut.

•Abends scheint die Milch nicht zu reichen, das Baby (oder gar beide Babys) ist so unruhig und möchte über Stunden nur gestillt werden: Auch dies ist ein häufig beobachtetes Verhalten (siehe „Unruhige Abendstunden" auf Seite 68).

•Gerade habe ich gestillt und schon wieder möchte mein Baby an die Brust: Stillen dient nicht nur der Nahrungsaufnahme, es bedeutet auch Trost, Wärme, Nähe zur Mutter, Hautkontakt, alles Dinge, die für so ein kleines Kind überlebenswichtig sind. Deshalb gibt es Babys, die auch zwischendurch gerne mal an der Brust nuckeln.

•Ihre Babys haben bereits einige Zeit durchgeschlafen und wachen nun plötzlich nachts wieder auf und wollen gestillt werden: Es ist normal, wenn Babys (meist im Alter ab vier Monaten) nachts wieder häufiger aufwachen und gestillt werden möchten, auch wenn sie schon längere Schlafphasen hatten. Dies ist kein Zeichen, dass die Milch nicht mehr reicht, sondern ein Zeichen dafür, dass sich Ihre Babys entwickeln.

•„Mein Baby möchte plötzlich alle halbe Stunde gestillt werden ...": Hier könnte es tatsächlich sein, dass Sie im Moment zu wenig Milch haben, weil Ihr Baby einen Wachstumsschub hat. Auch hier gilt jedoch: Legen Sie Ihr Baby (oder eben beide Babys) einige Tage einfach häufiger an, dann wird sich Ihr Körper auf den vermehrten Bedarf einstellen und mehr Milch bilden.

Wichtig in diesem Zusammenhang ist, dass Sie wissen, dass auch bei Zwillingen nicht jedes Baby solche Probleme macht. Oft ist es auch so, dass ein Kind ein problemloser und „guter Trinker" ist, und nur ein Zwilling besondere Aufmerksamkeit braucht. Nehmen Sie dies als positives Zeichen, denn es hilft Ihnen, wenn ein Kind pflegeleichter ist, während das andere mehr Aufmerksamkeit braucht. Sie brauchen deswegen kein schlechtes Gewissen zu haben, wenn Sie sich um eines der beiden Babys mehr kümmern.

Lansinoh®

Lansinoh HPA® Lanolin

Zur Pflege empfindlicher und wunder Brustwarzen – unerreicht in Reinheit und Qualität.

- geruchs- und geschmacksneutral
- hypoallergen
- in Ihrer Apotheke (PZN 9759382)

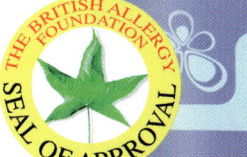

Lansinoh.

HPA® LANOLIN

10 ml e

Pflegt wunde Brustwarzen, trockene & sensible Haut

Hypoallergen

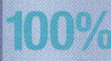

100% | REINSTES LANOLIN

THE BRITISH ALLERGY FOUNDATION
SEAL OF APPROVAL

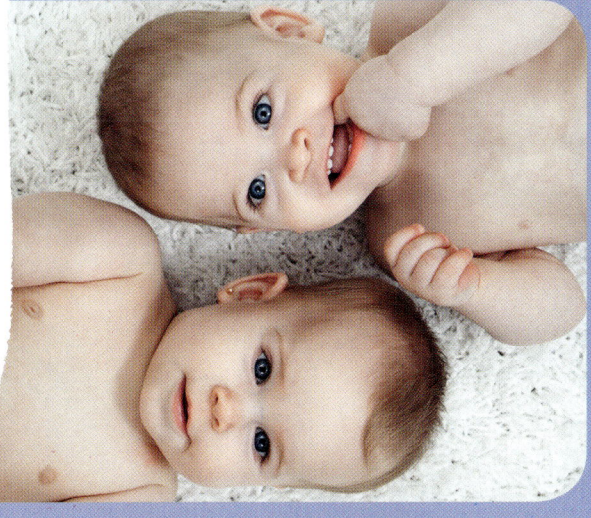

Stillexperten seit über 30 Jahren

 Stillen – sprich darüber auf LansinohDeutschland

Lansinoh Laboratories Inc. • Tel: 030 - 21 96 162 - 0
info@lansinoh.de • www.lansinoh.de

Drillinge stillen

Kann „frau" Drillinge stillen?

Dieses Buch behandelt speziell das Stillen von Zwillingen. Es ist aber auch möglich, Drillinge oder gar Vierlinge voll zu stillen, wenngleich dies natürlich eine besondere Herausforderung darstellt. Selbstverständlich gilt alles, was in diesem Buch steht, auch für das Stillen von mehr als zwei Kindern. Allerdings sind hier sicherlich mehrere Hindernisse zu überwinden:

●Das größte Problem dürfte hierbei sein, dass höhergradige Mehrlinge so gut wie immer zu früh geboren werden. Viele Frühchen müssen das Saugen erst lernen und die Gefahr, dass sie durch die Flaschenfütterung eine Saugverwirrung entwickeln, ist hier sehr groß.

●Auch wenn Muttermilch unbestritten die beste Ernährung für die Kinder ist, sollten Sie sich darauf einstellen, im Krankenhaus wenig bis gar keine Hilfe beim Stillen zu erhalten. In der Regel wird man Ihnen davon abraten, „weil es sowieso nicht geht".

●Wenn die Drillinge gelernt haben, gut an der Brust zu trinken, so dürfte nicht so sehr die Milchmenge das Problem sein, sondern dass der Tag nur 24 Stunden hat. Wenn Sie mehr als zwei Kinder stillen, werden Sie in jedem Fall sehr viel Hilfe und Unterstützung dazu brauchen. Sie selbst werden ausschließlich mit der Versorgung Ihrer Babys beschäftigt sein. Hier wird jede Familie ihre individuelle Lösung finden müssen.

●Bei mehr als zwei Kindern kann es auch hilfreich sein, in den ersten Wochen aufzuschreiben, welches Kind wann und wie lange gestillt wurde, und wie oft es Stuhlgang und wieviele nasse Windeln jedes Kind hat. Dadurch erhalten Sie einen Überblick, ob jedes Kind genug bekommt.

●Denken Sie daran, dass auch hier gilt: Je öfter Sie Ihre Kinder anlegen, desto mehr Milch werden Sie bilden.

Warum es sinnvoll ist, auch Drillinge zu stillen

Warum sollte Drillingen etwas vorenthalten werden, was einzeln geborene Kinder erhalten? Kuschelzeit beim Stillen. Drillinge müssen sowieso schon gewaltig zurückstecken, denn es ist ganz klar: Eine Mutter kann sich niemals so intensiv um das einzelne Drillingskind kümmern wie um ein einzeln geborenes Kind.
Alle Vorzüge von Muttermilch gelten natürlich auch für Drillingskinder. Stillen stärkt das Immunsystem, Stillen schafft eine sehr innige Verbindung

zur Mutter, Stillen hält auch alle Vorzüge für die stillende Drillingsmutter bereit (mehr dazu haben Sie schon auf Seite 13 gelesen) und dann natürlich ist Muttermilch immer und überall, in der richtigen Konsistenz und Wärme bereit.

Gerade dieser Vorzug von Muttermilch kann von entscheidendem Vorteil für eine Drillingsmutter sein. So kann sie im Bedarfsfall immer gleich ein Baby zur Brust nehmen und durch das Stillen zumindest trösten, wenn die Muttermilch nicht für mehr reichen sollte.

Vielleicht ist es auch möglich, die Drillinge wenigstens abwechselnd in den Genuss der guten Muttermilch kommen zu lassen. Ob Vorteile oder Nachteile wie Saugverwirrung und Stress, den Überblick zu behalten, „wer was wann bekommen hat" überwiegen, muss jede Drillingsmutter für sich selbst entscheiden.

Es ist natürlich auch möglich, Drillinge am Mutterbusen nicht nur zu trösten, sondern auch durch das Stillen ausreichend mit Nahrung zu versorgen. Die beiden Beispiele, die wir anschließend veröffentlichen, beweisen es.

Sechs Monate Muttermilch - so habe ich meine Drillinge gestillt - zwei Erfahrungsberichte

Drillingsmutter Anna M. berichtet, wie sie es geschafft hat, ihre Drillinge sechs Monate lang voll zu stillen:

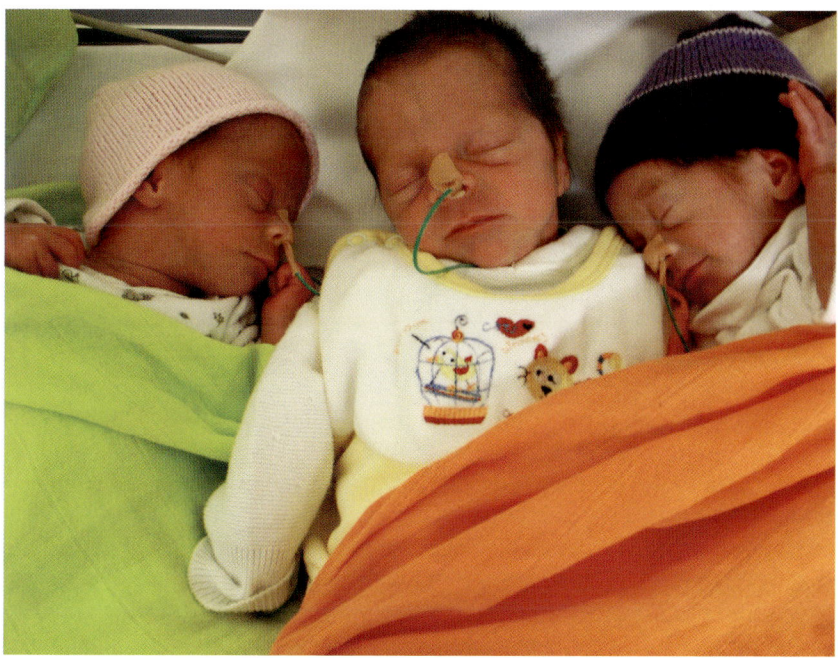

Amelie, Lilien und Nick wurden in der 32. SSW geboren. In den ersten zwei Monaten, die die drei noch in der Klinik blieben, stillte Mama Marianna Hardt noch fleißig. Zu Hause überwog der Stress.

„Die Kinder wurden in der 32. Woche mit Kaiserschnitt geboren. Sie waren alle drei auf der Säuglingsintensivstation. Ich begann etwa zehn Stunden nach dem Kaiserschnitt mit dem Abpumpen und pumpte circa alle drei Stunden ab. Nach drei Wochen hatte ich genug Milch für alle drei Kinder und konnte sogar noch etwas einfrieren.

Ich konnte meine Babys nach drei Wochen das erste Mal anlegen. Leider hatte ich hier vom Klinikpersonal keinerlei Hilfe. Henrik und Malena hatten sehr schnell kapiert, wie es geht, Julia hatte etwas Schwierigkeiten und trank nur mit Stillhütchen. Nach einigen Wochen zu Hause konnten wir dies dann weglassen.

Nach fünf Wochen wurde Henrik entlassen, zehn Tage später die Mädels. Anfangs habe ich alle nach Bedarf gestillt, später dann alle vier Stunden. In der Nacht stillte ich auf einer großen Matratze, die Kinder kamen zwei- bis dreimal.

In den ersten Wochen war mein Mann zu Hause und konnte mich unterstützen, dann war ich alleine. Ich stillte immer zwei Kinder zusammen, danach das dritte.

Sechs Monate stillte ich voll, dann begann ich zuzufüttern, weil ich völlig erschöpft war. Zudem spuckten alle drei Kinder sehr viel, so dass ich nur noch am Stillen war. Die Kinder erhielten abwechselnd die Brust und die Flasche. Mit sieben Monaten stillte ich ab."

Auch Susanne G. berichtete, wie ihre Drillinge gestillt werden konnten

„Am 17. Februar 2004 kamen meine Kinder Miriam (1.497 Gramm), Rebecca (1.333 Gramm) und Simon (1.390 Gramm) in der 32. Schwangerschaftswoche zur Welt. Alle drei Kinder habe ich vier Monate voll gestillt und anschließend noch zwei Monate teilweise gestillt.

Schon während der Schwangerschaft machte ich mir Gedanken über das Stillen. Ich hatte große Zweifel, ob es möglich wäre, drei Kinder zu stillen. Es konnte mir auch niemand Auskunft oder konkrete Hinweise geben. In der Literatur fand ich auch nur Berichte über das Stillen von Zwillingen. Einige Wochen vor der Geburt hatte ich einen Termin bei der Stillberaterin Petra Weißbach des Klinikums Ingolstadt. Sie erklärte mir, wie das Vorgehen beim Stillen von Frühgeborenen ist und bestärkte mich sehr, es mit dem Stillen zu versuchen.

Für mich war dieses ‚Gute Zureden' sehr wichtig und gab mir viel Optimismus. Ich entschied mich also vor der Geburt, das Stillen meiner Kinder zu versuchen. Als Ziel hatte ich mir drei Monate gesetzt, ich war mir aber im Klaren darüber, dass es sehr fraglich war, ob alles funktionieren würde. Am 17. Februar wurden meine Kinder nach einem Blasensprung per Kaiserschnitt am frühen Nachmittag im Klinikum Ingolstadt auf die Welt gebracht und sofort auf die dortige Neugeborenen-Intensivstation gelegt.

Obwohl ich eine Vollnarkose hatte, besuchte ich meine Kinder noch am Abend auf der Intensivstation und begann mit dem Abpumpen.

Aus eigener Erfahrung kann ich nur zu einer elektrischen Milchpumpe mit Doppelabpump-Set raten. Damit kann man gleichzeitig beide Brüste abpumpen und braucht nur halb so viel Zeit. Bereits in der ersten Nacht pumpte ich alle vier Stunden zehn bis fünfzehn Milliliter ab, was wohl für den Anfang recht viel ist.

Da jedes Kind alle vier Stunden vier Milliliter über eine Magensonde erhielt, reichte die Muttermilch von Anfang an. Die Trinkmenge der Kinder wurde jeden Tag etwas gesteigert, so erhielten sie nach fünf Tagen sieben bis neun Milliliter pro Mahlzeit überwiegend über die Magensonde. Bereits am zweiten Tag versuchten die Krankenschwestern, den beiden Mädchen etwas über den Sauger zu füttern. Das waren allerdings winzige Mengen, zwischen einem und zwei Millilitern. Auch dabei ging es von Tag zu Tag besser, so dass Miriam nach fünf Tagen bereits zehn Milliliter selbst getrunken hat. Man freut sich dann über jeden Milliliter, den die Kinder mehr am Sauger trinken.

Ab dem dritten Tag bekamen mein Mann und ich die Kinder auf die nackte Brust gelegt. Das war wirklich wunderschön und löste bei mir den Milchflussreflex sehr gut aus. Da die Kinder noch im Brutkasten waren, habe ich erst am 12. Tag mit dem Anlegen von Miriam angefangen. Die Schwestern haben mir einen Flaschensauger als Stillhütchen auf die Brustwarze gesetzt (die erhältlichen Stillhütchen sind für Frühchen zu groß) und Miriam hat gleich aufs erste Mal 22 Milliliter getrunken. Da war es natürlich ein besonderes Glück, dass die Milch bei mir von selbst aus der Brust lief und die Kinder nicht fest ansaugen mussten.

Nach 14 Tagen wurden unsere Kinder in die Neuburger Kinderklinik verlegt. Rebecca war etwas länger im Brutkasten und hat erst nach 20 Tagen zum ersten Mal an der Brust getrunken (beachtliche 28 Milliliter). Auch unser Sohn, Simon, trank am 20. Tag zum ersten Mal an der Brust (zehn Milliliter). In den vier Wochen in der Kinderklinik lernten die Kinder das Trinken an der Brust immer besser. Ich versuchte, jedes Kind einmal am Tag zu stillen. Oft waren sie allerdings sehr müde (besonders nach der Krankengymnastik) und dann schafften sie nur 20 Milliliter.

Nach vier Wochen sollten sie eigentlich 40 Milliliter Milch pro Mahlzeit bekommen. Was die Kinder an der Brust nicht schafften, wurde ihnen entweder im Fläschchen gefüttert oder über Sonde gegeben. Es gab auch Tage, an denen die Kinder eine volle Mahlzeit an der Brust tranken.

Alle drei Kinder wollten nur mit Stillhütchen trinken. Simon und Miriam wehrten sich, wenn ich ihnen die Brustwarze ohne Plastik in den Mund schob. Rebecca versuchte es, brachte aber fast nichts heraus. In den nächsten Wochen habe ich immer wieder erfolglos versucht, ohne Stillhütchen zu stillen.

Irgendwann habe ich es dann einfach aufgegeben. Es war mir auch nicht mehr wichtig, ob die Kinder die Brustwarze pur im Mund haben oder mit einer Silikonschicht dazwischen. Ich glaube nicht, dass dies für die Beziehung zwischen Mutter und Kind eine Rolle spielt. Allerdings wäre es etwas praktischer gewesen!

Nach fünf Wochen habe ich angefangen, zwei Kinder gleichzeitig zu stillen. Es hat von Anfang an gut geklappt. Wenn ein Kind etwas müde war, hat das andere den Milchflussreflex ausgelöst und das müde Kind konnte mittrinken.

Ende März schafften alle drei Kinder die volle Mahlzeit aus der Brust zu trinken und wurden am 2. April mit 2.250 Gramm (Simon und Rebecca) und 2.350 Gramm (Miriam) entlassen.

Die ganze Zeit über hatte ich alle vier Stunden Milch abgepumpt. Es war sehr viel mehr Milch, als die Kinder benötigten. Da man Muttermilch gut einfrieren kann, hatten wir bis dahin einen großen Vorrat in unserer Gefriertruhe angelegt.

Nun begann die sehr anstrengende Zeit zu Hause. Für die ersten zwei Wochen hatte sich mein Mann Urlaub genommen. Ich stillte die Kinder tagsüber alle vier Stunden, nachts wollten sie alle drei bis dreieinhalb Stunden trinken. Obwohl sie bald wieder einschliefen, blieben mir oft nur zwei Stunden Schlaf zwischen den Stillzeiten. Oft legte ich mich auch tagsüber hin und mein Mann kümmerte sich um die wachen Kinder.

Nachdem die Kinder vier Wochen zu Hause waren, hatte sich alles gut eingespielt. Zu Hause habe ich so oft wie möglich zwei Kinder gleichzeitig gestillt. Das war einfach sehr zeitsparend, denn man sitzt sowieso stundenlang beim Stillen. Ein normales Stillkissen finde ich für das Tandemstillen nicht so ideal. Ich habe ein breites, festeres Kissen aus den USA ausprobiert und für viel besser befunden.

Rebecca hatte nicht so viel Kraft beim Saugen, es fiel ihr schwer, alleine zu trinken und ich stillte sie meistens mit Simon oder Miriam. Simon trank sehr viel, hatte anschließend Bauchweh und spuckte viel. Miriam war unsere Geduldige, sie konnte noch gut eine Viertelstunde mit dem Essen warten (ein Riesenglück) und trank dann mit viel Ausdauer, auch wenn nicht mehr viel Milch im Busen war. Abends war die Milch oft zu knapp und wir fütterten noch 50 Milliliter aus unseren Gefriervorräten zu.

Die Nächte waren sehr unterschiedlich. Wenn alle im gleichen Takt waren, stillte ich sie hintereinander und war manchmal in einer Stunde fertig. War aber der Rhythmus durcheinander, hatte manchmal jede Stunde jemand anderes Hunger. Leider habe ich es nie geschafft, meine Kinder im Liegen zu stillen. In der Früh war ich dann schon oft völlig fertig, aber tagsüber hielt ich dann doch wieder irgendwie durch.

Ich wartete sehnsüchtig aufs Wochenende. Dann konnte ich in der Früh schlafen und die Kinder bekamen von Papa Muttermilch aus der Gefriertruhe. Wie schön, wenn man mal wieder vier Stunden am Stück schlafen darf!

Nach dreieinhalb Monaten wurde die Muttermilch knapp und die Kinder wurden nicht mehr satt. Sie wollten tagsüber alle zwei Stunden trinken und ich war nur noch am Stillen und Muttermilch zufüttern. Nach ein paar Tagen war ich fix und fertig! Nach Rücksprache mit meiner Stillberaterin lieh ich mir wieder eine elektrische Milchpumpe aus und pumpte dann zwei Tage lang alle zwei Stunden ab. Zusätzlich habe ich Milchbildungstee und alkoholfreies Bier getrunken und Bockshornkleekapseln geschluckt. Die Milchproduktion hat sich dadurch von 150 Milliliter wieder auf 400 Milliliter pro Abpumpen gesteigert.

Da ich vom Stillen erst mal genug hatte pumpte ich jetzt die Milch ab und gab sie den Kindern im Fläschchen (da weiß man, wieviel jeder erwischt hat). Zu diesem Zeitpunkt hatte ich für alle drei Kinder nicht mehr genug Milch und die eingefrorenen Vorräte schwanden dahin.

Als die Kinder genau vier Monate alt waren, war die Gefriertruhe leer und wir fütterten von jetzt an „HIPP 1" zu (wir haben eine Nahrungspatenschaft der Firma HIPP).

Anmerkung der Redaktion: Was viele nicht wissen: Die Firma HIPP entstand, weil die Frau des Firmengründers, eines Pfaffenhofener Konditormeisters, 1899 Zwillinge gebar, die sie nicht stillen konnte ...

Nach zwei Wochen Abpumpen habe ich wieder etwas mehr gestillt. Ich stillte immer, wenn ich Lust und Zeit hatte, ansonsten pumpte ich ab. Das war für mich ein guter Kompromiss. Von da an hat mir das Stillen wieder mehr Spaß gemacht und es war nicht mehr Akkordstillen sondern Stillen nur so zum Spaß. Es wurde auch immer schwieriger, zwei Kinder gleichzeitig zu stillen, da sie immer schwerer wurden und auch nicht mehr ruhig liegen blieben.

Die Nächte waren immer noch sehr anstrengend. Die letzte Mahlzeit gab es um 22 Uhr Miriam und Simon wollten um 3 und um 7 Uhr essen, Rebecca dagegen um 5 und um 9 Uhr. Um meine eigenen Wachzeiten in der Nacht kurz zu halten, habe ich nach vier Monaten angefangen die Kinder nachts teilweise aufzuwecken. Während ich zwei Kinder gleichzeitig stillte, habe ich dem dritten, noch schlafenden Kind die Bettdecke weggezogen, so dass es langsam aufwachte. Allmählich verschob sich die Nachtmahlzeit immer weiter zum Morgen hin und mit fünfeinhalb Monaten schliefen dann die Kinder meistens durch.

Etwa zur gleichen Zeit, nach fünfeinhalb Monaten, haben sich die Kinder langsam von selbst abgestillt. Es kam immer wieder vor, dass jemand nicht an die Brust und lieber eine Flasche haben wollte. So habe ich nach und nach eine Mahlzeit weggelassen und mit sechs Monaten trank nur noch Miriam in der Früh und am Abend an der Brust. Als die Kinder dann sechseinhalb Monate alt waren, habe ich mit dem Stillen gänzlich aufgehört."

Besondere Tipps für Drillingsmütter, die stillen möchten

• Für Drillingsmütter ist es besonders wichtig, dass Sie sich beizeiten Hilfe ins Haus holen. Gerade für das Stillen ist es wichtig, dass sich die Drillingsmutter ganz auf die Versorgung der Babys konzentrieren kann und für alle anderen Dinge Hilfe hat. Es schadet nie, wenn die „neugeborene" Mutter selbst ein wenig „bemuttert" wird.

●Meist wird es schon während der Schwangerschaft nötig, dass jemand aus der Familie kommt und der werdenden Drillingsmutter den Haushalt macht, so dass sie sich entsprechend schonen kann.

●Wenn niemand aus der Familie diese Funktion übernehmen kann, besteht eventuell die Möglichkeit, über die Krankenkasse eine Haushaltshilfe für die (Spät-)Schwangerschaft zu organisieren. Damit Krankenkassen einspringen und so eine Hilfe finanzieren, muss ein entsprechendes ärztliches Attest vorliegen.

●Wo bekommt man eine Haushaltshilfe? Dazu sollten die üblichen Anlaufstellen wie Caritas und Pro Familia oder der Notmütterdienst kontaktiert werden (Adressen im Anhang). Leider besteht nicht einmal für Drillingsmütter ein Anspruch auf so eine bezahlte Haushaltshilfe. Auch nach der Geburt muss ein Attest belegen, dass die Mutter Hilfe braucht, um ihre Drillinge angemessen zu versorgen. Dann klappt's vielleicht ...

●Die Organisation Wellcome (unter www.wellcome-online.de im Internet) vermittelt ebenfalls bundesweit Hilfe und das zu einem sehr akzeptablen Preis.

●Hilfe ist die Grundlage dafür, dass der Stress nicht ausartet und so das Stillen verhindert. Was aber muss außerdem überlegt werden? Ganz sicher braucht die stillwillige Drillingsmutter eine gehörige Portion Selbstvertrauen und ein Quäntchen Grundwissen über das Stillen wäre auch nicht schlecht. Noch besser wären eigene Erfahrungen mit einem älteren Geschwisterkind.

●Von Vorteil ist es gerade auch bei Drillingsmüttern, wenn sie - ebenfalls im Vorfeld - schon Kontakte zu einer Stillberaterin herstellen. Diese können sie im Bedarfsfall anrufen und um Rat bitten.

●Auch die Nachsorgehebamme, die nach der Geburt für einige Zeit regelmäßig ins Haus kommt, kann zum Thema Stillen beraten.

Ganz sicher brauchen Drillingsmütter aber auch einen festen Willen zu stillen. Die Aussicht, die ersten Monate mit ihren Drillingen im Dauerstillen auf dem Sofa oder im Bett zu verbringen, darf sie nicht schrecken. Der Gedanke daran ist vielleicht zunächst nicht so prickelnd, aber der Erfolg und die damit verbundenen Vorteile für die Drillinge und nicht zuletzt die Bestätigung für sich selbst, sind es allemal wert.

Wenn es mit dem Stillen nicht klappt

Trotz aller Vorbereitungen und Bemühungen kann es vorkommen, dass das Stillen Ihrer Zwillingen nicht so klappt, wie Sie es sich vorgestellt haben. Gründe dafür gibt es genug.

Vielleicht haben Sie sehr kleine Frühchen und Ihre Milchbildung ist gar nicht richtig in Gang gekommen, vielleicht haben Ihre Kinder trotz aller Versuche niemals gelernt, richtig an der Brust zu trinken.

Oder Sie haben mehrere weitere Kleinkinder zu versorgen - der Stress lässt Ihnen nicht die nötige Ruhe zum Stillen. Auch seelische Probleme wie zum Beispiel der plötzliche Tod eines lieben Angehörigen, können den Muttermilchfluss vorzeitig versiegen lassen, so dass eine befriedigende Stillbeziehung vielleicht gar nicht erst entstehen konnte.

Oft fehlt es einfach an der richtigen Unterstützung im Krankenhaus und auch zu Hause, weil Sie noch zu unerfahren sind, um die nötige Unterstützung einzufordern.

Möglicherweise fühlen Sie sich dadurch nicht als vollwertige Mutter, sind wütend und enttäuscht darüber, haben vielleicht ein schlechtes Gewissen, weil Sie vermutlich nicht alles versucht haben. Lassen Sie diese Gefühle zu, sie sind Teil Ihrer vielschichtigen Empfindungen als Frau und Mutter.

Schauen Sie aber auch nach vorne. Die Anfangszeit mit Zwillingen geht mit so vielen Emotionen, Schwierigkeiten, aber auch Lichtblicken und schönen Momenten einher - die neue Situation ist verwirrend genug. Machen Sie sich nicht zusätzlich verrückt, wenn das eine oder andere, (so vielleicht auch das Stillen), nicht so klappt, wie Sie sich es vorgestellt haben.

Stillen ist *ein* Weg, Ihre Babys liebevoll zu umsorgen. Doch Sie werden auch ohne Stillen Ihren Kindern eine liebevolle Mutter sein. Sie geben Ihren Kindern zu jeder Zeit das, was sie ihnen mit Ihrem Wissen und in der jetzigen Situation geben können. Wenn ich mit dem, was ich heute kann und weiß, noch einmal anfangen könnte, würde ich manches anders machen. Damals habe ich es so gemacht, wie ich es damals am besten konnte und das nicht nur beim Stillen.

Machen Sie sich bewusst, dass es viele Wege gibt, Ihre Babys zu ernähren. Manche Mütter, deren Babys nicht gelernt haben, an der Brust zu trinken, entscheiden sich dazu, über einen längeren Zeitraum Milch abzupumpen, damit die Babys in den Genuss von Muttermilch kommen. Dies ist natürlich sehr zeitaufwendig, weil Sie ja neben der Zeit fürs Abpumpen auch noch Zeit zum Füttern und zum Fläschchenreinigen brauchen. Mit einer guten (Doppel-)Milchpumpe ist es allerdings möglich, die Pumpzeit zu verkürzen und auch längere Zeit genügend Milch für zwei Kinder abzupumpen. Sollte die abgepumpte Milchmenge nicht ausreichen, so ist es hier möglich, künstliche Nahrung zuzufüttern, in dem Sie zum Beispiel erst die abgepumpte Milch verfüttern und dann noch künstliche Nahrung geben. Dies hat den Vorteil, dass Sie die mühsam gewonnene Muttermilch nicht wegschütten müssen, wenn das Baby einmal nicht die ganze Flasche austrinkt. Selbstverständlich können Sie auch abgepumpte Milch und Säuglingsnahrung in der Flasche mischen. Bei Babys, die den Geschmack der künstlichen Säuglingsnahrung nicht so gut akzeptieren, kann dies sogar recht hilfreich sein.

Wählen Sie zum Zufüttern eine Säuglingsmilch mit der Bezeichnung „Pre". Diese kann, wie die Muttermilch, nach Bedarf gegeben werden. Siehe auch „Zwiemilchernährung" auf Seite 138.

Manche Mütter stellen fest, dass die Milch tagsüber sehr reichlich fließt, während sie abends Probleme haben, mit der Milchbildung hinterher zu kommen. In diesem Fall können Sie zum Beispiel auch tagsüber Milch abpumpen und diese abends zusätzlich verfüttern (lassen). Auf diese Weise können Sie künstliche Nahrung eventuell vermeiden.

Zufüttern ist nicht das Ende der Stillzeit

Auch Zufüttern bedeutet nicht automatisch ein Ende der Stillbeziehung. Es gibt hier mehrere Möglichkeiten. Sie können zum Beispiel:

● Ihre Babys zuerst anlegen und dann noch nachfüttern. Diese Methode ist allerdings sehr zeitintensiv, da Sie jedes Mal zusätzlich den Aufwand mit der Fläschchenzubereitung haben.

● Abwechselnd zu jeder Mahlzeit ein Baby füttern und eines stillen. Mit etwas Geschick können Sie dies sogar parallel machen, so dass kein hungriges Baby warten muss;

● Bestimmte Mahlzeiten stillen, während Sie zu anderen Zeiten komplett die Flasche geben, bzw. nur ab und zu mit der Flasche nachfüttern. Manche Mütter entscheiden sich hierfür zum Beispiel, wenn die Zwillinge abends dauergestillt werden möchten und die Mutter aber noch weitere kleine Kinder zu versorgen hat.

Viele Kinder akzeptieren die Flasche neben der Brust problemlos. Wenn Sie sich für eine solche Variante entscheiden, sollten Sie aber daran denken, dass der Einsatz von Flaschen bei manchen Kindern den Abschied von der Brust bedeutet, weil sie nicht mehr richtig an der Brust trinken können. Manch eine Mutter mag sich angesichts großer Schwierigkeiten dazu entscheiden, ganz abzustillen. Vielleicht sind Sie traurig darüber, oder fühlen sich als schlechte Mutter.

Lassen Sie diese Gefühle zu, sie sind Teil Ihrer vielschichtigen Empfindungen als Frau und Mutter. Schauen Sie aber auch nach vorne, Sie werden auch ohne Stillen Ihren Kindern eine liebevolle Mutter sein. Sie werden ganz sicher andere Möglichkeiten finden, Ihren Kindern die Nähe und Geborgenheit zu geben, die beim Stillen fast automatisch entstehen.

Wie können Sie Ihren Babys auch als nicht-stillende Mutter Nähe und Geborgenheit geben?

●Füttern Sie bei entsprechender Gelegenheit Ihre Babys an der nackten Brust, so dass Sie sie fühlen und riechen können.

●Füttern Sie Ihre Kinder wenn möglich immer im Arm.

●Füttern Sie nach Bedarf, denn auch Babys, die Flaschennahrung bekommen, haben nicht immer zur gleichen Zeit Hunger.

●Tragen Sie Ihre Babys so viel wie möglich am Körper, im Tragetuch oder in enem Tragesack, (siehe hierzu das Kapitel „Tragetücher" auf Seite 114). Für eine Zwillingsmutter ist dies sicherlich schwerer zu bewerkstelligen als für eine Mutter mit nur einem Kind. Doch das Bedürfnis nach Körpernähe und getragen werden ist auch bei Zwillingen vorhanden.

Eine sehr gute Anleitung zum Tragen beider Kinder gleichzeitig enthält das Buch „Zwillinge - doppelt so schön & halb so schlimm", das Sie im guten Buchhandel, bei Amazon oder bei uns (www.twins.de) bestellen können.

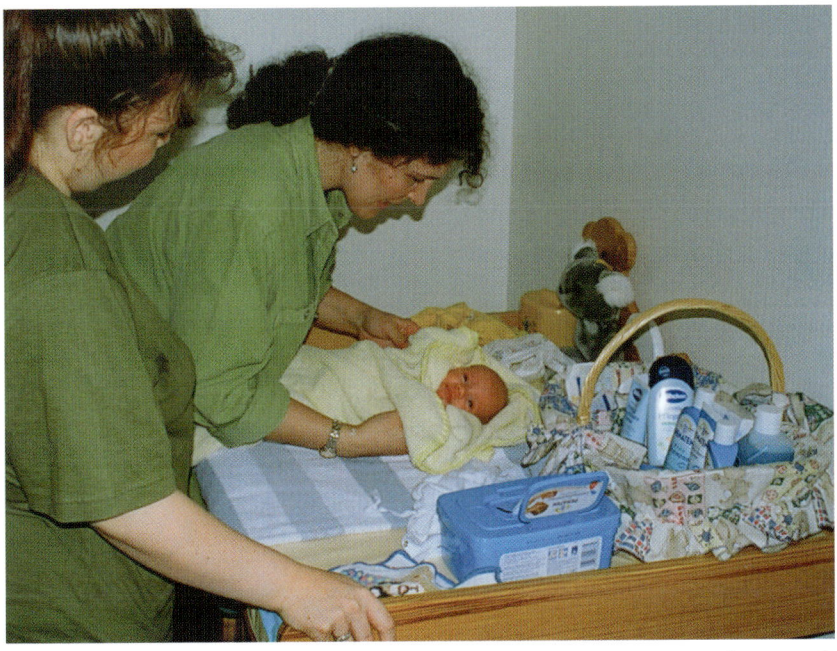

Die Nachsorgehebamme erklärt Stephanie Manz, wie sie ihre Zwillingstochter Isabelle nach dem Baden abtrocknen soll. Auch bei Fragen zum Thema Stillen kann die Hebamme helfen.

●Vermeiden Sie Trennungen von Ihren Kindern, die länger als einige Stunden dauern. Ihre beständige Anwesenheit ist für Ihre Babys sehr wichtig.

●Lassen Sie Ihre Kinder in der Nacht in Ihrer Nähe schlafen, begleiten Sie Ihre Babys in den Schlaf und gewöhnen Sie ihnen nicht an, alleine einzuschlafen.

Für was Sie sich auch immer entscheiden, wichtig ist, dass Sie einen Weg finden, mit dem alle zufrieden sein können.

Nachsorge-Hebammen, Mütterpflegerinnen, Stillberaterinnen und Stillgruppenleiterinnen können beraten und helfen

Zur richtigen Vorbereitung auf das Stillen von Zwillingen oder Drillingen gehört auch, dass Sie sich rechtzeitig vor der Geburt darum kümmern, wen Sie im Falle von Problemen ganz allgemein und von Stillproblemen im Besonderen ansprechen können. Die Krankenkassen zahlen einige Hausbesuche einer sogenannten Nachsorgehebamme, die zu Ihnen nach Hause kommt und Sie in allen Fragen rund um die Säuglinge berät, die die Kinder wiegt, Ihnen Tipps beim Stillen gibt und bei der Versorgung überhaupt. Wichtig ist, dass Sie sich bereits vor der Geburt mit einer solchen Hebamme in Verbindung gesetzt haben und abklären konnten, ob diese Zeit für Sie hat und wie sich diese Besuche gestalten. Die Hebamme kann Ihnen auch Auskunft darüber geben, wieviele Hausbesuche von der Kasse übernommen werden. Da sich die Regeln immer wieder ändern, macht es keinen Sinn, hier eine konkrete Angabe zu veröffentlichen.
Auch eine Mütterpflegerin kann die Betreuung der „neugeborenen" Mutter übernehmen. Mütterpflegerinnen betreuen Mutter und neugeborenes/neugeborene Kind/er, stehen mit Rat und Tat im Haushalt zur Seite, und die Kosten dafür werden ebenfalls von den Krankenkassen (§ 199 RVO bzw. § 38 SGB V) übernommen. Allerdings ist im Einzelfall mit der jeweiligen Kasse zu klären, wieviele Besuche übernommen werden. Eine Mütterpflegerin finden Sie unter www.muetterpflege.de.
Ebenso sinnvoll ist es, wenn Sie sich auch schon vor der Geburt darum gekümmert haben, ob Sie vor Ort eine Stillberaterin oder eine Stillgruppe haben, an die Sie sich wenden können, wenn es Probleme oder auch nur Fragen gibt. Natürlich machen die meisten Stillgruppen einen entsprechenden Aushang in der Geburtsklinik, dennoch ist es ratsam, sich vorher - vielleicht übers Internet - schlau zu machen, dann sind Sie gewappnet und müssen nicht im Stillstress erst nach einer Ansprechpartnerin suchen.

Spezielle Aspekte des Stillens

Mobil bleiben: Stillen unterwegs

Irgendwann werden Sie den Wunsch verspüren, mit Ihren Kindern etwas außerhalb des Hauses zu unternehmen. Sie fragen sich vielleicht, ob es möglich ist, Zwillinge in der Öffentlichkeit zu stillen?
Selbstverständlich können Sie Ihre Babys auch in der Öffentlichkeit stillen. Sie können Ihre Kinder überall mit hinnehmen und haben den großen Vorteil, dass Sie Ihre Milch immer und überall in der richtigen Menge und Temperatur dabei haben, egal wie lange Sie wegbleiben wollen. Selbst ein unvermuteter Stau stellt kein größeres Problem dar.
Sie werden in der Babyzeit nie mehr so einfach aus dem Haus gehen können, als wenn Sie voll stillen. Je nach Art Ihres Vorhabens kann es natürlich günstig sein, wenn Sie eine zweite Person dabei haben, die Ihnen behilflich sein kann.
Auch in der Öffentlichkeit können Sie unauffällig stillen. Ein weites T-Shirt oder eine Bluse, die sie beim Stillen einfach hochschieben können, sind hier sehr hilfreich. Mittlerweile gibt es auch sehr schöne Stillkleidung, sowohl für den Alltag als auch für festlichere Gelegenheiten. Lesen Sie dazu den kleinen Beitrag von Angela Ohnesorge im Anschluss an dieses Kapitel. Sie können

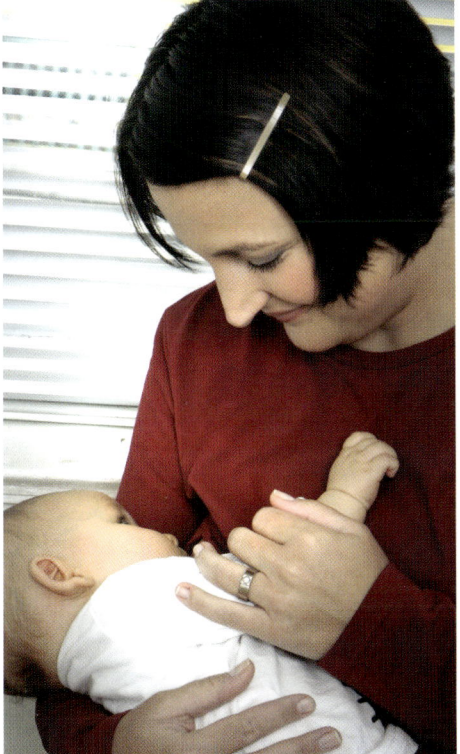

Stillen in der Öffentlichkeit gelingt gut, wenn man sich spezielle Still-T-Shirts kauft, die durchaus auch modisch sind. Sie haben Öffnungen an den richtigen Stellen und „Vorhänge", wo kein fremdes Auge gucken soll.
Foto: stillleben

das unauffällige Anlegen zu Hause vor dem Spiegel erst mal üben. Es finden sich auch fast überall Orte, wo Sie sich, wenn Sie möchten, zum Stillen zurückziehen können.

Ab und zu werden Sie vielleicht etwas Phantasie brauchen, wie Christine W., die ihre Kinder immer zusammen stillte, und der Begleitperson unterwegs nicht ein vor Hunger brüllendes Baby zumuten wollte.

Sie schreibt: „Als meine Zwillinge knapp drei Monate alt waren, plante ich einen ganztägigen Besuch auf einer Ausstellung. Da überlegte ich mir, wie ich das Problem des gemeinsamen Stillens am besten lösen könnte. Es müsste eine Stillhilfe sein, die ähnlich dem Stillkissen, Auflage für zwei Kinder gleichzeitig bietet, jedoch klein genug, dass es in die Handtasche oder den Wickelrucksack passt.

Damit war die Lösung einfach: Ein Schwimmreifen! Er entspricht in allen Punkten den geforderten Kriterien. Man braucht nur etwas Puste oder eine kleine Pumpe zum Aufblasen. Die Größe des Ringes sollte je nach Figur 70 bis 90 Zentimeter betragen, damit man bequem reinschlüpfen kann.

Die Kinder schaukeln dann etwas beim Stillen, etwa wie auf einem Wasserbett. Vorsicht ist lediglich geboten beim Hochnehmen eines Kindes. Man muss darauf achten, dass durch die Druckverlagerung das andere Kind dabei nicht vom Schwimmreifen fällt." (Ursprünglich veröffentlicht in ZWILLINGE, November 2000, Ausgabe 104).

Anm. d. Redaktion: Inzwischen gibt es auch aufblasbare Stillkissen von der Marke „My brest friend", allerdings nur in „Einlingsversion". Aber auch dieses aufblasbare Stillkissen kann von Zwillingsmüttern benutzt werden.

Testbericht Stillshirts

Angela Ohnesorge hat ihre Erfahrungen mit spezieller Stillbekleidung aufgeschrieben: „Bereits in der Stillzeit mit meinem großen Sohn habe ich mir einige Stillshirts zugelegt. Welch eine praktische Sache, da sich durch gut geschnittene Stillshirts das Stillen in fast allen Lebenslagen recht diskret bewerkstelligen lässt. Aber ein einfaches Shirt mit Jacke drüber reichte auch oftmals. Da wurde das Shirt hochgehoben, Kind an die Brust gelegt und mit der Jacke dann alles abgedeckt, was nur für mich und das Baby bestimmt war. Nun kam mit der Geburt der Zwillinge eine neue Herausforderung. Wie kann ich einen Ausflug mit zwei vollgestillten Kindern machen? Ist es eigentlich möglich, Zwillinge auch in der Öffentlichkeit Tandem zu stillen ohne mich großzügig zurück- oder auszuziehen? Welche Variante der Bekleidungswahl ist denn tandemstillgeeignet?

Ein Kind kann Frau eigentlich immer stillen ohne sich groß zu lüften. Aber zwei Kinder gleichzeitig? Die so oft verwendete und einfache Variante: Shirt hoch und Kind an die Brust, geht mit zweien nicht so einfach. Da sind die raffinierten Schnittformen von Stillshirts schon sehr hilfreich. Beim Tandemstillen fehlen oft ein paar Hände, die helfen können. Die Kinder müssen gehalten werden, eventuell muss bei ganz kleinen auch zusätzlich die Brust gestützt werden, damit sie den Kindern nicht aus dem Mund rutscht. Da ist es hilfreich und erleichternd, wenn Stillutensilien das Stillen so ermöglichen, dass ich mich nur noch um die Kinder kümmern muss. Sowohl ein gutes Stillkissen als auch gute Stillbekleidung gehören da dazu. Es ist immer die gleiche Zielstellung, die zu unterschiedlichen Lösungen führt: Wie kommen die Kinder an die Milch? Die meisten Schnittformen arbeiten mit doppellagigem Stoff oder aber Reißverschlüssen im Brustbereich. Eine Lage Stoff muss weggeschoben werden, um an die Öffnung in der zweiten Lage zu gelangen oder der Reißverschluss wird geöffnet. Und das geht vertikal, horizontal oder diagonal.

Stillshirts gibt es von verschiedenen Anbietern. Aus nunmehr neun Monaten Erfahrung mit dem Tandemstillen kann ich über einige Shirts schreiben, in wieweit sie sich als tandemstill-tauglich erwiesen haben. Vorab möchte ich bemerken, dass ich grundsätzlich alle Shirts in der Waschmaschine wasche und in den Wäschetrockner gebe - egal, ob das nun in der Pflegeanleitung so empfohlen wird, oder nicht. Meine Zeit verbringe ich lieber mit den Zwillingen als mit Wäsche-auf-die-Leine-hängen.

Noch ein paar allgemeine Anmerkungen zu den von mir getesteten Stillshirts. Alle Shirts haben einen gewissen Anteil an Elasthan oder vergleichbaren Fasern, die eine Formstabilität auch nach Dehnung des Stoffes zum Stillen gewährleisten. Nur die Still-Shirts von ‚mamaway' sind aus 100 Prozent Baumwolle und neigen außerdem nach mehreren Waschvorgängen zur Knötchenbildung. Alle Shirts, die ich habe, fallen eher klein aus. Leider gibt es für kräftigere, stillfreudige Muttis selten die Shirts auch in sehr großen Größen. Normal trage ich Konfektionsgröße 44 - alle meine Shirts haben die größte Größe und doch dürften sie nicht kleiner ausfallen. Dazu kommt, dass die Shirts alle recht eng anliegend sind und damit den Zwillingsschwangerschaftsbauch, der bei einigen Frauen ja nach der Geburt immer noch deutlich sichtbar ist, recht wenig ‚kaschieren'. Also entweder sollten wir Zwillingsmütter mit Bauch dazu stehen, immerhin sind in diesem Bauch zwei Kinder gewachsen, oder aber mit einer legeren Weste über dem Stillshirt die Betonung des Bauches etwas minimieren.

Ich habe zwei Shirts der Firma ‚hoppediz' getestet, die nicht nur Tragetücher vertreiben. Die beiden hoppediz-Shirts sind gleich geschnitten und arbeiten mit einem kreuzlagigen Stoff im Brustbereich. Um die Kinder anzulegen, wird der Stoff von oben nach unten gezogen. Damit nicht alles frei liegt, ist in der Mitte noch eine dritte, gleichfarbige Stoffschicht.

Diese unterste Stofflage ist praktisch, aber für das Tandemstillen zu klein/zu schmal. Besser wäre es, wenn der Stoff von Warzenhof bis Warzenhof reichen würde, denn dann kann ich davon ausgehen, dass nichts weiter rausguckt.

Bedenken, dass der Stoff zu sehr ausleiert, haben sich nicht bestätigt. Kurze Zeit nach dem Stillende geht der Stoff in die Ausgangsform zurück. Die ersten Male habe ich mich über die ausgebeulten Ränder geärgert - ich wollte, dass niemand an meiner Kleidung sehen kann, dass ich gestillt habe. Inzwischen weiß ich, dass nach recht kurzer Zeit das Shirt wieder ordentlich sitzt. Mit einem kurzzeitig ausgebeulten Rand muss und kann ‚frau' leben.

Beim ersten Probetragen kommentierte meine Freundin das Shirt mit der Aussage, dass ich richtig ‚angezogen' aussehen würde. Ich konnte mir ein Schmunzeln nicht verkneifen, aber sie ist der Meinung, dass das Shirt nicht klischeehaft nach stillender und bekleckster Babymutter aussehen würde. Das trifft aber auf alle Shirts zu, die ich hier vorstelle.

Die Firma ‚STILL/LEBEN' kann mit zwei von mir getesteten Stillshirtschnitt-formen aufwarten. Mein absoluter Favorit ist ein Shirt, das im gesamten Bauchbereich doppellagig ist. In der unteren Schicht hat es einen senk-rechten Schlitz und in die obere Lage, die sich von den Schultern zum Bauch hin V-förmig verjüngt, kann von beiden Seiten eingegriffen werden. Auch wenn die obere Stoffschicht im Bauchbereich etwas ‚beutelt', ist es ein schickes legeres Shirt. Dieses Shirt ist das einzige, das locker über dem Bauch sitzt.

Zum Stillen wird die obere Schicht in die Mitte und die untere Stoffschicht zur Seite geschoben. Tandemstillen ist problemlos möglich und die Brust

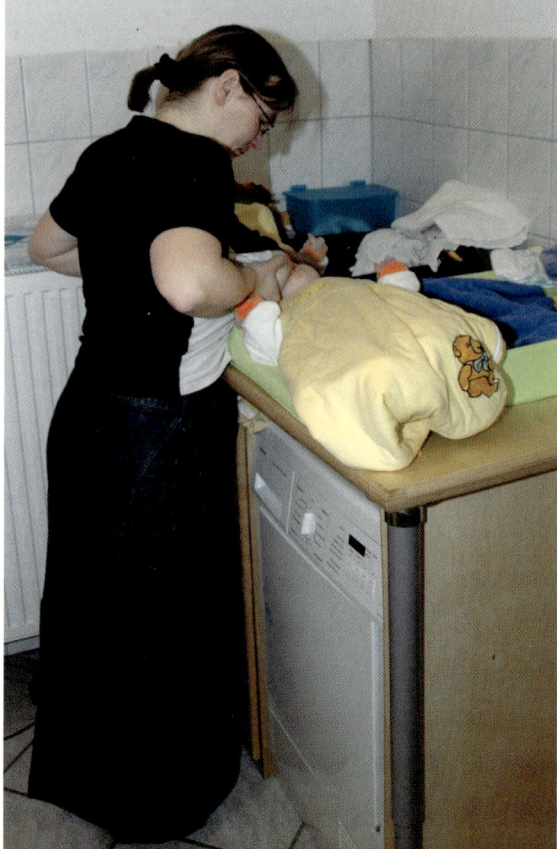

Wenn's mal schnell gehen soll ... Angela Ohnesorge stillt ihre Zwillinge im „Steh-imbiss". Dennoch ist es wichtig, dass Babys und Brust die richtige Position haben, denn wunde Brustwarzen holt man sich, wenn sie zu stark beansprucht werden, zum Bei-spiel, weil das Baby die Brustwarze nicht richtig „packen" kann.

kann mit den zur Seite geschobenen Stoffschichten großzügig bedeckt werden. Das zweite Shirt der Firma ‚STILL/LEBEN' ist ebenfalls doppellagig. Während die obere Stoffschicht ein regelrechtes Shirt ist, ist farbgleich die untere Lage fast wie ein Unterziehshirt. Die großzügigen Stillöffnungen sind von den Achseln ausgehend bis in die Taille hinunter. Dieses Shirt ist für die kälteren Tage hervorragend geeignet, da es wirklich angenehm warm ist. Zum Stillen wird die obere Stoffschicht einfach nach oben gehoben und die Kinder seitlich angelegt.

Hier gibt es zwei Kritikpunkte: zum einen ist die Stoffmasse, die beim Tandemstillen über der Brust lagert prinzipbedingt relativ dick und zum zweiten ist die seitliche Stillöffnung sehr groß. Diese recht große Öffnung führte für mich dazu, dass es leicht zog und mir rasch kalt wurde. Vorteil bei beiden Shirts von ‚STILL/LEBEN' ist, dass das Shirt (fast) alleine in die Ausgangsposition rutscht, sobald ich ein Kind von der Brust nehme. Meine zweite Hand brauche ich ja für das zweite Kind, von daher ist das ein riesiger Vorteil dass ich nicht erst jemanden bitten brauch, mir das Shirt wieder über die Brust zu machen.

Zwei Shirts der Firma ‚mamaway' habe ich auch getestet und muss sagen, das sie gute Stillöffnungsdesigns anbieten. Das eine Shirt funktioniert ‚baugleich' wie das bereits beschriebene Shirt von ‚STILL/LEBEN': doppellagiger Stoff ringsum und in der unteren Lage sind seitlich zwei lange Öffnungen. Das zweite Shirt ist eine Kombination aus dem Prinzip von „hoppediz" und dem zweilagigen Frontteil. Das obere Frontteil ist nur bis in Höhe der Taille fest an das untere angenäht und wird durch jeweils zwei Knöpfe pro Seite geschlossen. Wird nun dieses fordere Frontteil hochgehoben, so ist die Brust zugänglich in dem der kreuzlagige Stoff nach unten gezogen wird. Das Schöne bei diesem Schnitt ist, dass vom oberen Stoff genügend frei beweglich ist, so dass damit eventuelle ‚Freiflächen' abgedeckt werden können. Zum Tandemstillen ist diese Schnittform sehr gut geeignet. Die Shirts der Firma ‚mamaway' sind allerdings fast noch kleiner/enger als die bei uns üblichen Schnitte. Das könnte daran liegen, dass die Firma in asiatischen Ländern wie zum Beispiel Taiwan produziert und somit auf andere Konfektionsgrößen kommt. Es soll nach Aussagen des Geschäftsführers aber auch irgendwann für kräftigere Mütter Stillshirts geben.

Die Stillshirts der Firmen ‚out2lunch' und ‚baby boubette' arbeiten mit Reißverschlüssen im Brustbereich. Sehr dezent in das Shirt eingearbeitet, werden die Reißverschlüsse von oben nach unten geöffnet. Der Reißverschluss im ‚out2lunch'-Shirt sitzt für mich zu weit oben. Bis ich beim Öffnen die Höhe der Brust erreicht habe, liegt schon jede Menge Haut frei, die ich nicht abgedeckt bekomme. Vielleicht ist dieses Shirt für Mütter mit eher kleineren Brüsten besser geeignet, das kann ich allerdings nicht beurteilen. Positiv hervorzuheben wäre, dass diese Firma eine sehr sportliche Schnittform zu bieten hat. Das Shirt von ‚baby boubette' hat den Reißverschlussansatz etwas weiter unten und zusätzlich eine Stoffschicht seitlich neben der Reißverschlussöffnung, so dass die Gesamtfläche der freiliegenden Haut deutlich geringer ist. ‚baby boubette' hat verschiedene Schnittformen dieses Stillöffnungsdesigns. Bei beiden Firmen sind die Reißverschlüsse so verarbeitet, dass sie weder beim Tragen noch beim Stillen Mutter oder Kinder stören.

Die ‚H&M'-Stillshirts sind ähnlich dem Design von ‚hoppediz', jedoch im ganzen sparsamer mit dem Stoff - oder auch freizügiger im Zeigen von Haut. Mir persönlich sind sie recht knapp und ermöglichen mir kein so diskretes Stillen wie ich es mir in der Öffentlichkeit wünschen würde. Es gibt noch viele verschiedene Schnittformen und Öffnungsdesigns. So haben einige Firmen noch weitere im Angebot. Und es gibt auch noch Firmen wie ‚boob', die ich aber selber noch nicht getestet habe. Wer ein richtig elegantes Abendkleid sucht, kann bei der Firma ‚out2lunch' fündig werden. Bestellbar sind viele der hier genannten Stillshirts direkt bei den Herstellern." (Adressen im Anhang.)

Ein Stilltuch schafft Privatsphäre

Das Stilltuch „Bebe Au Lait" verspricht entspanntes Stillen in jeder Umgebung. Die „Erfindung" kommt aus den USA und ist dort sehr beliebt.

Das Tuch (in hübschen, modischen Designs) wird wie eine Schürze um den Hals gelegt und verschafft stillenden Müttern die nötige Privatsphäre beim Stillen. Durch einen Bügel am oberen Rand kann die stillende Mutter ihr Baby/ihre Babys beobachten und die Babys werden nicht durch die Umgebung abgelenkt. Zusammengerollt passt das Stilltuch in jede Tasche. Angeboten wird es von der Firma „SwaddleMe", die auch die Pucksäcke „Kiddopotamus" anbietet.

Auch ein ganz normales Tuch, mit dem Sie sich auch ohne im Stillzustand zu sein, schmücken, erfüllt denselben Zweck. Nur groß genug muss es sein, was sicher heute, da Tücher „in" sind, gewiss kein Problem sein dürfte. Auch ein Pareo, ein leichtes Tuch, das man am Strand trägt, hat die erforderliche Größe und ist meist aus einem ganz leichten Stoff, so dass es wenig Platz wegnimmt und doch schützend über die Babys gebreitet werden kann.

Tragetücher - warum sie für Babys und Mamis so wichtig sind

Viele Eltern kennen die Situation, dass das Baby sich scheinbar nur auf dem Arm wohlfühlt. Kaum legt man es ins Bett, fängt es nach einigen Minuten wieder an zu quengeln und ist wach. Wird es jedoch auf den Arm genommen und herumgetragen, so ist es quietschvergnügt und zufrieden. Manche Eltern mögen dies als „Schikane" empfinden und meinen, durch das ständige Herumtragen würden die Kinder „verwöhnt" (im Sinne von verzogen). Dem ist jedoch keineswegs so. Kleine Babys haben ein natürliches Bedürfnis danach, getragen zu werden, denn das Menschenbaby gehört zu den sogenannten Traglingen, die auf beständigen Körperkontakt angewiesen sind. Dass auch für Zwillinge Tragetücher praktisch sind, darüber mehr in den folgenden Kapiteln.

Ein Tragetuch - Vorteile für Mutter und Kind:

●Das Kind lebt im engen Kontakt mit der Mutter, es kann am Alltagsleben teilnehmen. Durch das Tragen im Tuch werden Verdauung, Atmung und das Immunsystem angeregt, denn das Tragen ist gleichzeitig eine Körpermassage. Blähungen und Koliken werden so verringert.

●Auch die Sinne und das Gleichgewicht werden gefördert. Getragene Kinder sind häufig ausgeglichener und schreien weniger. Dies wurde in Studien nachgewiesen.

●Die Mutter hat Kopf und Hände frei, sie kann notwendige Dinge im Haushalt erledigen, ohne ständig unterbrochen zu werden.

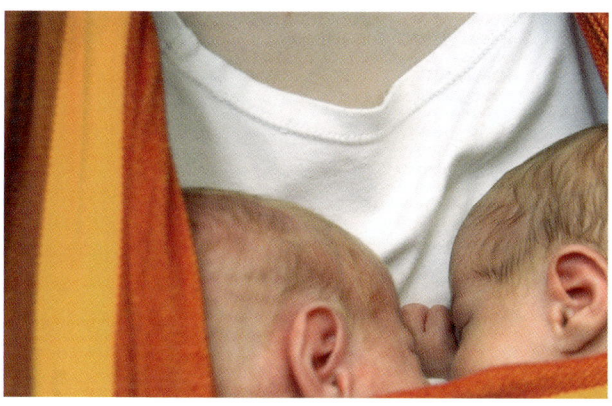

Natürlich ist konsequentes Tragen bei Zwillingen nicht ganz so einfach wie mit einem Baby, hat man doch als Mutter immer das Gefühl, dem anderen Kind unrecht zu tun. Dennoch kann es auch hier eine große Hilfe sein, denn nicht immer sind beide Kinder gleichermaßen unzufrieden. Oft schläft nur ein Baby, dann kann man sich das wache Kind umbinden. Wenn Sie sich ein Kind auf den Rücken binden, können Sie das zweite Kind zum Beispiel auf einem Pezziball stillen.
Tragen im Tuch ist auch für Väter eine ausgezeichnete Möglichkeit, eine Bindung im wahrsten Wortsinne zu den Kindern herzustellen. Wenn jedes Elternteil sich ein Kind umbindet, können sogar Unternehmungen wie ein Marktbesuch Spaß machen, etwas, das mit einem überbreiten Zwillingswagen nicht immer ganz einfach ist. Der Umgang mit einem Tragetuch erfordert etwas Übung. Doch in fast jeder Stillgruppe finden sich auch tucherfahrene Mütter, die ihre Erfahrungen gerne weitergeben.

Viele Firmen, die Tragetücher verkaufen, wie zum Beispiel „Didymos", bieten neben einer ausführlichen Bindeanleitung auch eine Adressenliste von trageerfahrenen Eltern an.

Auch wenn es nicht ganz einfach ist, so gibt es auch Möglichkeiten, sich beide Babys auf einmal umzubinden. So ist es zum Beispiel möglich, beide Kinder in zwei Tüchern, die je zur „Kreuztrage" gebunden sind, zu tragen. Ein Kind kann vorne, eines auf dem Rücken getragen werden, wobei es hier wichtig ist, erst das Tuch vorne zu binden, dann das Kind auf den Rücken zu binden und erst dann das zweite Kind vorne ins Tuch zusetzen. Dies ist zwar nicht immer alltagstauglich, kann jedoch so manchen Tag retten, wenn beide Kinder nur unzufrieden sind.

Eine gute Anleitung zum gleichzeitigen Tragen von Zwillingen im Tragetuch enthält auch das Buch „Zwillinge - doppelt so schön & halb so schlimm". Trageberaterinnen bieten spezielle Tragekurse an. Dazu finden Sie einige Internet-Adressen im Anhang.

Neben dem Tragetuch gibt es mittlerweile zahlreiche geeignete Tragehilfen, die bereits für Neugeborene eingesetzt und oft bis weit ins Kleinkindalter benutzt werden können, wie zum Beispiel die Manduca oder die Baby-Carrier.

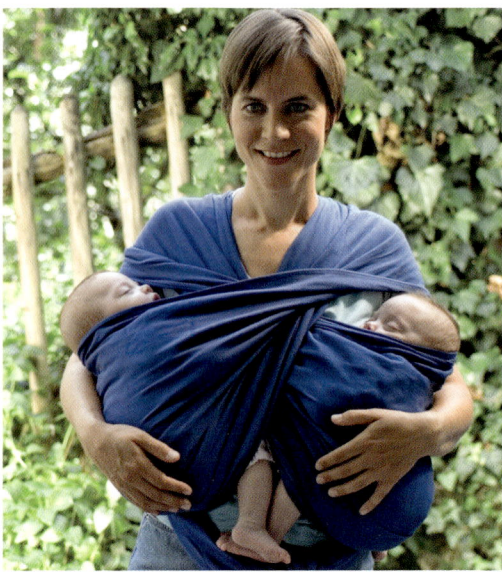

Für Zwillinge im Tragetuch gibt es mehrere Varianten. Am besten setzen Sie sich mit einer Tragetuchberaterin zum Beispiel unter www.tragenistschoen. de in Verbindung. Dort lernen Sie unter Anleitung (es gibt auch Videos im Internet), wie's richtig geht.
Foto: Didymos GmbH

Praktische Erfahrungen mit dem Tragetuch

ZWILLINGE-Leserin Lisa Langwasser (siehe Foto auf Seite 118) hat ihre Erfahrungen mit dem Tragetuch aufgeschrieben. Der Beitrag ist ursprünglich in ZWILLINGE, Ausgabe August 2011, erschienen.

„Der Alltag mit Zwillingen ist gerade in der Anfangszeit schwer genug. Die Kleinen wünschen sich besonders viel Nähe und Körperkontakt und

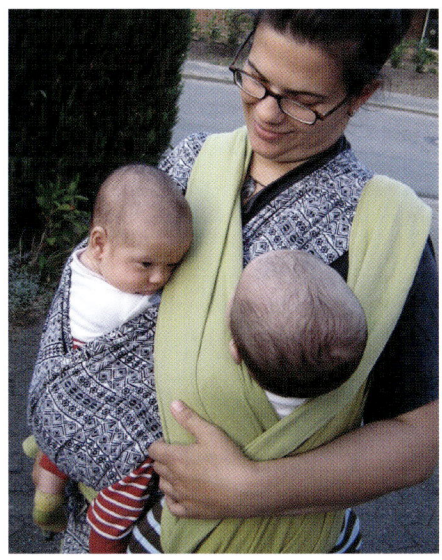

Auch Nina Berger ist Trageberaterin. Die Zwillingsmutter hat genau erklärt, welche Möglichkeiten es gibt, Zwillinge in zwei Tragetüchern zu transportieren.

Foto: Nina Berger

mit zunehmenden Gewicht der Babys stößt man schnell an seine eigenen körperlichen Grenzen: das Tragen auf dem Arm von beiden funktioniert nicht mehr. Was also tun?

Auch ich habe mir im Vorfeld viele Gedanken gemacht, wie der Alltag und die Nähebedürfnisse der kleinen Traglinge am besten unter einen Hut zu bringen sind.

Sehr dabei geholfen haben mir die positiven Erfahrungen mit meinem nun sechseinhalbjährigen Sohn Nils und unserem Tragetuch von ‚Hoppediz'. Nachdem ich damals schon in meiner Schwangerschaft bei meiner Cousine Filine und ihrer kleinen Tochter Helena Bekanntschaft mit den Vorzügen des Tragestuchs machen durfte, war auch ich begeistert. So bestellte ich mir gleich nach der Geburt von Nils ein extralanges Tuch (5,40 Meter) von ‚Hoppediz' im Internet. (Da mein Mann und ich alle Bindevarianten binden können wollten, wählten wir absichtlich diese Länge. Im Nachhinein weiß ich, dass auch schon 4,60 Meter gereicht hätten, aber die Überlänge war und ist nicht weiter problematisch.)

Mit Hilfe der detaillierten, bebilderten Anleitung und einem riesen Teddybär als Versuchskaninchen gelangen uns schnell verschiedenste Bindevarianten, die dann mit dem echten Baby auf seine Praxistauglichkeit getestet wurden. Unser Nils war begeistert und verließ nur noch selten sein geliebtes Tragetuch, das sich auch als Hängematte auf dem Balkon sehr bewährte.

Das alles ist jetzt schon über sechs Jahre her. Seine letzten Einsätze hatte das Tragetuch bei unserem Großen bei längeren Wanderungen und zuletzt bei einer langen nächtlichen Fledermausexkursion mit meinen Schülern. Da war Nils dann schon dreieinhalb Jahre alt und bestimmt 14 Kilogramm schwer.

Als ich dann von der Zwillingsschwangerschaft erfuhr, beschäftigte ich mich schon sehr früh mit den Möglichkeiten, die Zwillinge im Tragetuch zu tragen. Bei meinen vielen Fragen hat mir sehr ein Internetforum (‚Einskannjeder') geholfen und die trageerfahrenen Mütter dort, die mir viele Tipps geben konnten und immer noch geben.

Leider sind auch in Bezug auf Zwillinge tragen sehr, sehr viele Fehlinformationen im Netz vorhanden. Dringend davon abraten muss ich an dieser Stelle, Zwillinge gemeinsam in ein Tuch zu binden oder sie - sei es im Tuch oder in einem sonstigen Tragesack - mit dem Gesicht nach vorne aufzubinden. Das gemeinsame Einbinden in ein Tuch kann nicht den Rücken der beiden Babys optimal stützen und führt zu Rückenschäden. Das Aufbinden nach vorne führt unweigerlich zur Reizüberflutung und ebenfalls zu Rückenschäden, da der Bauch des Trägers oder der Trägerin kein festes Widerlager bzw. einen Halt geben kann.

Nun aber zu meinen eigentlichen Tipps bzw. Erfahrungen zwei Babys aufzubinden.

Wie es sich an meinem Bild sehen lässt, geht dies am einfachsten und am rückenschonendsten für den Träger oder die Trägerin mit Hilfe der Wickelkreuztrage oder einfachen Kreuztrage auf der Vorderseite und der Rucksacktrage oder der Wickelrucksacktrage auf der Rückseite. (Allerdings sitzt das Baby in der Wickelrucksacktrage bedeutend sicherer. Bei der Rucksacktrage kann bei zu lockerer Bindung im schlimmsten Fall das Kind herausfallen.) Dazu muss man zunächst das eine Baby vorne aufbinden und

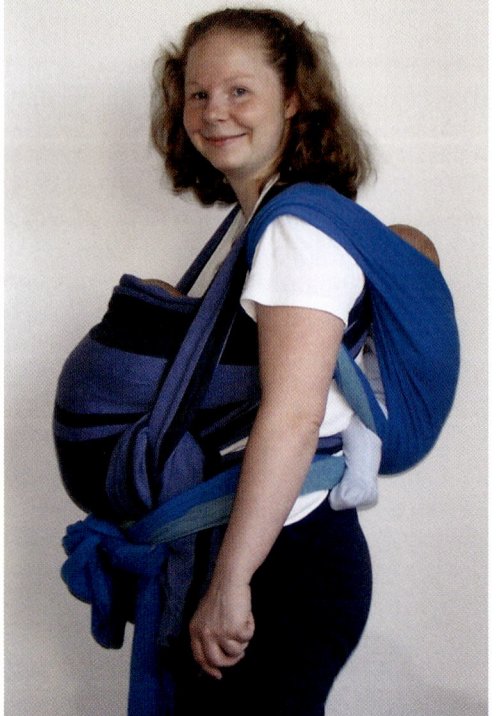

im zweiten Schritt das zweite auf dem Rücken platzieren. Allen kann ich auch hier wie-

Wer einmal die Vorzüge des Babytragens erfahren durfte, der möchte das auch bei Zwillingen nicht missen. Lisa Langwasser probte schon früh mit einem Teddybären und ihrem „großen" Sohn Nils. Jetzt übt sie weiter mit Lilja und Ole in der Rucksacktrage und in der Wickelkreuztrage.

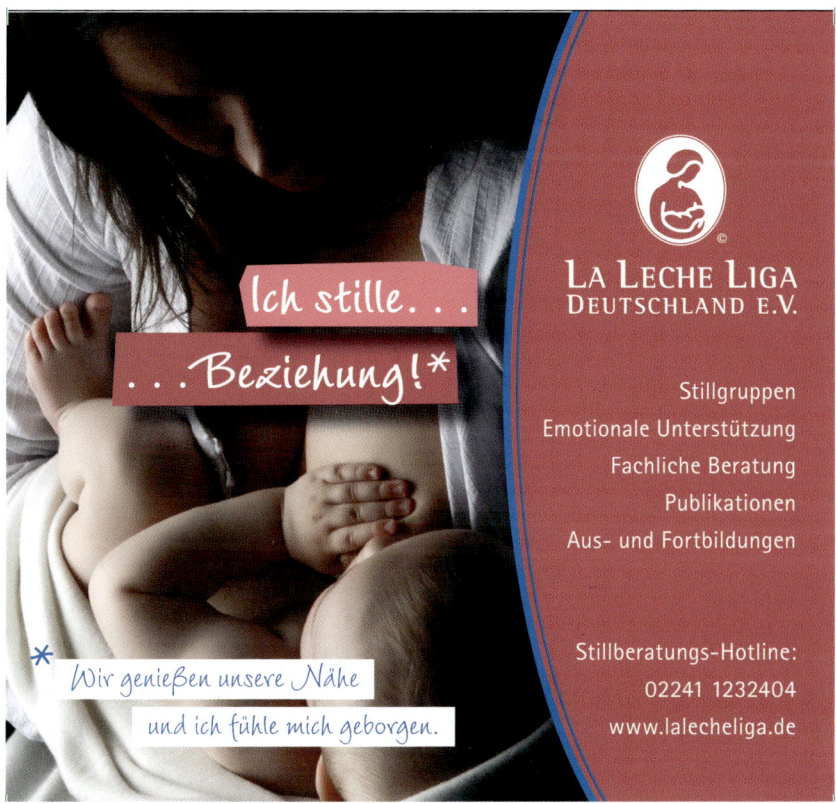
derum nur die Anleitung von ‚Hoppediz' empfehlen, da sie so kleinschrittig alles erklärt und zeigt, dass die Bindeweisen wirklich ‚idiotensicher' verstanden werden und nachgemacht werden können. (An dieser Stelle würde eine Schritt-für-Schritt-Anleitung den Rahmen eines Artikels absolut sprengen.)

Wenn die Kinder älter sind und ihr Köpfchen alleine halten können, kann man sie auch mit der Kreuztrage, die man dann einfach zweimal nach vorne bindet, aufbinden. Dazu kann ich aber noch kein Foto beisteuern, da meine Zwillinge Lilja und Ole erst acht Wochen alt sind.

Ich teste immer noch neue Tragevarianten auf ihre Zwillingstauglichkeit und unterziehe gerade die Hüftkänguru-Trage ihrem Praxistest. Derzeit versuche ich aber noch die Bindeweise zu perfektionieren.

Ich hoffe, ich konnte einigen Zwillingseltern das Tragetuch schmackhaft machen. Einmal gelernt, gibt es nichts Praktischeres und Schöneres." (Lisa Langwasser)

Hilfreiche Links sind
• www.stillen-und-tragen.de
• www.trageschule dresden.de - weitere Adressen im Anhang.

Stillkissen: sinnvolle Helfer beim Stillen

Egal, ob Sie Ihre Babys einzeln oder zu zweit anlegen, kann ein Stillkissen sehr nützlich sein. Das Stillkissen liegt vor Ihrem Bauch und Sie können das Baby oder beide Babys gleichzeitig bequem darauf ablegen, so dass sie in Höhe der Brust zu liegen kommen. Es genügt dann, wenn Sie sie mit einer Hand noch leicht abstützen.

Ein Stillkissen leistet bereits in der Schwangerschaft als Lagerungskissen für Ihren Bauch gute Dienste und auch nach dem Abstillen lässt es sich gut als Babylagerungskissen oder ähnliches verwenden.

Die meisten Stillkissen sind mit Styroporkügelchen gefüllt. Diese Füllungen haben den Vorteil, dass sie sehr leicht sind. Einige dieser Styroporfüllungen enthalten allerdings immer noch das krebserregende Styrol, doch es geht mittlerweile auch ohne, wie die Zeitschrift Ökotest festgestellt hat.

Der Nachteil dieser Füllungen ist, dass die Kissen nicht stabil sind und die Kugeln leicht wegrieseln. Sie müssen richtig festgestopft werden, damit die Babys nicht wegrutschen. Die Kissen sind circa 2,00 Meter lang und kosten etwa 25 Euro.

Besser geeignet zum Zwillingsstillen sind Zwillingsstillkissen (zum Beispiel von „Corpomed"). Sie sind anders geformt - etwa wie ein Schmetterling oder ein Zahn. Das heißt, sie haben mehr Auflagefläche, wo es bei Zwil-

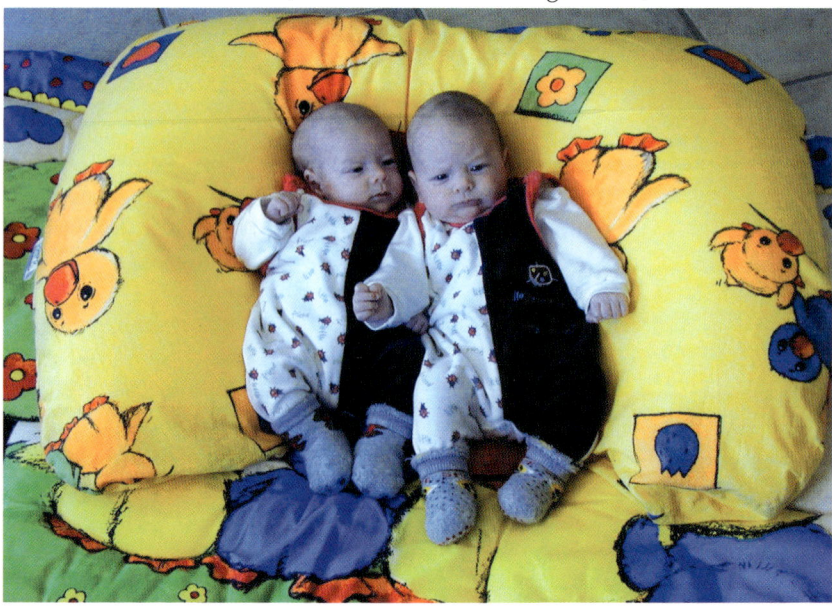

Das Zwillingsstillkissen von Corpomed hat da mehr Auflagefläche, wo sie benötigt wird: Nämlich vorne. Das Kissen ist mit Kügelchen gefüllt und das recht stramm, damit es den Babys wirklich Halt gibt. Hat es als Stillkissen ausgedient, kann es noch lange seinen „Dienst" als Kuschelkissen tun.

lingen benötigt wird: nämlich rechts und links vorne. Vor allem das Corpomedkissen ist auch fester gefüllt und nicht so labbrig wie herkömmliche Kissen. Allerdings kostet das Corpomedstillkissen für Zwillinge auch mehr, nämlich inklusive Bezug etwa 75 Euro. Wenn man bedenkt, dass dieses Kissen auch schon vor dem Stillen und danach noch lange gute Dienste leistet (als Kuschelkissen zum Beispiel) ist der Preis kein Thema.

Eine Alternative zur Styroporfüllung sind Stillkissen, die mit natürlichen Materialien wie Dinkelspelzen (= die Hülle des Getreidekorns) oder Hirse gefüllt sind. Diese haben den Vorteil, dass sie die Körperwärme aufnehmen und langsam wieder abgeben. Dadurch wirken solche Kissen trotz ihrer Luftdurchlässigkeit wärmend. Der Nachteil ist auch hier, dass die Rollen sehr leicht verrutschen. Außerdem sind sie sehr schwer. Diese Stillkissen kosten um die 60 Euro. Einige Naturkostläden bieten eine leichte und natürliche Alternative aus Wollkügelchen an. Damit das Kissen stabil ist, muss die Füllung sehr fest gestopft werden, sonst gibt das Kissen zu sehr nach. Durch das feste Stopfen steht die Rolle aber unter Spannung und muss beim Verbiegen mit Bändchen in der gewünschten Stellung gehalten werden. Sie sind ab 50 Euro erhältlich.

Sehr nützlich ist es, bei der Anschaffung eines Stillkissens gleich zwei Bezüge (Baumwolle) - einen zum Wechseln - mitzubestellen. Die Stillkissen sind zwar in der Regel waschbar, allerdings zu voluminös für normale Haushalts-Waschmaschinen. Der Bezug ist jedoch schnell mal abgezogen und gewaschen.

Eine neue Stillkissen-Variante gibt es aus den USA, das patentierte Stillkissen „My brest friend". Das Kissen, das es jetzt auch in einer Zwillingsversion gibt, hat einen festen Schaumstoffkern und kann sich mit einem Gurt, der individuell einstellbar ist, einfach umgeschnallt werden und ist daher sehr einfach in der Handhabung. Durch den festen Kern liegt das Baby sofort in der richtigen, bequemen Position und bleibt auch bei Bewegungen der Mutter in einer stabilen Lage. Eine patentierte Rückenstütze entlastet die Rücken-, Hals- und Nackenmuskulatur der Mutter. Es eignet sich vor allem zum gleichzeitigen Stillen von Zwillingen.

Das „My brest friend"-Kissen kostet derzeit 99,90 Euro, in der aufblasbaren Einlings-Variante, die ideal auch für unterwegs ist, kostet es 45,25 Euro. Und natürlich gibt es auch noch die Einlingsversion von „My brest friend" für derzeit 57,90 Euro.

Ein ähnliches Stillkissen, das aus Großbritannien kommt, wird seit kurzem beim online-Shop für Zwillings- und Drillingseltern „Zwillingsburg" (www. zwillingsburg.de) angeboten. Das Zwillings-Stillkissen „Harmony" ist zweifarbig: auf der weißen Seite werden die Zwillinge abgelegt, wenn sie gestillt werden sollen. Diese Seite ist etwas weicher und ermöglicht es, dass die Zwillinge optimal zur Brust positioniert werden. Legt man die Babys auf der etwas härteren blauen Seite ab, dann können sie gleichzeitig mit der Flasche gefüttert werden. So bietet dieses Zwillingsstillkissen auch Müttern einen Nutzen, die ihre abgepumpte Muttermilch per Flasche an ihre Zwillinge verfüttern müssen. Wie Zwillingsmütter mit diesem und anderen Zwillingsstillkissen zurecht kommen, können Sie ab sofort in einem Ausstattungsratgeber nachlesen, den die „Edition Kirchweihtal" zweimal jährlich herausgibt.

Erfahrungen mit „My brest friend"

Claudia N. (die ersten Zwillinge, Laura und Magdalena - geboren am 26.6.1997 in der 33. SSW, spontan, 2.040 und 2.130 Gramm) wurden 14 Monate gestillt, davon 6 Monate 'voll'; die 'Zweiten', Paul und Felix, geboren am 4.4.2004 ebenfalls 33. SSW, spontan, 2.320 und 2.590 Gramm werden seit 15 Wochen voll gestillt) hat das Stillkissen, das es zunächst nur in „Einlingsversion" gab, auf Zwillingstauglichkeit getestet. Sie konstatierte: „Der positivste Effekt war die Erhöhung im Rücken, die tatsächlich die Wirbelsäule entlastet." Claudia N. stillte die Zwillinge nacheinander. Das gleichzeitige Stillen von Zwillingen war aber auch mit diesem Einlingskissen möglich - allerdings nur in den ersten sechs bis sieben Monaten.
Seit 2010 gibt es das „My-brest-friend"-Kissen endlich auch in Zwillingsversion (siehe Foto hier unten). Viele Zwillingsmütter schätzen dieses Stillkissen sehr, weil es im Gegensatz zu den herkömmlichen Zwillingsstillkissen nicht so nachgibt (also stabiler gefüllt ist), die Auflagefläche also fester ist als bei anderen Stillkissen. Gerade, wenn Sie Ihre Zwillinge gleichzeitig stillen, haben Sie auf diese Weise Ihre Babys besser im Griff und, was natürlich immer wichtig ist, der Rücken wird durch Ihre optimale Sitzhaltung deutlich entlastet.

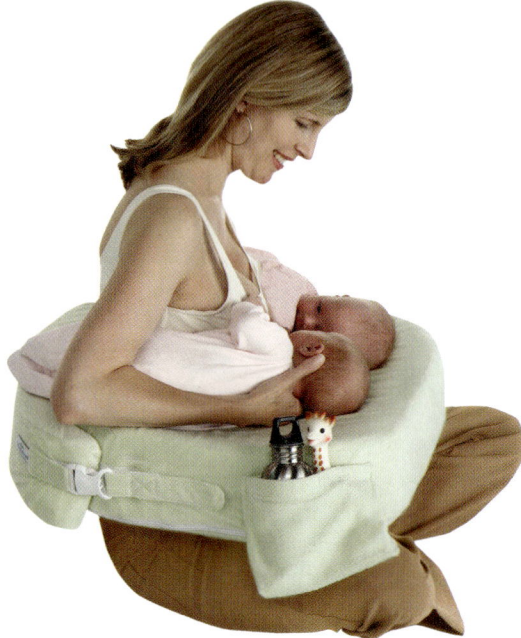

Das „My-brest-friend"-Stillkissen gibt es seit Mai 2010 auch in Zwillingsausführung (Farben: rosa/weiß oder hellblau/weiß gestreift, zartgrün mit Paisleymuster oder grün/blau mit floralem Muster). Es hat den Vorteil, dass es fest ist und die Babys nicht wegrutschen. Gerade auch für das gemeinsame
Stillen von Zwillingen ist es sehr praktisch.
Foto: Baby Wild.

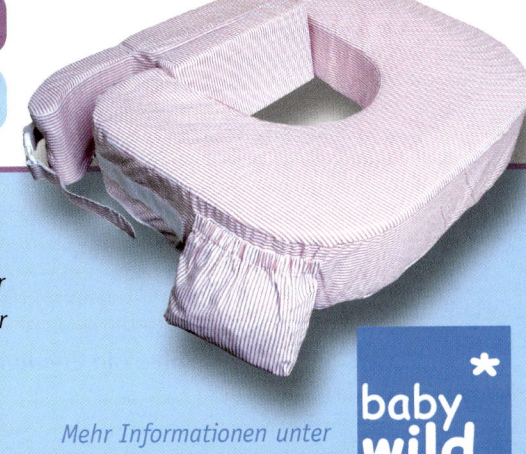
Erfahrungen mit Stillkissen beim Tandemstillen

Zwillingsmutter Angela Ohnesorge hat ebenfalls ihre Erfahrungen zum Thema Stillkissen aufgeschrieben:

„Hier ein paar Tipps, welche Kriterien für mich bei der Auswahl eines Zwillingsstillkissens wichtig geworden sind. Ein Stillkissen für zwei Kinder sollte möglichst seine Form behalten und dem doppelt wachsenden Gewicht der Kinder standhalten. Die mit Kügelchen gefüllten Stillkissen sind zwar schön leicht, aber rascheln oft (manche Kinder wachen davon auf, wenn sie schlafend von der Brust genommen werden sollen) und bei längerem Stillkuscheln wird es schnell warm unter dem Kissen, weil die Füllung die Körperwärme der Kinder nicht aufnimmt, so können die Kinder schnell mal vom Durchschwitzen nass werden.

Dinkelspreu ist eine andere Möglichkeit der Füllung. Leider etwas schwer, dafür aber relativ formstabil. Auch hier wird es warm, aber die Körner transportieren die Wärme gut ab, so dass weder Mutter noch Kind so sehr nass geschwitzt das Stillen beenden, wie es bei der Styroporkugelfüllung öfter passiert.

Gute Erfahrungen habe ich mit dem Stillkissen ‚My-b(r)est-friend' von Baby Wild gemacht. Die Kinder liegen auf einem formstabilen Schaumstoffkissen, welches der Mutter umgeschnallt wird, wie auf einem Tablett/Tisch vor der ‚Milchbar'. Das Kissen ist superleicht und handlich. Leider wächst es nicht mit und wird beim Stillen in Fußballhaltung an den Seiten schnell zu schmal, so dass die Kinder herunterrollen und zusätzlich gestützt werden müssen.

Aber für die ersten Wochen und auch für das Stillen von nur einem Kind ist dieses Stillkissen mein Favorit.*)

In den USA habe ich jetzt ein Zwillingsstillkissen entdeckt, welches das Herunterrollen der Kinder beim Stillen verhindert, weil es leicht schräg geschnitten ist und die Kinder wenn dann zur Mutter rollen. Es ist auch aus Schaumstoff, so dass die Kinder fest liegen und nichts verrutscht. Das Kissen wird um den Bauch geschnallt und hinter dem Rücken kann mit einem Kissen ausreichend Abstand geschaffen werden, so dass die Beine der Kinder Platz haben, sich gemütlich zu lagern. Dieses Kissen nutze ich sehr gerne zum Tandemstillen und auch mit nunmehr neun Monaten passen meine lebhaften Kinder darauf und bleiben liegen. Hier der Begriff, unter dem dieses Stillkissen im Internet gesucht werden kann: ‚EZ-2-Nurse Foam Twin Nursing Pillow.'"

*) Auch als Angela Ohnesorge ihre Erfahrungen aufschrieb, war die Zwillingsversion des „My-brest-friend"-Kissens noch nicht „geboren". Heute gibt es das Zwillingskissen in ausreichender Größe für Zwillinge und das gleichzeitige Stillen derselben. Und es gibt ein ähnliches Zwillingsstillkissen aus England, das „Harmony".

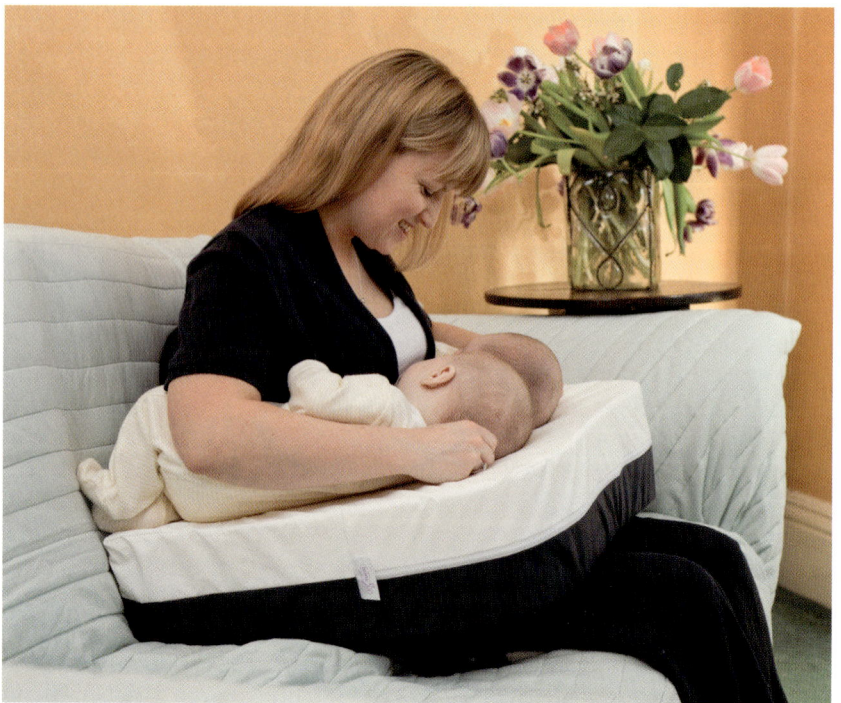

Das Zwillingsstillkissen „Harmony" aus England hat zwei Oberflächen: eine weichere zum Stillen und eine etwas kompaktere, wenn es beim Fläschchenfüttern eingesetzt wird.

Stillen ist Müttersache - und was macht der Vater?

Stillen ist Frauensache! Das ist eine unumstößliche Tatsache, auch wenn vereinzelt schon von Männern berichtet wurde, die ein Kind, meist in einer Notsituation an der Brust ernährt haben.

Da Stillen zum einen sehr viel Zeit in Anspruch nimmt, und zum anderen eine enge Bindung zum Kind fördert, fragen sich manche Väter, wie denn nun ihre Rolle in der Versorgung der Babys aussehen soll. Deshalb hier ein paar Tipps eines erfahrenen Zwillingsvaters.

Tipps eines erfahrenen Zwillingsvaters

Ihre Frau oder Ihre Lebenspartnerin hat sich dazu entschieden, Ihre Zwillinge zu stillen. Dies ist eine große Aufgabe, die sie auch meistern wird, umso leichter, wenn sie von Ihnen dabei unterstützt wird.

Sie werden sich vielleicht fragen, wie ein Mann eine Frau beim Stillen unterstützen kann? Die Frage ist einfach zu beantworten und die Umsetzung ist nicht wirklich schwierig. Eines ist bereits vor der Geburt mit entscheidend: Seien Sie stolz auf ihre Partnerin, dass sie sich für das Stillen entschieden hat, entgegen aller negativen Prognosen, Erfahrungen und Ratschläge von Dritten. Bestärken Sie sie in ihrer Entscheidung. Was sie jetzt nicht braucht, sind Bedenkenträger im Kreis ihrer engsten Bezugspersonen. Geben Sie ihr ein Zeichen, dass Sie es ernst meinen und informieren auch Sie sich zum Thema Stillen aus der Literatur oder im Gespräch mit Ihrer Partnerin. Jede Geburt eines Kindes bringt wesentliche Veränderungen in einer Familie mit sich. Ihre Familie wird nicht nur größer, das neue Mitglied ist zunächst extrem betreuungsbedürftig. Die neue Situation harmoniert nicht mehr mit den bisherigen Wertevorstellungen, zum Beispiel an Sauberkeit und Ordnung im Haushalt, oder die zeitaufwendige Zubereitung von Kochgerichten und schon gar nicht mit der eingespielten Aufgabenverteilung. Die Mutter wird vor allem in den ersten Wochen mit dem Versorgen von zwei Babys voll ausgelastet sein und nur das nötigste schaffen.

• Helfen Sie aktiv mit bei der Neuorganisation. Übernehmen Sie im Rahmen Ihrer Möglichkeiten zusätzlich Aufgaben und sehen Sie über manches Liegengebliebene einfach hinweg. Es wird sich alles wieder einspielen.

• Denken Sie auch daran, dass eine stillende Frau regelmäßig zu essen und zu trinken braucht. Richten Sie ihr morgens ein Frühstück und bereiten Sie für den Vormittag zum Beispiel belegte Brote und Obst vor.

• Sie vermeiden selbst produzierten Stress, wenn Sie von sich aus Ihre bisher gewohnten Freizeitaktivitäten auf den Prüfstand stellen und daraufhin einschränken oder in den ersten Wochen zumindest werktags abends darauf verzichten. Bedenken Sie, dass Ihre Frau den ganzen Tag auf sich gestellt war und um jede Entlastung und auch um Ansprache froh sein wird. Auch sie muss ihre Batterien wieder aufladen und braucht Zeit für sich. Und das kann sie am besten, wenn Sie ihr die Kinder abends etwas abnehmen. Die Beschäftigung mit Säuglingen kann sehr wohl auch für Sie Erholung vom Arbeitsstress sein. Es liegt nur an der inneren Einstellung.

Viele Väter machen sich auch Sorgen, wie sie eine Beziehung zu ihren Kindern aufbauen sollen, wenn sie sie nicht füttern dürfen. Hier einige Möglichkeiten:

● Übernehmen Sie die Körperpflege Ihrer Kinder, wenn Sie zu Hause sind. Baden, wickeln, massieren, all dies bietet zahllose Gelegenheiten zu intensivem Körperkontakt.

● Vielleicht haben Sie ein Tragetuch oder eine ähnliche Tragevorrichtung, dann können Sie abwechselnd ein Kind hineinsetzen. Die Babys werden Sie auf diese Weise mit all Ihren Sinnen wahrnehmen und schon sehr bald als weitere wichtige Bezugsperson erkennen.

● Legen Sie sich zusammen mit ihren Babys hin, in dem Sie sich eines oder je nach Größe auch beide Babys auf die Brust legen. Der Rhythmus Ihres Atems und Ihres Herzschlages haben eine sehr beruhigende Wirkung auf Babys, so dass Sie sehr wahrscheinlich zusammen ein Nickerchen machen können.

● Eine spezielle Art, das Kind zu halten und zu beruhigen, die nur Väter anwenden können, beschreibt der Kinderarzt Dr. William Sears:
„Nehmen Sie das Kind in einem Tragetuch oder Tragesack auf Ihre Brust und heben es dort leicht an, so dass sich sein Kopf unter Ihr Kinn schmiegt. Es hört nicht nur durch seine Ohren, sondern auch durch die Vibrationen seiner Schädelknochen. Wenn Sie nun seinen Kopf gegen Ihren Kehlkopf legen und etwas singen oder summen, wirken die langsameren tieferen Schwingungen der männlichen Stimme oft einschläfernd. Außerdem spürt es Ihren warmen Atem auf seiner Kopfhaut, was es zusätzlich beruhigt" (aus „Handbuch für die Stillende Mutter", LLL, 2001, S. 134)

● Die meisten Kinder haben spätnachmittags und abends unruhige Phasen. Stillen kann eine Lösung sein, ist es aber nicht immer. Unterstützen Sie hier Ihre Partnerin, die meist schon den ganzen Tag allein mit den Kindern war, nehmen Sie ihr ein Kind, oder auch mal beide Kinder ab. Auch wenn Sie Ihre Kinder nicht so beruhigen können, wie Ihre Frau das durch das Stillen kann, so werden Ihre Kinder spüren, dass sie nicht alleine gelassen sind. Väter können so mit der Zeit ganz eigene Rituale zur Beruhigung ihrer Babys finden.

● Erinnern Sie sich an all die Kinderlieder und Verse, die Sie vielleicht selbst in Ihrer Kindheit kennengelernt haben. Wenn nicht, so gibt es hier zahlreiche Bücher. Beginnen Sie nicht erst mit ihren Kindern zu spielen, wenn sie groß genug sind, „richtige" Spiele zu machen. Babys lieben Fingerspiele in endlosen Wiederholungen. Hier können Sie als Vater ganz entscheidend punkten, da Ihre Geduld oft größer ist, als die Ihrer Frau, die die Kinder den ganzen Tag schon um sich hatte.

● Gehen Sie mit Ihren Kindern spazieren, so dass Ihre Partnerin in dieser Zeit auftanken kann.

●Spätestens, wenn Ihre Kinder groß genug sind, dass sie Beikost akzeptieren, dann können Sie ihre Kinder auch füttern.

Hier in diesem Zusammenhang noch ein Tipp an die Mütter:

Ihr Partner möchte Ihnen damit helfen, wenn er verschiedene Aufgaben übernimmt, die bisher vielleicht Sie erledigt haben. Es kann sein, dass er verschiedene Dinge anders macht, als Sie es bisher gewohnt waren. Vielleicht ist die Wäsche nicht ganz so sorgfältig gebügelt oder zusammengelegt. Vielleicht finden Sie manche Dinge in Ihrer Küche nicht gleich wieder, weil Ihr Mann die Spülmaschine ausgeräumt hat.
Ihr Partner wird auch mit den Babys anders umgehen als Sie. Möglicherweise ist er nicht so geübt darin, die Windeln zu wechseln. Vielleicht sitzt die Windel mal etwas schief, vielleicht passt die Kleidung, die er für die Kinder rausgesucht hat, farblich nicht ganz … Schimpfen Sie nicht, sondern nehmen Sie es mit Humor. Die Welt wird nicht davon untergehen. Freuen Sie sich trotzdem, wenn er das Wickeln übernimmt. Die größte Hilfsbereitschaft nimmt schnell ab, wenn man das Gefühl bekommt, es niemals recht machen zu können.

Wiedereinstieg in den Beruf und Stillen

Leider ist es heutzutage nicht mehr selbstverständlich, dass Mütter nach der Geburt eine Weile zu Hause bleiben können. Oft ist es nicht möglich, dass eine Familie von nur einem Gehalt leben kann. Manche Frauen haben auch eine gute Ausbildung und eine Stellung, die sie nach der Geburt nicht (ganz) aufgeben möchten. Der Wiedereinstieg in den Beruf fällt auch um so schwerer, je länger eine Frau zu Hause war. Deshalb entscheiden sich viele Mütter, recht bald nach der Geburt wieder, zumindest stundenweise, berufstätig zu werden. Doch wie geht es mit dem Stillen weiter? Ist es überhaupt möglich, die Berufstätigkeit mit dem Stillen zu vereinen? Es ist möglich. Es gibt viele Mütter, die ihre Babys voll mit Muttermilch versorgen und dabei Vollzeit arbeiten gehen. Wichtig für Sie ist zu wissen, dass das Stillen sogar gesetzlich verankert ist.

Welche Rechte haben stillende Mütter, die arbeiten?

Im Mutterschutzgesetz steht folgendes: § 7 Stillzeit

(1) Stillenden Müttern ist auf ihr Verlangen die zum Stillen erforderliche Zeit, mindestens aber zweimal täglich eine halbe Stunde oder einmal täglich eine Stunde freizugeben. Bei einer zusammenhängenden Arbeitszeit von mehr als acht Stunden soll auf Verlangen zweimal eine Stillzeit von mindestens 45 Minuten oder, wenn in der Nähe der Arbeitsstätte keine Stillgelegenheit vorhanden ist, einmal eine Stillzeit von mindestens 90 Minuten gewährt werden. Die Arbeitszeit gilt als zusammenhängend, soweit sie nicht durch eine Ruhepause von mindestens zwei Stunden unterbrochen wird.

(2) Durch die Gewährung der Stillzeit darf ein Verdienstausfall nicht eintreten. Die Stillzeit darf von stillenden Müttern nicht vor- oder nachgearbeitet und nicht auf die in dem Arbeitszeitgesetz oder in anderen Vorschriften festgesetzten Ruhepausen angerechnet werden.

In Absprache mit Ihrem Chef können Sie die Stillzeiten so einsetzen, wie es für Sie angenehm und zweckmäßig ist:

- Sie können in dieser Zeit die Milch abpumpen, damit Ihre Brust nicht zu voll wird und Sie Milch für Mahlzeiten für den nächsten Tag gewinnen.

- Sie können zu Ihrem Kind fahren, um es außerhalb der Arbeitsstelle zu stillen.

- Sie können sich Ihre Babys auch zu Ihrer Arbeitsstelle bringen lassen, um sie dort in einem ruhigen Raum zu stillen. Die Ausnahme wird sein (und bleiben), dass Sie das Kind/die Kinder zum Arbeitsplatz mitnehmen und vor Ort betreuen können.

Wie können Sie den Alltag organisieren?

Einige Wochen, bevor Sie wieder zu arbeiten beginnen, können Sie anfangen, sich einige Milchvorräte zuzulegen. Auf diese Weise können kurzfristige Engpässe wie zum Beispiel ein Wachstumsschub besser überbrückt werden. Sie werden zwar während Ihrer Abwesenheit ebenfalls Milch abpumpen müssen, schon allein, um keinen Milchstau zu riskieren. Doch nur mit Pumpen lässt sich die Milchmenge oft nicht so schnell steigern, als wenn ein Kind (oder gar zwei) regelmäßig saugt.
Wenn Sie zwischen den Stillzeiten oder unmittelbar danach ein bis dreimal täglich etwa 30 Milliliter abpumpen und einfrieren, kommt bald eine ganz gute Menge zusammen, ohne die Milchbildung allzu sehr durcheinander zu bringen.

Diese Milch können Sie folgendermaßen aufbewahren:

● Bei Raumtemperatur
Reife Muttermilch
- 24 Stunden bei 15 ° C (Hamosh 1996)
- 10 Stunden bei 19 bis 22 ° C (Barger und Bull 1987)
- 4 bis 6 Stunden bei 25 ° C (Hamosh 1996, Pittard 1985)

● Im Kühlschrank
Reife Muttermilch
- 8 Tage bei 0 bis 4 ° C (Pardou 1994)

● Im Tiefkühlgerät
- 2 Wochen in einem Tiefkühlabteil in einem Kühlschrank
- 3 bis 4 Monate in einem Tiefkühlabteil eines Kühlschranks mit eigenständiger Kühlung (unterschiedliche Temperatur, weil die Tür häufig geöffnet und geschlossen wird)
- 6 Monate und länger in einem separaten Tiefkühlgerät bei konstant -19 ° C.

(Quelle: Breastfeeding Answers made simple, Mohrbacher 2010)

Milch, die über einen Zeitraum von 24 Stunden hinweg abgepumpt wird, kann gesammelt, zusammengeschüttet und dann eingefroren werden. Es hat sich bewährt, die Milch in kleinen Portionen (etwa 50 bis 60 Milliliter - zum Beispiel in Eiswürfeltüten) einzufrieren. Diese kleinen Mengen sind schnell aufgetaut und erwärmt und es muss nicht so viel Milch weggeschüttet werden, wenn das Baby nicht alles trinkt.

Es ist möglich, frisch abgepumpte Milch auf bereits gefrorene Milch zu geben, vorausgesetzt, die Milch wurde zunächst gekühlt und es ist mengenmäßig nicht mehr frische als bereits gefrorene Milch.

Selbstverständlich können Sie in der Zeit, in der Sie zu Hause sind, weiterhin nach Bedarf stillen. Planen Sie zu Hause ganz viel Zeit mit Ihren Kindern ein. Ihre Babys werden Sie vermissen und Ihre Nähe suchen. Möglicherweise ist dann sogar Dauerstillen angesagt. Viele Kinder suchen dann auch nachts vermehrt Mamas Nähe und wachen dann wieder häufiger zum Stillen auf. Auf diese Weise regen Ihre Kinder nicht nur die Milchbildung wieder sehr effektiv an, was allein durch Abpumpen manchmal schwierig ist. Sie „tanken" auf diese Weise ganz viel Nähe und einfach „Mama", so dass sie die Zeiten der Trennung besser überbrücken können.

Insofern ist es nicht nur wichtig, die Betreuungszeiten während Ihrer Abwesenheit zu organisieren. Genauso wichtig ist es, dass Sie zu Hause Hilfe im Haushalt haben, denn arbeiten, Haushalt und zwei Babys sind alleine kaum zu schaffen.

Denken Sie daran, auch während der Arbeit regelmäßig Milch abzupumpen. Auf diese Weise verhindern Sie, dass Ihre Brust übervoll wird und sich eventuell sogar ein Milchstau entwickelt. Außerdem regen Sie in der Zeit auch die Milchbildung an und verhindern so, dass Ihre Milchmenge zurückgeht. Manche Mütter entscheiden sich, nicht abzupumpen und in der Zeit, in der sie nicht anwesend sein können, künstliche Milch zu füttern. Auch das ist natürlich möglich. Wenn Ihre Babys bereits alt genug für Beikost sind, kann die abgepumpte oder auch künstliche Milch, die Sie während Ihrer Arbeitszeit bekommen, natürlich auch durch Beikost ersetzt werden.

Betreuung der Kinder in der Krippe

Durch die frühe Rückkehr in den Beruf kommt es häufiger vor, dass Babys bereits Ende des ersten Lebensjahres in der Krippe oder bei einer Tagesmutter betreut werden. Oft ist dies eine Zeit, in der sie vielleicht noch gerne an der Brust trinken, auch wenn sie vielleicht schon am Familientisch mitessen. Das Stillen in der Krippe oder bei der Tagesmutter ist in der Regel kein Problem, wenn die Eingewöhnung in die neue Betreuungssituation langsam verläuft und sensibel begleitet wird. Lassen Sie sich hierzu mindestens vier Wochen Zeit. In dieser ersten Zeit können Sie von Ihren Babys keineswegs bereits erwarten, dass sie in diesen zunächst fremden Örtlichkeiten schon gerne essen und schlafen. Manche Kinder tun dies problemlos, doch die Regel ist es nicht. Dies liegt aber nicht daran, dass ein Baby „noch" gestillt wird, sondern weil es sich nicht so einfach einer neuen, fremden Situation anpassen kann.

Geben Sie hier Ihren Zwillingen wirklich viel Zeit. Steigern Sie den Aufenthalt in der Krippe langsam. Beginnen Sie mit etwa einer halben Stunde und bleiben Sie dabei. Wenn Ihre Kinder Zutrauen zu einer Erzieherin gefasst haben, versuchen Sie, den Raum für einige Minuten zu verlassen. Steigern Sie auf diese Weise langsam Ihre Abwesenheitszeiten.

Das Essen und Schlafen in der neuen Situation kommt dann wirklich erst, wenn Ihre Kinder sich gut eingelebt haben. Beides ist Vertrauenssache.

Es mag zwar für das Krippenpersonal ungewöhnlich sein, wenn ein Baby jenseits der ersten sechs Monate noch gestillt wird. Für Ihre Kleinen ist es aber keineswegs ungewöhnlich, und Sie dürfen dann auch weiterhin mit Freude stillen. Achten Sie hier wirklich auf die Bedürfnisse Ihrer Kinder. Nicht diese müssen „funktionieren", sondern die Krippe muss sich hier anpassen. Und nicht das Stillen ist „schuld" daran, wenn es mit der Krippeneingewöhnung nicht so funktioniert, wie Sie es sich vorgestellt haben. Viele gestillte Babys sind es gewöhnt, zu Hause an der Brust einzuschlafen. Doch dies und die Tatsache, dass dies in der Krippe schlecht umgesetzt werden kann, erfordert kein Abstillen. Es ist sehr wohl möglich, dass Ihre Zwillinge lernen, in der Krippe auch ohne Mutters Brust einzuschlafen und zu Hause geht alles wieder seinen gewohnten Gang. Auch kleine Kinder können unterscheiden zwischen der Situation „Mama da - Brust da" und „Mama nicht da - Beruhigung irgendwie anders". Doch das erfordert eben die vorher beschriebene sensible Eingewöhnung.

Bevor ein Kind in fremder (nicht häuslicher) Umgebung allein einschlafen kann, muss es erst soweit sein, dass es sich im wachen Zustand dort wohl fühlt. Es muss eine Bezugsperson haben, bei der es sich wohl fühlt und von der es sich auch einmal trösten lässt. Erst, wenn dies gut gelingt und das Kind in der Krippe oder bei der Tagesmutter einige Stunden „aushält", kann versucht werden, das Kind dort zum Schlafen zu bringen. Und es kann auch da heißen, dass die Betreuungsperson erst einmal ein eigens Ritual entwickeln muss, das in diesem Alter durchaus auch „herumtragen" heißen kann. In einer guten Krippe, die sich sensibel auf die ihr anvertrauten Kinder einlässt, sollte dies selbstverständlich sein.

Natürlich ist dies für fremde Betreuungspersonen oft nicht einfach, da der Betreuungsschlüssel (Anzahl der Kinder pro Betreuerin) in Krippen nach wie vor zu hoch ist und nicht immer hat die Betreuerin Zeit, sich so ausgiebig mit einem Kind zu beschäftigen.

Doch in diesem Alter schlafen auch viele nicht (mehr) gestillten Kinder nicht selbständig und alleine ein, sondern werden mit mehr oder weniger Tricks wie herumtragen, streicheln, usw. zum Schlafen gebracht. Die Einschlafflasche, die viele Kinder in diesem Alter noch „brauchen", macht natürlich in der Fremdbetreuung weniger Probleme, zumal die meisten Kinder sie selbst halten können. Doch, ob ein Kind woanders als zu Hause problemlos einschläft oder nicht, liegt nicht daran, ob es gestillt wird oder nicht sondern daran, ob es sich in dieser Umgebung sicher fühlt oder nicht.

Stillen & Beruf - wie sieht die Wirklichkeit aus?

Marga S. ist Zwillingsmutter und berufstätig. Sie konnte ihre Zwillinge etwas mehr als ein Jahr stillen. Sie hat uns ihre Erfahrungen zur Verfügung gestellt.

„Ich bin 37 Jahre alt und als Buchhalterin in einem mittelständischen Betrieb auf dem Land beschäftigt. Als meine Zwillinge, Thomas und Martin, geboren wurden, pausierte ich mit der Arbeit natürlich eine Weile. Ich blieb ein halbes Jahr zu Hause und in dieser Zeit konnte ich meine Zwillinge, die glücklicherweise nicht zu früh geboren wurden und nicht besonders kompliziert waren (und sind), voll stillen.

In dieser Zeit hatte ich Hilfe von meiner Mutter, aber auch von meiner Schwiegermutter, die beide am Ort wohnen und sich sehr liebevoll um uns alle kümmerten.

Ich wollte meine Firma nicht im Stich lassen, das Geld haben wir auch gut gebrauchen können, weil wir gebaut hatten und so hatte ich schon vor der Geburt meiner Zwillinge mit dem Chef vereinbart, dass ich nach einem halben Jahr wieder stundenweise einsteigen würde.

Die Betreuung von Martin und Thomas war insofern gesichert, als sich beide Omas anboten, auf sie aufzupassen, während ich außer Haus war. Glücklicherweise habe ich auch einige Arbeiten für die Firma von zu Hause aus erledigen können, so dass ich in der ersten Zeit nur etwa zwischen zehn und fünfzehn Stunden überhaupt außer Haus war.

Da ich genug Milch hatte, hatte ich schon frühzeitig begonnen, Milch abzupumpen und einzufrieren. In der ersten Zeit meiner Berufstätigkeit als Mutter fütterten meine „Betreuerinnen" immer mal wieder ein Fläschchen von der vorbereiteten Muttermilch. Morgens und abends stillte ich ganz normal und natürlich auch nachts, wenn einer von den beiden Hunger hatte.

Dann fing es aber auch schon mit Beikost an und es waren vor allem die lieben Omas, die die Geduld aufbrachten, Martin und Thomas das Essen vom Löffel beizubringen. Die beiden Buben aßen tagsüber und vor allem mittags bald gute Portionen, so dass das Stillen von allein immer etwas weniger wurde.

Was ich auf jeden Fall beibehalten wollte und auch beibehalten habe, war das morgendliche und das abendliche Stillen. Von Seiten meiner Firma aus hat mir nie jemand Steine in den Weg gelegt, im Gegenteil, alle haben mich unterstützt und sich gefreut, wenn ich alle paar Monate meine „Schätzchen" einmal vorgezeigt habe.

Meiner Meinung nach, hängt die Vereinbarkeit von Stillen von Zwillingen (oder auch nur von einem Kind) und Berufstätigkeit von folgenden Faktoren ab:

●Der Betrieb, in dem die stillende Mutter arbeitet, muss ihrer weiteren Berufstätigkeit wohlwollend gegenüber stehen und sie unterstützen, wenn es Probleme geben sollte.

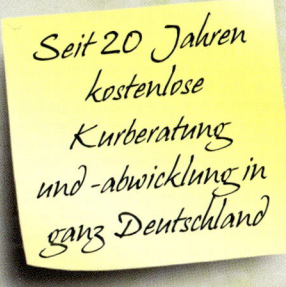

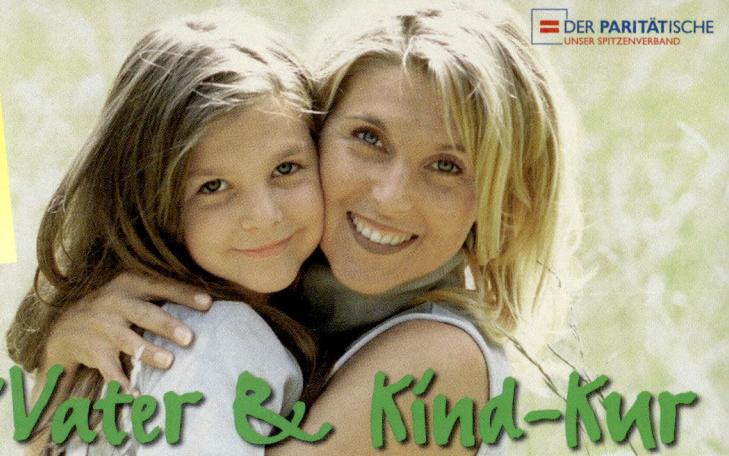

Seit 20 Jahren kostenlose Kurberatung und -abwicklung in ganz Deutschland

Mutter/Vater & Kind-Kur

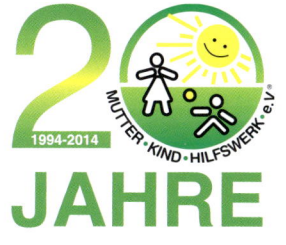

20
1994-2014
MUTTER·KIND·HILFSWERK· e.V.
JAHRE

Mutter-Kind-Hilfswerk e.V.
Millberger Weg 1 • 94152 Neuhaus am Inn
www.mutter-kind-hilfswerk.de
kurinfo@mutter-kind-hilfswerk.de

Unsere Kooperationskliniken bieten spezielle Schwerpunkt-kuren für Eltern mit Zwillings- und Mehrlingsgeburten an!

www.facebook.com/MutterKindHilfswerk

kostenloses Info-Telefon: **0800 - 2255100**

● Das Stillen muss unkompliziert sein und auch die Gewinnung von abge-pumpter Muttermilch muss klappen.

● Die Betreuung der Zwillinge muss stressfrei klappen. Wenn morgendli-che Hektik und abendlicher Stress hinzukommen, wirkt sich das auf die Milchproduktion aus und natürlich auf's Gemüt aller Beteiligten.

● Am besten ist ein Arbeitsplatz, bei dem gewisse Tätigkeiten auch von zu Hause aus erledigt werden können. Dann kann die berufstätige, stillende Mutter ihren Arbeitseinsatz außer Haus langsam steigern.

● Für mich persönlich wäre ein früher Wiedereinstieg in die Berufstätig-keit nicht denkbar gewesen, wenn nicht alle Rahmenbedingungen so gut gepasst hätten."

Abstillen - ein schwerer Abschied leichter gemacht

Gedanken zum Abstillen

In den Ländern der westlichen Kulturen ist es leider üblich, sehr früh abzustillen. Eine vor einiger Zeit durchgeführte Studie hat ergeben, dass am Ende des vierten bzw. sechsten Monats nur noch 45 Prozent bzw. 12 Prozent der Säuglinge voll gestillt wurden. Unter Hinzuziehung der teilgestillten Säuglinge (Zwiemilch, Beikost) erhielten nur 60 Prozent bzw. 48 Prozent der Säuglinge Muttermilch. Dem gegenüber steht die Empfehlung der WHO (Weltgesundheitsorganisation) und der Nationalen Stillkommission. Diese empfehlen volles Stillen während der ersten sechs Lebensmonate, danach Weiterstillen nach Bedarf unter Einführung geeigneter Beikost bis zum vollendeten zweiten Lebensjahr und darüber hinaus, solange Mutter und Kind es wollen. Diese Empfehlung gilt für alle Kinder dieser Erde.
Im Idealfall dauert die Stillbeziehung so lange, wie Mutter und Kind dies wollen. Da jedes Kind unterschiedlich ist, kann es natürlich auch sein, dass sich ein Kind schon früher abstillt, während das andere Zwillingskind das Stillen noch eine Weile genießt.
Oftmals stillen Mütter ab und hoffen dadurch, Probleme zu lösen, die nur vordergründig etwas mit dem Stillen zu tun haben, etwa weil sie sich sehr erschöpft fühlen, weil das Baby nachts häufig gestillt werden möchte, weil die älteren Geschwister eifersüchtig sind usw.
Machen Sie sich bewusst, dass das Stillen meist nicht das primäre Problem ist. Ihre Babys werden vermutlich weiter in der Nacht aufwachen, weil Durchschlafen eine Entwicklungssache ist und kein Problem der Ernährung. Sie werden sich wahrscheinlich weiterhin sehr erschöpft fühlen, weil Muttersein ein 24-Stunden-Job ohne Freizeitausgleich ist.
Auch die Eifersucht wird sich durch das Abstillen vermutlich nicht bessern, weil Sie weiterhin sehr viel Zeit für Ihre Babys aufwenden müssen, mit dem Unterschied, dass Sie dann auch noch Fläschchen richten müssen ...
Ein häufiger Grund abzustillen ist, wenn die Mutter Medikamente einnehmen muss. Dies ist in aller Regel jedoch nicht nötig. Es gibt für die meisten Erkrankungen der Mutter Medikamente, die mit dem Stillen vereinbar sind. Abstillen ist nur äußerst selten nötig.
Viele Mütter meinen, abstillen zu müssen, weil es in unserer Kultur so „üblich" ist, und weil sie sich von ihrer Umwelt dazu gedrängt fühlen. Dessen ungeachtet kann eine Stillbeziehung natürlich nur solange für beide Seiten befriedigend sein, solange beide Spaß daran haben. Sollten Sie deshalb für sich irgendwann im ersten Lebensjahr zu dem Ergebnis kommen, dass für Sie die Zeit zum Abstillen gekommen ist, so tun Sie das, aber gehen Sie dabei möglichst langsam vor, so dass Ihre Babys und Ihre

Brust Zeit haben, sich darauf einzustellen. Lassen Sie sich pro Mahlzeit mindestens eine Woche Zeit, denn die Brust ist ein träges Organ und muss sich erst auf den verminderten Bedarf einstellen. Besser und schonender für die Brust ist es, wenn Sie sich hierfür drei oder vier Wochen Zeit lassen, denn dann hat das Brustgewebe mehr Zeit, sich darauf umzustellen. Die Rückbildung der Milchdrüsen geht auf diese Weise schonender und langsamer vor sich, die Brüste bleiben dadurch besser in Form.

Tendenz Langzeitstillen: Wie sinnvoll ist es, die Babys mehr als zwölf Monate zu stillen?

Vielleicht möchten Sie aber auch noch gar nicht abstillen, auch wenn Ihre Kinder Beikost schon gut akzeptieren, und Ihnen Ihre Umwelt signalisiert, dass es jetzt aber höchste Zeit dafür wäre. Sie und Ihre Kinder genießen das Stillen noch sehr und wollen diese innige Zeit noch etwas länger genießen. Tun Sie es doch einfach, wenn Sie es möchten. Es spricht nichts dagegen, aber alles dafür.

Ein Baby unter einem Jahr würde sich, wenn es die Wahl hätte, immer fürs Stillen entscheiden. Das durchschnittliche Abstillalter von Kindern, die selbstbestimmt abstillen dürfen, liegt irgendwo zwischen zwei und fünf Jahren, wobei es natürlich auch Kinder gibt, die kürzer oder länger gestillt werden. In vielen Kulturen, die nicht von unserem westlichen Lebensstil geprägt sind, ist es auch heute noch üblich, Kinder mehrere Jahre lang zu stillen.

Längeres Stillen hat für Mutter und Kind keine Nachteile, aber sehr viele Vorteile. So steigen zum Beispiel die Abwehrstoffe in der Muttermilch vom 6. bis zum 24. Lebensmonat kontinuierlich an und erreichen zuletzt eine Konzentration wie anfangs im Kolostrum. Dies ist genau die Zeit, in der Ihre Babys vermehrt Zeit auf dem Boden verbringen und die Welt mit dem Mund erforschen. Stillen verringert zum Beispiel auch das Brustkrebsrisiko der Mutter, und zwar umso mehr, je länger die Mutter stillt.

Auch im zweiten Lebensjahr geben Sie Ihren Kindern mit der Muttermilch noch ein sehr hochwertiges Nahrungsmittel mit einer hohen Kaloriendichte. Kinder, die weiterhin nach Bedarf gestillt werden, nehmen in dieser Zeit bis zu 25 Prozent mehr Kalorien zu sich. Diese Kalorien sind aber keine leeren Kalorien. Muttermilch bleibt weiterhin eine sehr wichtige Quelle an hochqualitativem Eiweiß, Vitaminen und anderen Nährstoffen, auch wenn sie den Bedarf natürlich nicht mehr vollständig decken kann. Wenn Ihr Kind krank ist, kann Muttermilch sogar vorübergehend wieder zur Hauptnahrungsquelle werden, weil Ihr Kinder jegliche andere Kost verweigert. In diesem Fall geben Sie ihm nicht nur eine hochwertige Ernährung, sondern auch noch zahlreiche Abwehrstoffe gegen die Krankheit. Und es ist doch sehr beruhigen zu wissen, dass Sie Ihr Kind mit Flüssigkeit und Nährstoffen versorgen können.

Doch der wichtigste Aspekt des längeren Stillens ist einfach die einzigartige Mutter-Kind-Beziehung, die Sie mit Ihren Kindern leben. Jede Mutter, die länger stillt, kennt diese einzigartigen Momente, wenn ein Kind voll Freude an der Brust trinkt und die Mutter zwischendurch glückselig anlacht und währen dessen mit ihr schäkert und kleine Spielchen macht. Sie wissen, dass Sie ihr Kind immer und zu jederzeit trösten und beruhigen können und ihm damit die Sicherheit geben können, die es braucht, um in dieser aufregenden Welt langsam groß werden zu können.

Stillen wird immer mehr auch zum sicheren Hafen, von dem aus ein Kind seine Welt erkunden kann. Unzählige Mütter haben es schon erlebt, wie ein völlig verstörtes oder müdes kleines Wesen auf ihren Schoß gekrabbelt kam, einige Minuten bei ihr trank und dann glücklich und zufrieden wieder von dannen zog. Stillen wirkt auch beruhigend, es stellt automatisch die körperliche Nähe her, die ein so kleines Kind noch so sehr braucht.

„Aber Deine Kinder werden sich ‚nie' von Dir lösen, sie werden nie selbstständig werden!" Diesen Satz werden Sie sicherlich hören, wenn Sie Ihre Kinder länger als üblich stillen.

Tatsache ist: Ihre Kinder sind in diesem Alter noch sehr von Ihnen abhängig, egal ob Sie stillen oder nicht. Sie sind angewiesen darauf, dass Sie ihnen Essen zubereiten, ihnen je nach Alter beim Essen helfen, dass Sie sie sauber halten, sie jeden Tag anziehen, ihnen die Windeln wechseln, wenn es nötig ist … All diese Dinge können Ihre Kinder noch nicht alleine. Sie werden es aber mit der Zeit lernen, weil sie älter werden und weil sie es wollen. Genau so sind Ihre Kinder aber auch auf Ihre Liebe angewiesen. Das Band, das wir mit ihnen bei der Geburt eingehen (man spricht nicht umsonst von Bindung), ist überlebenswichtig für Ihr Kind und wird sich erst ganz allmählich, und zwar mit zunehmendem Alter des Kindes lockern. Auch ein einjähriges oder zweijähriges Kleinkind braucht die Mama bzw. den Papa, zum Kuscheln, zum Toben, zum Spaßhaben, aber auch zum Getröstetwerden, zum Verkriechen, wenn es Angst hat …

Nehmen wir mal an, Ihr Kind hat sich vor etwas erschreckt und kommt weinend zu Ihnen. Ganz selbstverständlich nehmen Sie es auf den Arm und trösten es, bis es sich beruhigt hat. Was würde passieren, wenn Sie dies nicht tun und zwar nicht nur einmal, sondern immer, wenn es danach verlangt?

Würde es dadurch selbstständiger werden, weil es lernt, dass es sich selbst beruhigen muss? Wird Ihr Kind künftig weniger Angst haben, wenn Sie es damit alleine lassen? In aller Regel wird genau das Gegenteil eintreten, das Kind wird noch ängstlicher und ist verunsichert, weil es zu klein ist und ihm die Lebenserfahrung fehlt, mit seiner Angst selbst fertig zu werden. Es wird sich zurückziehen und seine Neugierde und seinen Forscherdrang (Dinge, die sehr dazu beitragen, dass Kinder selbstständig werden) verlieren. Das einzige was es dabei lernt, ist, dass es seinen Eltern egal ist, wie es ihm geht. Wenn Sie aber liebevoll auf die Ängste Ihres Kindes eingehen, werden sie eines Tages verschwinden oder aber Ihr Kind ist irgendwann bereit für einen neuen Schritt, wo dann auch der Opa oder die Kindergärtnerin als Trostspender in Frage kommen. Es wird sich weiterhin voller Neugier der Welt zuwenden, weil es weiß, dass es sich auf seine Eltern verlassen kann. Genauso ist es mit der Bindung durch das Stillen. Auch das Stillen ist für das Kind ein sicherer Hafen, ein „Anker" zur Mutter, der Trost, Kuscheln, Körperkontakt, Beruhigungssaugen ... alles auf einmal ist.

In dem Maße, wie Kinder sich entwickeln und selbständiger werden (jedes in seinem eigenen Tempo), und die Mama ganz langsam aber sicher weniger brauchen und sich ihre Umwelt erarbeiten, werden sie auch weniger gestillt werden wollen und es langsam (manchmal auch von heute auf morgen - „Ich bin jetzt groß, ich brauche das nicht mehr, Mama") irgendwann aufgeben - einfach, weil sie dies nicht mehr brauchen. Das Kind hat die Erfahrung gemacht, dass sein Bedürfnis nach dieser speziellen Nähe ernstgenommen wurde, solange, bis dieses Bedürfnis im wahrsten Wortsinn „gestillt" war. Ein Kind das gestillt wird, bis es sich aus eigener Entscheidung abstillt, ist aus diesem Grund gewöhnlich selbstsicherer und selbständiger, weil es diesen Schritt zu einer Zeit machen durfte, als es reif dafür war.

Gestillte Kleinkinder - zwischen Bindung und Autonomie

Julia Afgan, LLL-Stillberaterin und Diplompsychologin schreibt dazu in der Zeitschrift „WirbeLLLWind", Nr. 2 - 2013, einen Beitrag, der sich mit dem Thema „Gestillte Kleinkinder" befasst, im Artikel „Zwischen Bindung und Autonomie". LLL steht für „La Leche Liga".

„Parallel zu seiner motorischen und kognitiven Entwicklung balanciert ein Kleinkind täglich zwischen Bindung und Loslösung. Ist es aktiv und aufmerksam, dann erforscht es seine Umwelt und bewegt sich alleine soweit von seinem Bezugspersonen weg, wie es seine Neugier drängt und sein Sicherheitsbedürfnis es zulässt. Wird es müde, hungrig oder ängstlich, dann zieht es sich in den sicheren Hafen ‚Bindungsperson' zurück. Sein gesundes Bindungsverhalten hat eingesetzt. Es tankt das auf, was es gerade benötigt, etwas Nahrung oder Nähe. Oder es nimmt sich die Auszeit, die es benötigt. Hat sich das Kind gestärkt, so setzt sein Explorationsverhalten wieder ein und es macht sich auf den Weg zum nächsten Forschungsobjekt. Das ist ein ganz normales Verhalten, wie es bei sicher gebundenen Kleinkindern zu beobachten ist.

WIE ein Kind nun im sicheren Hafen Kraft tankt, sei jeder Familie als Experten für ihr eigenes Kind selbst überlassen. Das eine Kind kuschelt mit dem Schnuller auf Mamas Schoß, das andere wird von Papa geschaukelt, wieder ein anderes stillt. Jede Familie darf ihre ganz eigenen Rituale finden, die zu ihr und zum Temperament des Kindes passen. Wichtig ist, DASS ein Kind diese verlässlichen Basisstationen zum Krafttanken hat und da vertraute Bindungsangebote erhält. Denn genau diese Sicherheit ermöglicht ihm, selbstständig zu werden.

Stillen ist ein Bindungsangebot, das sich Jahrtausende lang bewährt hat und mit der Autonomieentwicklung Hand in Hand geht.

Merkwürdigerweise wird langes Stillen recht schnell mit zu intensiver Bemutterung gleich gesetzt. Mit langem Stillen wird die Sorge assoziiert, die Mutter könne ihr Kind nicht loslassen. Stillen als Beziehungsangebot bedeutet jedoch genauso wenig ein Loslösungsproblem wie zum Beispiel Umarmen, Streicheln, Auf-den-Schoß-Nehmen, Sprechen oder Küssen. Lösungsprobleme haben nicht mit der Art der Bindungsangebote zu tun, sondern damit, dass ein Kind zu viele Beziehungsangebote zum falschen Zeitpunkt erhält und so sein Forscherdrang behindert wird.

Lasse ich mein Kind allein auf die Rutsche klettern oder halte ich es auf dem Schoß fest und sage ihm, es sei dazu noch zu klein? Lasse ich es mit dem Kindermesser die Banane schneiden oder lege ich sie ihm geschnitten auf den Teller? Diese tagtäglichen Entscheidungen sind unabhängig von der Art des Beziehungsangebotes in Phasen, in denen das Kind Nähe fordert. Für eine gesunde Entwicklung benötigt ein Kind ausreichend Freiräume, Platz, die Dinge zu erforschen. So spürt es Selbstwirksamkeit und kann lernen und sich entwickeln. Ein Kind, das in Rückzugsphasen an der Mutterbrust Kraft tankt, erlebt zum passenden Zeitpunkt Verlässlichkeit und Sicherheit. Das Stillen hindert eine Mutter also nicht daran, ihrem Kind Entwicklungsfreiheit zuzugestehen."

Einmal stillen, immer stillen?

Im Idealfall dauert eine Stillbeziehung also so lange, wie Mutter und Kind dies wollen. Doch unser Leben besteht leider meist nicht nur aus „Idealfällen". Sehr viel wahrscheinlicher ist, dass Mutter oder Kind sich irgendwann aus der Stillbeziehung lösen, obwohl der andere dazu noch nicht bereit war.

Vielleicht ist es ihr Kind bzw. auch beide Kinder, die sich für Sie überraschend selbst abstillen. In diesem Fall sind Sie vielleicht etwas traurig, weil Sie gerne noch eine Weile gestillt hätten und diese innige Beziehung genossen hätten. Auf der anderen Seite freuen Sie sich aber sicher, weil Ihre Kinder diesen so entscheidenden und wichtigen Schritt von sich aus gemacht haben. Sie werden dann feststellen, dass ein Kind, das sich dazu entschlossen hat, nicht mehr gestillt zu werden, um keinen Preist der Welt mehr dazu bereit ist.

Möglicherweise sind es aber auch Sie selbst, die eines Tages feststellen, dass Sie eigentlich nicht mehr stillen möchten, obwohl Ihr Kind oder Ihre Kinder dies noch sehr genießen. Auch in diesem Fall können und sollen Sie natürlich etwas daran ändern. Hier ist allerdings wichtig, dass Sie sich sicher sind, dass Sie wirklich etwas ändern wollen. Wenn Sie diese Entscheidung nur halbherzig treffen, Ihnen aber gleichzeitig Ihr Kind wieder leid tut, und es dann doch wieder anlegen, so wird es nicht klappen.

Dies wird dann wahrscheinlich nicht ohne Tränen abgehen, immerhin sollen Ihre Kinder auf etwas Liebgewonnenes verzichten, wozu sie noch nicht bereit sind. Diese Gefühle sind in Ordnung. Trösten Sie ihre Kinder, erklären Sie ihnen auch, warum Sie nun nicht mehr stillen wollen (auch wenn sie vielleicht Ihre Worte noch nicht verstehen, so spüren sie doch Ihre Gefühle), lassen Sie sie in dieser Situation nicht alleine. Liebevolle Konsequenz ist hier das Zauberwort. Es kann helfen, wenn Sie in dieser Situation ihren Tagesablauf verändern, so dass Sie bestimmte Situationen vermeiden, in denen das Stillen sehr wichtig war. Natürlich hilft es Ihnen auch, wenn hier Ihr Partner oder auch die Oma da ist und Ihnen zur Seite steht.

Wenn Sie den Eindruck haben, Ihr Kind ist absolut noch nicht bereit zu diesem Schritt und leidet sehr darunter, so hilft es vielleicht auch, wenn Sie an Ihrer Situation das ändern, was Sie am meisten belastet. So können Sie zum Beispiel punktuell abstillen, das heißt, dass Sie einfach zu bestimmten Zeiten nicht mehr stillen, während Sie die anderen Stillzeiten wie gewohnt weiterführen. Manchmal hilft es auch, wenn Sie die Stillzeiten nach und nach verkürzen. Sie legen Ihr Kind wie gewohnt an, lassen es aber immer etwas kürzer trinken und machen danach etwas anderes mit ihm. Auch eine Kombination dieser Tipps kann helfen, das Stillen für Sie wieder erträglicher zu machen.

Geben Sie Ihren Kindern auch während und nach der Abstillphase weiterhin viel Körperkontakt, um ihnen den Hautkontakt beim Stillen zu ersetzen. Hierbei kann nun auch der Vater oder die Oma vermehrt zum Einsatz kommen. Auf diese Weise bedeutet das Abstillen, egal wann es stattfindet, kein Ende, sondern den Übergang in eine andere liebevolle Form des Miteinanders.

Langzeitstillen - so stille ich unsere Zwillinge

Mirjam Gebers stillt ihre Zwillinge, Malte und Nele, auch noch im dritten Lebensjahr. Sie lässt uns an ihren Erfahrungen teilhaben.

„Unsere Zwillinge, Malte und Nele, sind im Juni 2009 in SSW 35 + 5 spontan geboren. Mittlerweile sind die beiden gut zwei Jahre alt und werden noch gestillt. Früher hätte ich mir nie vorstellen können, ein Kind so lange zu stillen. Für mich waren Mütter, die ihre Kleinkinder noch stillten, sogar ‚Öko-Mamas‘, die ihre Kinder nicht ‚loslassen‘ wollten ...

Ich hatte bereits Stillerfahrung mit unserer großen Tochter Vivienne (14), die ich damals ein halbes Jahr voll gestillt hatte und bis zum Ende des ersten Lebensjahres abgestillt hatte. Ähnlich wollte ich es bei unseren Zwillingen auch handhaben. Jedoch wollten die beiden von Obst, Gemüse und Brei lange Zeit gar nichts wissen. Der Zungenstreckreflex war mit sechs Monaten noch so ausgeprägt, dass sie sämtliches Essen ausspuckten und ich ein schlechtes Gefühl dabei hatte, ihnen den Löffel trotzdem in den Mund zu

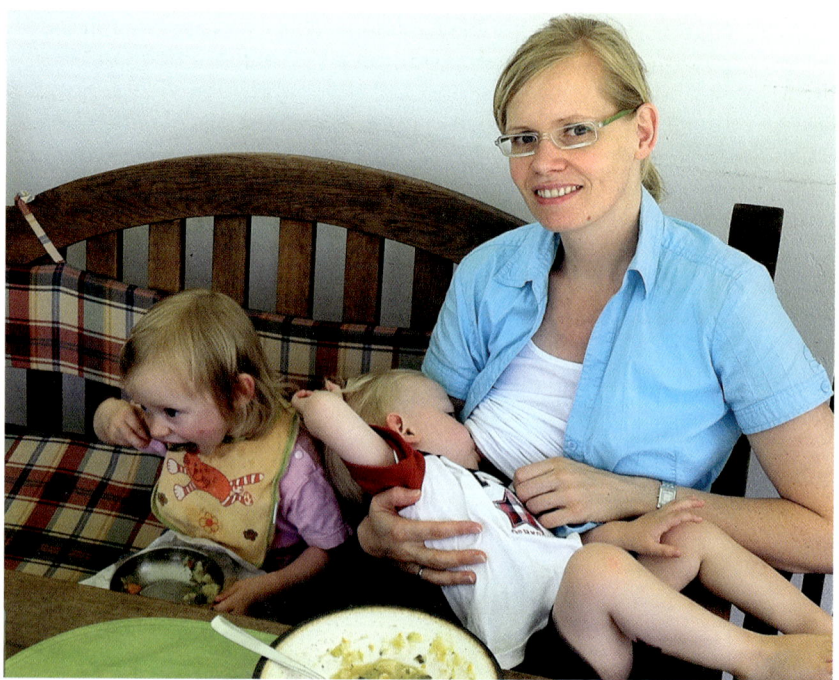

Nele und Malte werden auch mit über zwei Jahren noch gestillt. Mirjam Gebers hat sich daran gewöhnt, dass sich fremde Menschen wundern. Sie weiß, was ihren Zwillingen guttut.

stecken. Mit acht Monaten haben sie die ersten Obststücke, Dinkelstangen und Reiswaffeln auf die Hand bekommen und mit elf Monaten haben sie am Familientisch nach den ersten Kartoffelstückchen gegriffen. Bis eine Stillmahlzeit komplett ersetzt war, hat es noch ein paar Wochen gedauert. Meist wollten sie nach dem Essen noch einen Schluck Muttermilch. Malte hat sogar oft erst gegessen, wenn ich ihn vorher gestillt habe als ob er Angst hätte, seine geliebte Mamamilch nicht mehr zu bekommen, wenn er etwas isst.

Als die beiden sechs Monate alt waren, kamen aus dem Umfeld die ersten Fragen, ob ich denn zufüttere, bzw. wann ich damit beginnen möchte. Vorher hatte ich immer große Bewunderung und Respekt bekommen, weil ich ZWEI Kinder voll stillte, aber plötzlich wendete sich das Blatt und man machte sich Sorgen, dass die Kinder nicht ausreichend Vitamine bekämen, und dass ich die Kinder von mir abhängig machen würde ... Auch sollte ich doch an mich denken, ich müsste doch bald wieder durchschlafen und auch wieder rauskommen ... Sogar unsere Kinderärztin riet mir, unbedingt zuzufüttern, da Muttermilch in diesem Alter keine angemessene Ernährung mehr sei ...

In den Büchern ‚Babyernährung - gesund und richtig' und ‚Langzeitstillen - Über das Leben mit gestillten Kleinkindern' konnte ich mich ausführlich informieren und wusste, dass es überhaupt kein Problem darstellt, weiterzustillen, bis meine Kinder deutliche Signale zeigen und bereit für die Beikost sind.

Je älter unsere Zwillinge wurden, desto unangenehmer wurde mir das Stillen in der Öffentlichkeit, denn die Blicke der anderen sind mir sehr aufgefallen. Aber sich einem fast Zweijährigen zu widersetzen, der gerade seine Mamamilch braucht, ist viel auffälliger, als ihn kurz unauffällig trinken zu lassen. Mittlerweile habe ich genug Selbstbewusstsein und stille auch unterwegs. Aufgrund meiner Informationen über das Langzeitstillen, stören mich die Argumente und die Blicke der anderen nicht mehr. Ich habe teilweise sogar Verständnis dafür, weil es mir ja vor meinen jetzigen Erfahrungen ähnlich ging.

Mittlerweile gehört das Stillen zum Abendritual und ist vor allem nachts oft ein Beruhigungsmittel bei Zahnungssschmerzen und ein schnelles Schlafmittel nach ereignisreichen Tagen.

Tagsüber hilft es meinen beiden so manchen Müdigkeits- und Trotzanfall und auch kleinere Stürze schnell zu überwinden. Sie entspannen sich beim Stillen so sehr, dass sie nach kurzer Zeit an Mamas Brust wieder zufrieden spielen können.

Während Nele meist nur noch nachts trinkt, bevorzugt Malte tagsüber die Brust sogar einem Eis oder einem Keks gegenüber. Wir schmunzeln oft, wenn er sich auf meinen Schoß legt und ‚Mimich' sagt und sich dann beim Trinken genüsslich die Haare krault.

Meine glücklichen, entspannten und vor allem gesunden Zwillinge bestärken mich täglich, meinen doch etwas außergewöhnlichen Weg weiterhin zu gehen. Bis heute waren unsere Kinder bis auf zwei leichte Infekte noch nie krank und mussten noch nie Medikamente zu sich nehmen. Meine Mutter, die eines meiner Geschwister 1,5 Jahre gestillt hat, und eine Freundin, die zwei Kinder länger als zwei Jahre gestillt hat, haben mich sehr bestärkt. Eine riesige Unterstützung in dieser langen Stillzeit ist für mich meine Schwiegermutter, bei der wir seit der Geburt der Zwillinge täglich mitessen dürfen. So konnte ich jeden Tag so viel essen, wie ich es brauchte, und das war besonders im ersten Jahr ganz schön viel. Mein Mann gibt mir nach so mancher ‚Dauerstillnacht' den nötigen Halt, um mit der Müdigkeit besser umgehen zu können. Unsere große Tochter hilft mir durch ihre Babysitterdienste, dass ich mich mal hinlegen oder zur Massage gehen kann.

Vor allem an Tagen, wo ich aufgrund des Schlafmangels an meine Grenzen gestoßen bin, hat mir die Seite www.stillkinder.de sehr geholfen. Insbesondere haben mich die nachstehenden Argumente bestärkt und mir geholfen immer wieder ein ‚JA' zum Stillen zu finden.

●Muttermilch liefert Antikörper und andere schützende Substanzen und gestillte Kleinkinder sind deutlich weniger krank. Wenn sie mal krank sind, verlaufen die Krankheiten häufig leichter.

- Mütter müssen sich nie Sorgen machen, ob ihr Kind zu wenig Flüssigkeit zu sich nimmt.

- Mütter mit Langzeitstillerfahrung haben ein geringeres Risiko, Brustkrebs zu entwickeln.

- Kinder, die lange Zeit gestillt wurden, neigen dazu, sehr sicher zu sein und benötigen seltener zur Beruhigung den Daumen, Schnuller oder ein Kuscheltier, was eventuell sogar zweimal vorhanden sein muss, falls eines abhanden kommt.

- Das Stillen spendet Trost bei Tränen, Wutanfällen und Stürzen in der Kleinkinderzeit.

- Und schließlich stillen sich weltweit 90 Prozent der Kleinkinder erst zwischen zwei und sechs Jahren ab. In Ländern, in denen es keinen Druck zum Abstillen gibt, werden Kinder tendenziell wenigstens zwei Jahre gestillt. Die Weltgesundheitsorganisation (WHO) empfiehlt mittlerweile während des gesamten zweiten Lebensjahres oder länger zu stillen.

Ich bin gespannt, wann sich Malte und Nele abstillen werden und wünsche mir, dass es auf genau so natürliche Art und Weise passieren wird, wie es auch angefangen hat, nämlich fast von allein.
Ich wünsche allen Müttern den Mut und die Kraft, auf ihre Kinder zu hören, wenn sie signalisieren, weiter gestillt werden zu wollen.
Eventuelle Fragen zum Thema Langzeitstillen und Stillen von Zwillingen beantworte ich gern unter m.gebers@gebers-kuechen.de."

Was ist die sogenannte Zwiemilchernährung?

Unter Zwiemilchernährung - ein etwas antiquierter Begriff - versteht man, wenn Babys nicht nur gestillt, sondern zugefüttert werden. In den Fällen, in denen das Vollstillen nicht klappen will, kann dies eine Alternative sein. Dabei kann es natürlich zu Problemen wie Saugverwirrung kommen, oder auch zu gelegentlichen Turbulenzen im Verdauungstrakt des Babys. Deshalb sollten Sie unbedingt ein sehr verträgliches Milchfertigprodukt zufüttern, idealerweise Prenahrung, weil die nach Bedarf gegeben werden kann. Und Sie sollten eventuell eine geeignete Regelung finden, wann, welches Kind zugefüttert wird. Es kann ratsamer sein, eine komplette Mahlzeit zu stillen und eine komplette Mahlzeit zuzufüttern - im Wechsel auch zwischen den Kindern.
Susanne T. hat ihre Erfahrungen zum Thema Zwiemilchernährung für die Zeitschrift ZWILLINGE aufgeschrieben und wir möchten sie hier noch einmal veröffentlichen: „Unsere Zwillinge, Karen und Erik, kamen in der

38. Schwangerschaftswoche zur Welt. Auf Anraten der Hebamme stillte ich beide von Anfang an beidseitig, wobei stets mit der Brust angefangen wurde, welche die vorhergehende Stillmahlzeit abschloss. Doch während der fünf Tage im Krankenhaus fingen die Probleme an. Erik war von Anfang an sehr hungrig und meldete sich daher im Zwei-Stunden-Rhythmus. Für Karen ließ er nie Milch über. Ab fünf Uhr morgens wurde mir der Vielfraß auf den Bauch gelegt, sonst ließ er sich überhaupt nicht mehr beruhigen. Karen verfügte dazu über einen seltsamen Saugstil. Sie ließ die Brust ständig los, um dann wieder kräftig anzusaugen, und sie brauchte sehr lange, bis sie überhaupt gesättigt war. So kam es, dass die Brustwarzen nach fünf Tagen Intensivstillen völlig wund und die linke trotz Verwendung von Still-hütchen sogar fast abgerissen war. Jedes Anlegen bereitete unerträgliche Schmerzen, an der linken Brust konnte ich gar nicht mehr stillen und mit einer Seite bekam ich natürlich nicht zwei Kinder satt.

Wir mussten also leider zufüttern. Der Anfang vom Ende der Stillzeit - befürchteten wir. Erik stillte ich rechts weiter, Karen bekam drei Tage lang die Flasche (mit HA-Milch) und links wurde kräftig ausgestrichen. Mit homöo-pathischen Abstillmitteln, mit Heilerde und Infrarotbestrahlungen für die Brüste und liebevoller Versorgung durch die Hebamme und meinen Mann, wagte ich es dann, links zunächst Erik und etwas später auch wieder Karen anzulegen. Karen nahm die Brust auch wieder an und beide Kinder wurden bald wieder beidseitig gestillt und anschließend mit der Flasche nachgefüttert. Die ganze Fütterei artete dann aber schon bald in ein großes Chaos aus: Wer hatte an welcher Brust zuletzt getrunken? Wo wird also weitergestillt? Welche Menge soll ich nachfüttern, um wenigstens mal einen kleinen Spaziergang ohne Geschrei wagen zu können? Erik kam alle drei Stunden, und Karen benötigte 1,5 Stunden für eine Mahlzeit inklusive Wickeln. Da wir die Milchfläschchen

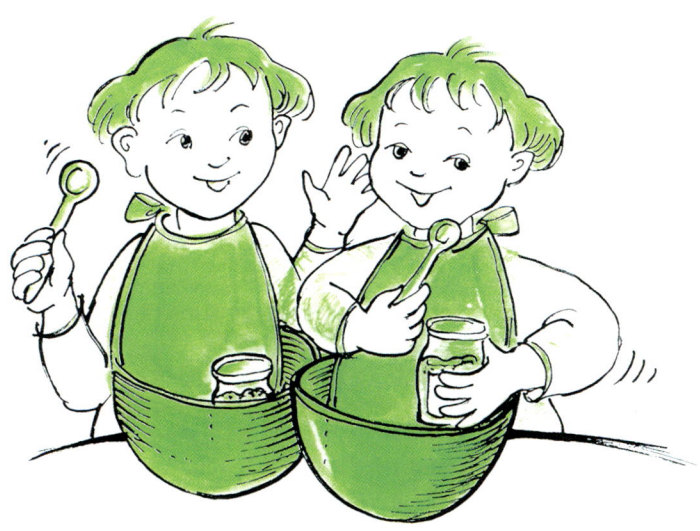

auf Verdacht zubereiteten, kam es oft vor, dass sehr viel weggeschüttet wurde, wenn die Kinder schon weitgehend vom Stillen satt waren.

So konnte es nicht weitergehen, daher beschlossen wir vierzehn Tage nach der Geburt, eine digitale Waage aus der Apotheke auszuleihen, um zu wissen, wieviel Milch unsere Kinder überhaupt benötigen und um einen Tagesablauf zu sichern, den ich nach sechs Wochen Urlaub meines Mannes auch allein bewerkstelligen konnte.

Mit Hilfe der Waage notierten wir zu jedem Stillvorgang Uhrzeit, Name des Kindes, Gewicht vor Stillen, Gewicht nach Stillen, Brustreihenfolge und Zufüttermenge. Es wurde außerdem noch vermerkt, welches Kind sein großes Geschäft gemacht hatte. (Karen hatte durch das Zufüttern Probleme damit) und ob die Vitamin-D-Tablette verabreicht wurde.

Schon bald bekamen wir aber durch die Buchhaltung einen Überblick und lernten unsere Kinder besser einzuschätzen. Es wurden nach jeder Mahlzeit nur noch geringe Mengen zugefüttert. Das Stillen verlief weniger hektisch, da immer klar war, welches Kind an welche Brust musste. Wir versuchten auch, den Rhythmus der Kinder so zu verschieben, dass alle zwei Stunden im Wechsel gefüttert wurde, denn beide Kinder gleichzeitig zu füttern, bedeutete für mich immer fürchterlichen Stress.

Nach circa vier Wochen konnten wir langsam Luft holen. Ich versuchte die Muttermilchmenge immer weiter zu steigern, es wurde um jeden Tropfen gerungen. Konnte ich die beiden nicht doch noch voll stillen?

Vierzehn Tage lang habe ich versucht, möglichst spät erst zuzufüttern, doch das abendliche Hunger-Geschrei grenzte auch schon an Quälerei. Schließlich gab ich mich geschlagen und war zufrieden, dass ich immerhin zu nahezu 80 Prozent stillen konnte. Die Kinder wurden tagsüber richtig satt und schliefen schon mit drei Monaten von zehn bis sechs Uhr durch. Falls sich doch ein Kind nachts meldete, gab es dann 'nur' die Brust.

Als Erik fünfeinhalb Monate alt war, fing ich an, seine Mittagsmahlzeit zu ersetzen, bei Karen mit sechs Monaten. Sie stillte sich mit siebeneinhalb Monaten selbst ab, Erik wurde mit acht Monaten abgestillt. Es war eine anstrengende Zeit, doch ich bereue nichts, denn unsere Kinder gediehen prächtig und waren in den ersten neun Monaten nicht einmal krank.

Noch ein Wort zur Waage: Oft mussten wir hören, dass das Wiegen der Kinder doch nur Stress sei. Sicher, wir haben unsere ältere Tochter auch nicht gewogen und sie wurde sechs Monate lang problemlos gestillt. Wenn aber bei zwei oder mehr Kindern die Milch nicht reichen sollte, kann die Waage wirklich Stress vermeiden. Digitale Waagen sind mit einem Knopfdruck zu betätigen (= fünf Sekunden Arbeit). Man weiß genau, wieviel das Kind getrunken hat und wieviel man zufüttern muss und man hat schnell heraus, wieviel Zeit bis zur nächsten Mahlzeit bleibt, weil die Kinder in der Regel satt sind."

Beikost - wann ist der richtige Zeitpunkt?

Ginge es nach der Babynahrungsindustrie, müssten alle Babys ab vier Monaten Beikost bekommen. Die Empfehlungen der WHO und auch der Nationalen Stillkommission hingegen lauten nach wie vor, Vollstillen in den ersten sechs Lebensmonaten, danach weiterstillen unter Einführung geeigneter Beikost bis mindestens zum vollendeten zweiten Lebensjahr. Im ersten Lebenshalbjahr bekommt ein Baby in der Regel alle Nährstoffe, die es für ein gesundes Wachstum benötigt, durch die Muttermilch.

Wonach sollten Sie sich denn nun richten? Ganz einfach: Beobachten Sie Ihre Kinder, sie zeigen Ihnen, wann sie bereit für Beikost sind. Sie erkennen dies an folgenden Punkten:

- Das Baby ist in der Lage, aufrecht zu sitzen.

- Der Zungenstreckreflex, durch den das Baby feste Nahrung automatisch wieder aus dem Mund herausschiebt, hat sich abgeschwächt.

- Es zeigt Bereitschaft zum Kauen.

- Es kann selbstständig Nahrung aufnehmen und in den Mund stecken und interessiert sich dafür.

- Es zeigt ein gesteigertes Stillbedürfnis, das sich nicht mit einer Erkrankung, dem Zahnen oder einer Veränderung in seiner Umgebung oder in seinem Tagesablauf in Verbindung bringen lässt.

Dies sind die Anzeichen für die Bereitschaft zur Beikost und sie treten etwa mit sechs Monaten auf, bei wenigen Kindern früher, bei gar nicht so wenigen später. Rechnen Sie auch damit, dass dieser Zeitpunkt nicht bei beiden Kindern gleichzeitig kommt. Möglicherweise zeigt eines Ihrer Babys schon früh Bereitschaft zum Essen, während es das zweite vorzieht, noch einige Zeit von Muttermilch zu leben. Dies ist ganz normal.

Bitte machen Sie sich auch keine Sorgen um die Milchmenge. Sie werden in der Lage sein, bis zur Einführung von Beikost genügend Milch für zwei Kinder bilden zu können.

Am Anfang braucht ein Baby noch nicht viel. Lassen Sie sich Zeit mit der Einführung der Beikost. Jedes Baby ist anders und ebenso der Appetit eines jeden Kindes. Manchen Kindern schmeckt es und sie essen in kurzer Zeit eine ganze Mahlzeit, anderen genügt es, wenn sie jeden Tag einige Löffel davon essen. Beides ist ganz normal.

Achten Sie nicht so sehr auf die Menge, die Ihre Kinder essen. Gehen Sie geduldig an die Sache ran und lassen Sie die Mahlzeiten in einer entspannten Atmosphäre stattfinden. Je weniger Druck Ihre Kinder im Hinblick auf Essen erleben, desto problemloser wird sich alles gestalten.

Babys saugen erste Beikost vom Löffel

Banane mögen alle Babys gern. Sie schmeckt süß und fein zerdrückt kann man sie hervorragend vom Löffel saugen. Babys füttert man am besten im Arm und zwar halbliegend. Denn anfangs ist es eine wahre Kunst, dass vom süßen Brei mehr im Kind bleibt, als mit viel Speichel vermischt wieder herauskommt. Banane ist gut verträglich, allerdings wirkt sie stuhlfestigend. Überhaupt sollte jedes neue Lebensmittel immer eine zeitlang einzeln gegeben werden, bis Sie sicher sein können, dass die Babys es vertragen.

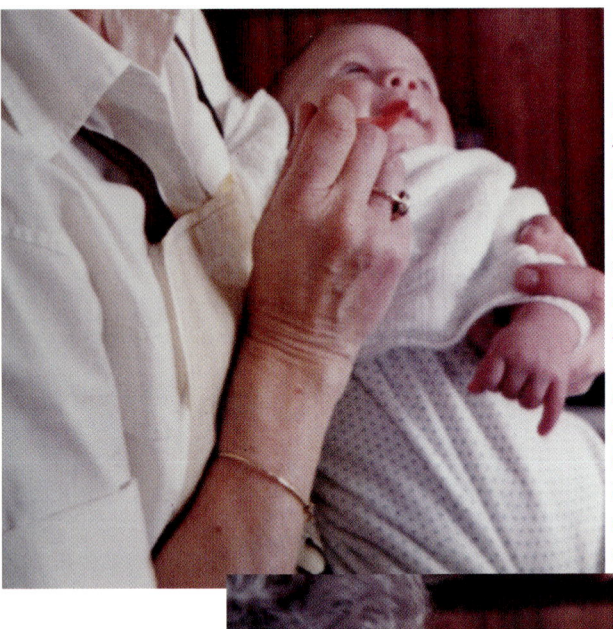

Maximilian isst seinen ersten Bananenbrei. Und zwar nach Großmutters Art, denn Oma füttert ihn, wie sie es schon bei vier Töchtern getan hat - rechter Arm eingeklemmt, linker festgehalten und dann auf das Schnäbelchen.

Geschmeckt hat's offensichtlich, auch wenn das ganze Gesicht klebt. Maximilian war ein richtiger „Bananomane" und lernte bald, mehr zu schlucken als auszuspucken.

Fotos: Marion von Gratkowski

Seite 146

Keineswegs müssen Sie jetzt schon eine Stillmahlzeit ersetzen, und es spricht nichts dagegen, wenn Sie Ihr Kind nach dem „Löffeln" noch anlegen. Ihr Baby kann weiterhin nach Bedarf gestillt werden und Muttermilch kann und darf im gesamten ersten Lebensjahr Hauptnahrungsmittel sein. Auf diese Weise kann auch auf künstliche Säuglingsnahrung komplett verzichtet werden. Wenn Sie die Einführung der festen Nahrung dazu nutzen wollen, langsam abzustillen, so lassen Sie sich dennoch drei bis vier Wochen Zeit, bis Sie eine Stillmahlzeit komplett ersetzen. Ihr Baby kann sich auf diese Weise besser ans Essen gewöhnen und auch für Ihre Brust ist es schonender.

In den ersten sechs Monaten brauchen Ihre Kinder nur Muttermilch und/ oder künstliche Säuglingsnahrung. Mit sieben Monaten genügen eine bis zwei feste Mahlzeiten, mit acht Monaten zwei bis drei Mahlzeiten. Mit neun Monaten kann man zwei bis vier feste Mahlzeiten geben, mit zehn Monaten vier Mahlzeiten, und mit elf bis zwölf Monat drei bis fünf Mahlzeiten. Nun können Ihre Babys bereits gut am Familientisch mitessen, wenn Sie darauf achten, dass es Dinge sind, die sie gut vertragen und von denen Sie vor dem Würzen einen Teller für Ihre Kleinen wegstellen.

Daneben können Sie nach Bedarf weiterstillen, wenn Sie möchten. Wenn Sie Ihre Kinder mit sieben bis neun Monaten noch mindestens dreimal am Tag stillen, mit zehn bis zwölf Monaten noch mindestens zweimal, so erhalten sie ausreichend Milch und brauchen keine andere Milchnahrung und auch keinen Milchbrei.

Baby led weaning

Vielleicht sind Sie auch schon einmal über den Begriff „Baby led weaning" gestolpert. Zu Deutsch heißt das in etwa „vom Baby ausgehendes Abstillen", wobei das Ziel hier nicht das unmittelbare Abstillen ist. Vielmehr überlässt man hier dem Baby die Steuerung bei der Einführung der Beikost. Dabei bekommen Babys keinen Brei gefüttert, sondern sitzen mit am Familientisch und entscheiden selbst, was sie an Essen probieren möchten. Dadurch erhält das Baby die Gelegenheit, einzelne Nahrungsmittel nicht nur kennen zu lernen, sondern durch Tasten, Riechen, Schmecken und Feststellen der Konsistenz genau erforschen zu können.

Geben Sie ihren Babys dazu Nahrung in kleinen Stückchen, wie zum Beispiel Nudeln, Kartoffeln, gedünstetes Gemüse usw., die sie gut greifen können. Natürlich wird auf diese Weise erst einmal nicht allzuviel in Babys Mund landen.

Babys, denen von Anfang an erlaubt wurde, sich selbst zu bedienen, sind eher bereit, an gemeinsamen Mahlzeiten teilzunehmen und frühzeitig eine große Auswahl an Nahrungsmitteln zu essen.

Dabei gibt es nur ganz wenige und ganz einfache Regeln, die beachtet werden müssen:

- Das Kind darf sich aussuchen, was es vom gesunden Familienessen mit isst.

- Die Speisen sollten nicht gesalzen sein.

- Die Speisen sollten nicht gezuckert sein, es gibt keine „Süßigkeiten".

- Es werden selbstverständlich keine gefährlichen Speisen gegeben: keine Nüsse (insbesondere Erdnüsse wegen der Erstickungsgefahr), kein Honig (Botulismusgefahr).

- Bei Nahrungsunverträglichkeiten oder Allergien vorher mit einem Arzt oder einem Ernährungsberater sprechen.

- Vertrauen Sie Ihren Kindern: Was sie ablehnen, vertragen sie vielleicht auch nicht. „Geschmäcker" von Zwillingen können dabei durchaus unterschiedlich sein.

- Drängen Sie den Kindern niemals Essen auf, denn sie könnten Gründe haben, warum sie dieses Lebensmittel „verschmähen".

- Die Kinder essen selbständig, das heißt, sie werden nicht gefüttert, Lebensmittel werden den Babys nicht an den Mund gehalten und sie werden auch nicht für das Baby gehalten.

- Die Kinder sollen Freude am Essen haben.

- Die Kinder entwickeln sich nach ihrem eigenen Tempo, das gilt auch für Zwillinge, die sich auch unterschiedlich entwickeln können. Es gibt immer wieder auch Phasen, in denen ein Kind weniger isst. Das ist normal - selbst bei Breikindern!

- Die Zwillinge bekommen bei dieser Methode weiterhin Muttermilch/künstliche Säuglingsnahrung, anfangs als Hauptnahrungsmittel. Die Umstellung auf gänzlich feste Kost dauert lange und wird von den Kindern bestimmt.

- Die Kinder müssen beim Essen aufrecht sitzen und werden niemals mit Nahrung allein gelassen.

(Quelle: http://geborgen-wachsen.de/2013/04/14/das-baby-led-weaning-experiment-wie-mein-baby-ohne-brei-mit-dem essen- beginnt-ein tatsachenbericht-teil-2/)

Allergieprävention

Die Tipps zur Einführung von fester Nahrung im Hinblick auf die Allergieprophylaxe sind gerade im Umbruch. Hat man bis vor kurzem noch empfohlen, im ersten Lebensjahr auf Nahrungsmittel zu verzichten, die möglicherweise allergieauslösend sind, und diese möglichst spät einzuführen, so scheint sich das gerade zu ändern. Neuere Untersuchungen haben ergeben, dass es Allergien sogar vermeiden kann, wenn ein Baby neben dem Stillen möglichst früh damit in Kontakt kommt. So kann es nach neuesten Erkenntnissen unter bestimmten Umständen zum Beispiel sogar helfen, Zöliakie zu vermeiden, wenn das Baby neben dem Stillen frühzeitig in Kontakt mit glutenhaltigem Getreide kommt.
Auch die Reihenfolge der Nahrungsmittel spielt nunmehr bei der Einführung der Beikost offenbar keine große Rolle mehr. Hier gibt es große kulturelle Unterschiede und es konnte kein Zusammenhang mit dem Auftreten von Nahrungsmittelunverträglichkeiten oder dem Gesundheitszustand des Babys festgestellt werden. Deshalb entfällt an dieser Stelle ein Überblick, welche Nahrungsmittel für den Anfang geeignet sind und welche nicht.

Grundsätzlich gilt bei der Einführung von Beikost aber immer noch:

- Einführung von Beikost erst dann, wenn ein Baby bereit dazu ist, in der Regel irgendwann mit Beginn des zweiten Lebenshalbjahres, manchmal aber auch schon früher.

- Bieten Sie Ihren Kindern nach und nach verschiedene Nahrungsmittel an und lassen Sie sie entscheiden, was und wieviel sie davon essen.

- Es ist nicht nötig, bestimmte Nahrungsmittel auf den bloßen Verdacht hin zu meiden, sie könnten allergieauslösend sein.

- Nahrungsmittel, auf die ein Baby erkennbar allergisch reagiert, sollten natürlich weiterhin vom Speiseplan gestrichen werden.

Tipps, die beim Füttern von zwei Kindern nützlich sind:

- Wenn die Kinder noch nicht so stabil sitzen, können Autositze gute Dienste leisten. Wenn die Kinder schon gut sitzen können, können sie im Hochstuhl sitzen und gefüttert werden.

- Die „Ein-Teller-ein-Löffel-Methode" ist zwar im Hinblick auf Karies nicht unbedingt ratsam, wird aber in der Praxis von fast jeder Zwillingsmutter durchgeführt, solange die Kinder dies akzeptieren.

●Den Essbereich so gestalten, dass auch kleinere oder größere Matsche-reien, wie sie beim Essenlernen vorkommen, problemlos aufgewischt werden können. Den Essplatz zum Beispiel mit einer Wachstischdecke unterlegen.

●Denken Sie daran, dass Ihre Kinder Familienmitglieder sind, die auch beim Essen mit dabei sein dürfen und sollen. Sobald die Kinder im Hochstuhl sitzen können, ist dies problemlos möglich. Wenn Sie zu mehreren essen, können die Kinder auch auf dem Schoß der Erwachsenen sitzen.

●Selbst wenn die Kleinen noch Brei bekommen und gefüttert werden müssen, können sie vorher schon etwas davon bekommen und dürfen dann aber dennoch mit am Tisch sitzen.

●Hilfreich kann es hier sein, den Kindern „Fingerfood" anzubieten, also Dinge, die sie gut mit der Hand greifen können wie zum Beispiel gekochte Kartoffeln, gedünstetes Gemüse, Bananen, Beeren oder ähnliches.

●Ihre Kinder dürfen essen, sie müssen es nicht. Sie bieten die Nahrungs-mittel an, und ihre Kinder entscheiden, was und wieviel sie davon essen. Kein gesundes Kind wird auf diese Weise am Esstisch verhungern.

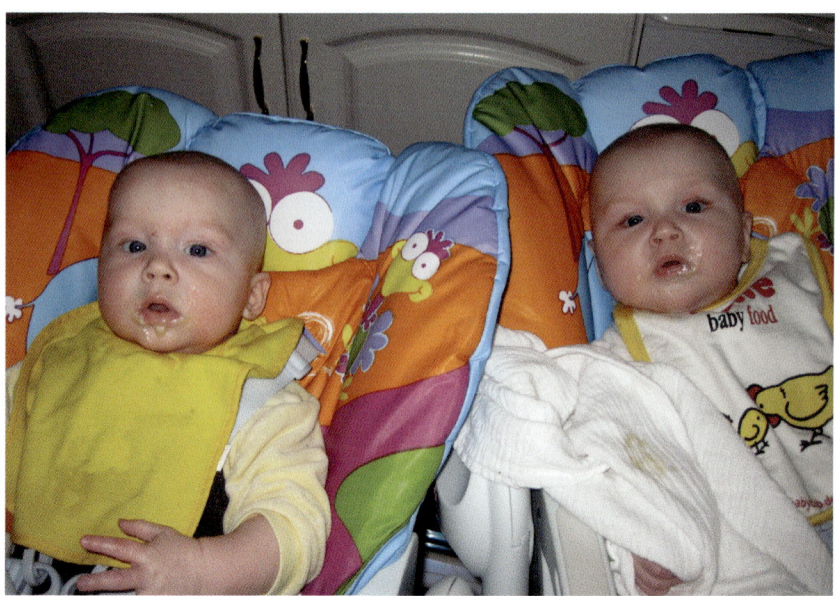

Niklas und Philip Collin mögen das, was ihre Mutter Tina kocht. Tina Collin kauft Bio-Produkte und kocht gern selbst. Sie hat für die Zeitschrift ZWILLINGE einige Babybrei-Rezepte zusammen-gestellt.

Brei selbst gemacht - ein paar einfach Rezepte

(zusammengestellt von Tina Collin in ZWILLINGE)

„Ich bin eine begeisterte Zwillingsmama und ‚Babybrei-Selberkocherin'. Meine Zwillingssöhne Niklas und Philip sind jetzt 13 Monate alt. Bevor ich die Breikost bei ihnen einführte, habe ich in diesem Februar bei der Volkshochschule einen tollen Kursus über das Babybreikochen besucht. Dort wurden wir mit vielen Tipps und Rezepten ausgestattet.

Abends, wenn Niklas und Philip schlafen, koche ich große Mengen vor und friere sie portionsweise ein. Mittags muss ich dann den Brei nur in der Mikrowelle aufwärmen und fertig. Einfacher geht es wirklich nicht. Das Kochen geht mir auch immer fixer von der Hand. Natürlich kaufe ich meistens Bio-Zutaten. Ich finde das trotzdem noch günstiger als Gläschen. Oft bekomme ich Gemüse aus dem Garten meiner Eltern (mehr Bio und noch günstiger geht gar nicht). Nur das Beste für die lieben Kleinen! Besonders gut gefällt mir am Selberkochen, dass ich genau weiß, was drin ist und was meine Kinder zu Essen bekommen.

Gläschen bekommen sie zwischendurch natürlich auch. Mal ein Obstglas oder wenn wir unterwegs sind, auch mal ein Menü. An den Gläschen ab dem 8. Monat stört mich allerdings sehr, dass überall Salz drin ist. Ich habe sogar bei den Herstellern nachgefragt, ob es von ihnen auch Gläschen ohne Salz gibt. Von einer Dame wurde mir gesagt, Kinder ab dem 8. Monat bräuchten Natrium. In einem schlauen Buch habe ich allerdings gelesen, dass bis zum 1. Lebensjahr die Nieren noch nicht voll funktionsfähig sind und deshalb Salz vermieden werden sollte. Tja, da heißt es, dem eigenen Mutterinstinkt zu folgen und selber zu kochen. Da ist auf jeden fall kein Salz drin.

Außerdem kann ich die nötige Konsistenz beim Selberkochen selbst bestimmen. Zu Anfang habe ich das Gemüse roh in einer Küchenmaschine geschnitzelt und dann gekocht. Das fertiggekochte Gemüse wurde dann gestampft, mit dem Pürierstab püriert und durch ein Sieb gedrückt. Dann war es fein genug und meine beiden Babys konnten es gut essen.

Mit den ersten Zähnchen können die Kleinen nun auch Stückchen kauen. Jetzt schnibbel ich das Gemüse nur in den Topf und zerdrücke es vor dem Servieren mit der Gabel. Damit kommen meine Söhne jetzt bestens klar. Schon bald sollen sie vom Familientisch mitessen.

Gestern habe ich einen Kürbis aus dem Garten meiner Eltern mit Möhrchen und Kartoffeln gekocht. Es hat Niklas und Philip wie immer gut geschmeckt.

Hier ein paar von meinen Lieblingsrezepten:

Für den Einstieg Gemüsebrei (ab dem 5. Monat):

Pastinaken-Kartoffel-Brei - 2 Portionen

175 g Pastinaken
75 g Kartoffeln
1 EL Rapsöl

Pastinaken und Kartoffeln säubern, würfeln und gar kochen. Gemeinsam mit dem Öl pürieren.

◆◆◆◆◆◆◆

Rezept ab dem fünften Monat mit Fleisch für den Vorrat:

Möhren-Kartoffel-Brei mit Fleisch - 15 Portionen

1.500 g Möhren
1.050 g Kartoffeln
375 g Rindfleisch

Kartoffeln waschen und in der Schale garen. Möhren waschen, schälen und klein schneiden. Mit dem Fleisch zusammen und etwas Wasser in einem Topf garen. Die Kartoffeln pellen, klein schneiden und zu den Möhren und dem Fleisch geben. Mit dem Pürierstab zerkleinern.
Zum Servieren pro Portion 2 TL Rapsöl dazugeben.

Gemüse-Fleisch-Brei

Zucchini und Kartoffeln mit Rind oder Lamm - 5 Portionen

300 g Zucchini
300 g Kartoffeln
1 Karotte
150 g Rind- oder Lammfleisch
5 EL Rapsöl

Kartoffeln waschen und mit Schale kochen, Fleisch zerkleinern, Zucchini und Karotte waschen, klein schneiden. Mit etwas Wasser übergießen und ¼ Stunde garen. Kartoffeln pellen, zerkleinern, mit dem übrigen Zutaten und Öl pürieren.

◆◆◆◆◆◆◆

Rezepte ab dem 10. Monat

Kürbis-Karotten-Gemüse - **4 Portionen**

300 g Kürbis (zum Beispiel Hokkaido)
300 g Möhren
300 g Kartoffeln
3 TL Rapsöl
¼ TL gehackte Petersilie
1 EL Sahne
250 ml Wasser

Kürbis vierteln, entkernen und kleinschneiden. Möhren und Kartoffeln waschen, schälen und raspeln. Öl zerlassen, Gemüse darin andünsten, mit Wasser 15 Minuten köcheln lassen. Alles zerstampfen und mit Petersilie und Sahne abschmecken.

♦♦♦♦♦♦♦

Gemüsereis - **1 Portion**

150 g Gemüse
(je nach Saison: Möhren, Kohlrabi, Blumenkohl, Zucchini oder Kürbis usw.)
30 g Langkornreis
40 g Hüttenkäse
2 TL Rapsöl

Gemüse säubern, schälen und klein schneiden. Das Fett zerlassen und das Gemüse andünsten. Reis und Öl andünsten, Wasser dazu und 20 Minuten gar köcheln lassen. Käse unterrühren. Eventuell pürieren.

♦♦♦♦♦♦♦

Gemüsenudeln - **12 Portionen**

600 g Broccoli
600 g Kohlrabi
400 g Sternchennudeln
1 Bund Petersilie
10 EL Sahne
100 g Rapsöl

Gemüse waschen, säubern und klein schneiden. Fett zerlassen und das Gemüse darin andünsten. Etwas Wasser dazugeben und garen lassen. Nudeln in Wasser gar kochen und abkühlen lassen. Alles zusammen mit

Sahne, Petersilie und etwas Garflüssigkeit vermengen. Eventuell pürieren und portionsweise einfrieren.

◆◆◆◆◆◆◆

Lecker für die ganze Familie (ab dem 12. Monat):

Rotes Hackrisotto - 2 Portionen

1 kleine Zwiebel
1 große rote Paprikaschote
1 TL Rapsöl
120 g Rinderhackfleisch
120 g Milchreis
¼ l Gemüsebrühe
½ l Tomatensaft

Zwiebel schälen und in kleine Würfel schneiden. Paprika waschen, Strunk, Zwischenwände und Kerne entfernen. Schote sehr klein würfeln. Öl in einem Topf erhitzen und Zwiebel und Paprika darin anbraten. Hackfleisch zugeben und kurz anbraten, dabei immer wieder mit einem Löffel zerstoßen, so dass es krümelig wird. Nicht zu braun werden lassen. Milchreis zugeben. Brühe angießen und alles bei mittlerer Hitze offen kochen lassen. Dabei immer wieder umrühren. Kurz bevor die Flüssigkeit verkocht, den Tomatensaft hinzugeben. Weitere 15 Minuten kochen lassen.

◆◆◆◆◆◆◆

Ratatouille - 6 Portionen

200 g Zucchini
150 g Aubergine
400 g Tomaten
400 g Kartoffeln
4 TL Rapsöl
150 g Rinderhackfleisch
2 EL Crème fraîche
2 EL Tomatenmark
2 EL feingehackte Petersilie

Kartoffeln schälen und fein würfeln. Die Hälfte des Öls in einer Pfanne erhitzen und das Hackfleisch anbraten. Kartoffeln und 100 ml Wasser hinzugeben und etwa 7 Minuten dünsten. Zucchini und Aubergine putzen und fein würfeln. Tomaten mit heißem Wasser übergießen, kalt abschrekken, häuten und fein würfeln. Gemüse zum Fleisch geben und zugedeckt

15 Minuten köcheln lassen. Eventuell Wasser nachgießen. Crème fraîche, Tomatenmark und Petersilie untermischen. Eventuell pürieren.

Buchtipp: „Brei, Brei Baby" von Silke M. Wiechmann

„Brei, Brei, Baby" von Silke M. Wiechmann ist ein Ratgeber von einer Zwillingsmutter für (Zwillings-)Mütter bzw. junge Eltern im E-Book-Format. Es begleitet durch die Schwangerschaft, Stillzeit und durch das erste aufregende Jahr mit dem Baby, bzw. den Babys.

Beginnend mit der Ernährung in der Schwangerschaft, räumt das E-Book mit dem Mythos, dass Schwangere „für zwei" essen müssen, gründlich auf. Ausführliche Übersichten der empfohlenen Verzehrsmengen für Schwangere und stillende Mütter sowie mögliche Tagespläne für die Beikostzeit helfen, den Tagesplan zu strukturieren. Säuglingsnahrungen, Allergieprävention und nicht geeignete Lebensmittel für Ihre Kinder, ob Menüs mit Fleisch oder vegetarische Ernährung, beides wird zum Thema und ausführlich besprochen. „Brei, Brei, Baby" endet mit Menüs für den Übergang zur Familienkost und gibt auch hier Tipps, wie es mit der Ernährung weitergehen soll.

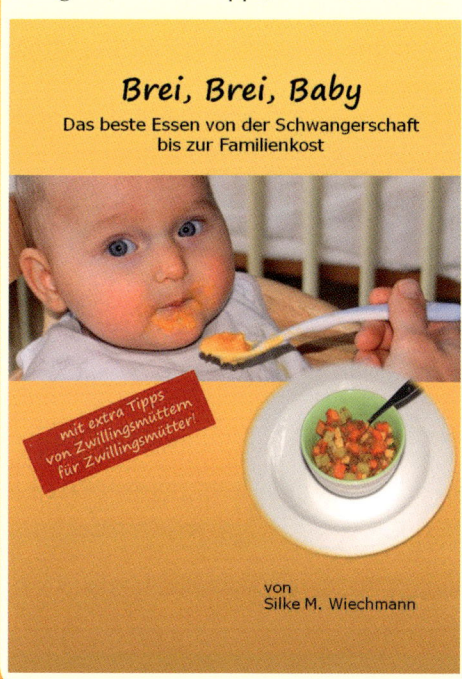

Brei, Brei, Baby
Das beste Essen von der Schwangerschaft bis zur Familienkost

mit extra Tipps von Zwillingsmüttern für Zwillingsmütter!

von
Silke M. Wiechmann

Die Autorin:
Silke M. Wiechmann ist zertifizierte Ernährungsberaterin, die sich nach ihrer Ausbildung und der Geburt ihrer Zwillinge (2010) auf die Ernährung von Säuglingen, Kindern und jungen Familien spezialisiert hat.

Zu bestellen unter:
Erhältlich ist das ebook als PDF-Dokument über www.iss-dich-gesund.eu/kochbuch_E-Book.html
Wer einen E-Book-Reader hat und ein epub-Dokument vorzieht, kann „Brei, Brei, Baby" unter www.neobooks.com bestellen.

Persönliche Erfahrungen stillender Zwillings- und Drillingsmütter

Was gibt es Schöneres, als zu lesen, wie es anderen Zwillings- und Drillingsmüttern ergangen ist?! Schon in der ersten Auflage dieses Buches wurden an vielen Stellen Erfahrungen eingearbeitet. Jetzt haben wir einige zusätzliche Seiten vorgesehen, damit wir Ihnen auch echte Erfahrungen mitten aus dem Leben präsentieren können.

Herzlichen Dank an alle Zwillings- und Drillingsmütter, die sich die Mühe gemacht haben, ihre Erfahrungen mit dem Stillen aufzuschreiben und so viele nette Fotos zu senden!

Meine schöne Stillzeit mit Zara und Giulia

Meine Hebamme sagte bei den Hausbesuchen immer, dass wir ein Vorzeige-Stillteam wären. Denn es hat eigentlich von Anfang an alles super geklappt. Ich konnte trotz Kaiserschnitt beide recht schnell voll stillen, am fünften Tag hatte ich meinen Milcheinschuss und es war „genug für alle" da!

Nach zehn Tagen war ich zum ersten Mal alleine mit beiden zu Hause

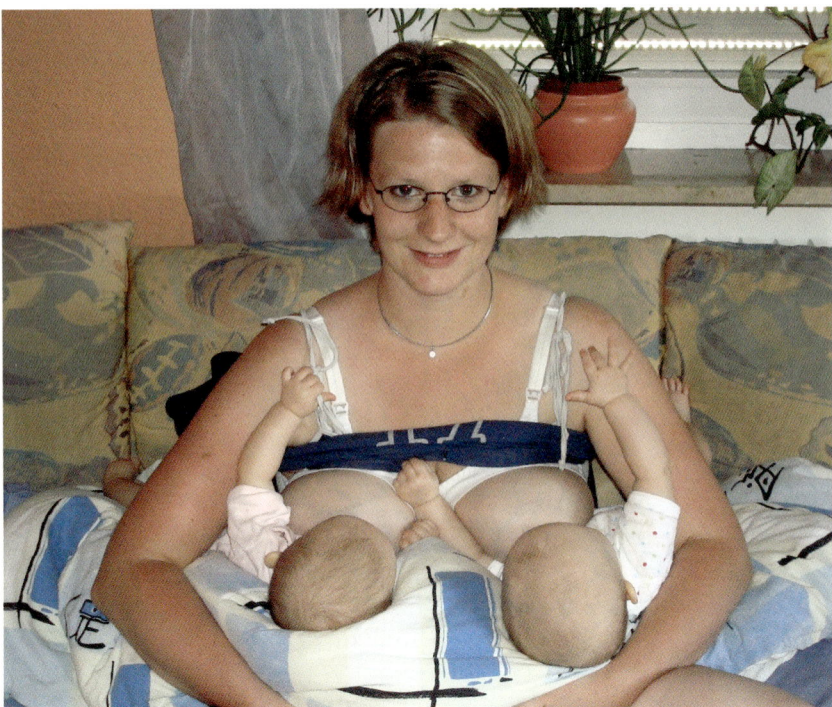

Zwillingsmutter Katharina Schmidt und ihre Zwillinge waren geradezu ein Vorzeige-Still-Team.

und prompt bekamen beide gleichzeitig Hunger. Also versuchte ich mein Glück mit dem Tandemstillen. Und es klappte! Ab da habe ich eigentlich nur noch Tandem gestillt.

Deshalb ist es im Gegensatz zur landläufigen Meinung auch weitaus weniger stressig und aufwändig, die Zwillinge zu stillen, als ihnen Fläschchen zu geben! Aber selbst wenn ich nicht gleichzeitig stillen hätte können, wenn ich mir vorstelle, immer erst ein Fläschchen zu machen, abkühlen lassen ... hinterher wieder sterilisieren. Und unterwegs so angebunden zu sein. Das alles war für mich keine Alternative.

Ich hatte einfach den festen Willen, stillen zu können, und ich denke, der hat mir geholfen, relativ problemlos durch die Stillzeit zu kommen. Jetzt sind meine Mädchen bald sieben Monate alt und ich habe ein halbes Jahr voll gestillt!

Im Prinzip ist der Alltag mit Zwillingen doch nur eine Frage der Organisation. Am besten gleich morgens alles bereit legen, so habe ich mir immer gleich ein Buch und eine Flasche Wasser in die Nähe unseres Stillplätzchens gestellt, dass immer gleich alles griffbereit war. Und so schwer es für „unabhängige Kinderlose" vorstellbar sein mag, wenn man sich dem Rhythmus der Kinder anpasst, ist fast jeder Tag gut zu meistern!

So haben wir jeden Tag unsere festen Stützpfeiler, wie zum Beispiel das „Ins-Bett-geh-Ritual", die den Mädels Sicherheit geben.

Trotzdem war ich doch auch oft unsicher. Gerade, weil sehr viele Leute in meinem Umfeld immer wieder besser Bescheid wussten als ich. So hörte ich oft ein „Was? Du stillst immer noch?" oder „Die armen Kinder, die werden doch gar nicht mehr satt". Und auch wenn mein Verstand wusste, dass das nicht stimmt, habe ich mich doch verunsichern lassen.

In solchen Momenten hab ich dann mit der LLL (La Leche Liga) Kontakt aufgenommen und ich bekam die Sicherheit, die ich brauchte.

Ich kann nur jedem empfehlen, sich in solchen Zeiten eine Stillberatung zu suchen und sich immer wieder vor Augen zu halten, dass wirklich fast jede Mutter stillen kann, wenn sie es nur wirklich will!!! (Katharina Schmidt)

Unterschiedliche Trinker - jedem seine eigene Brust

Während der Schwangerschaft habe ich mir schon Gedanken zum Thema Zwillingsernährung gemacht, und für mich stand von Anfang an fest: ich will die beiden unbedingt stillen und ich wurde dabei von meiner Hebamme, die damit bei Zwillingen gute Erfahrungen gemacht hatte, unterstützt.

Auch bei meinen Sohn Niklas, geboren am 22.5.2004 habe ich es sechs Monate, ohne zuzufüttern, geschafft.

Am Ende des siebten Schwangerschaftsmonats besorgte ich mir das „Corpomed"-Zwillingsstillkissen - mir war klar, dass das Einlingsstillkissen auf jeden Fall zu klein sein würde.

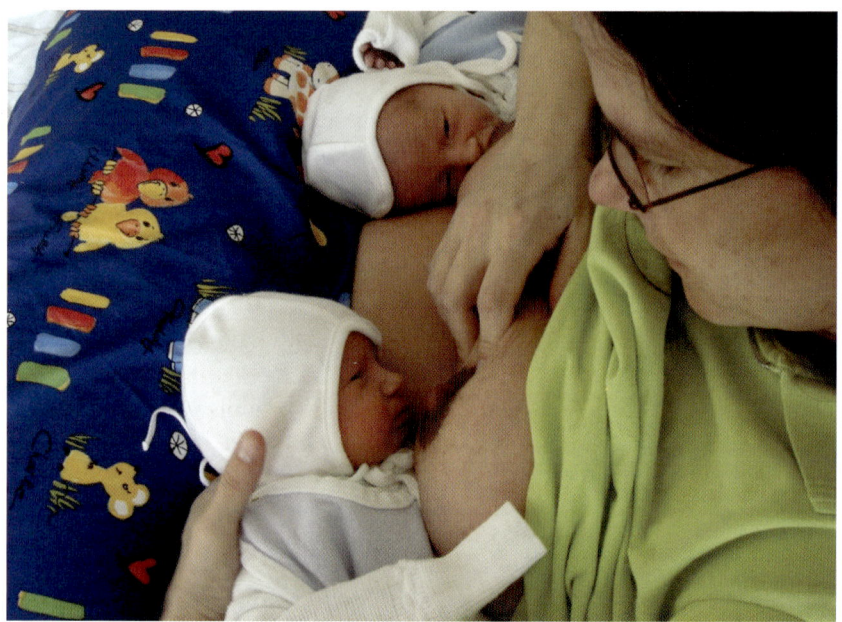

Ein gutes Stillkissen (hier das von Corpomed) ist schon die „halbe Miete". Dr. Patrizia Klintschar fand schon bald heraus, dass Helena und Linus jeweils verschiedene Trinkgewohnheiten hatten.

Das Stillkissen war eine geniale Anschaffung: ob ich meinen zuletzt 1,12 Meter umfassenden Bauch darauf bettete (und sogar noch schlafen konnte), oder die Zwillinge stillte, sie mit der Flasche darauf fütterte ... und heute ist es einfach unser Kuschelkissen.

Unsere Zwillinge Helena und Linus wurden am 31.3.2007 in der 38. Schwangerschaftswoche spontan geboren. Linus, der Erstgeborene, wog 2.645 Gramm und war 46 Zentimeter lang. Helena war 2.820 Gramm schwer und war 47 Zentimeter lang.

Unmittelbar nach der Erstversorgung durch die Kinderärzte bekam ich beide zurück und als Linus auf mir lag „dockte" er sofort an - ein echtes Brustkind, was er in den folgenden Monaten auch bleiben sollte.

Mit Helena war es am Beginn echt schwierig: Sie bekam die Brustwarze nicht zu fassen (auch nicht mit einem Stillhütchen), oft hat es zehn Minuten gedauert bis sie endlich trinken konnte und dann ist sie bald vor Erschöpfung eingeschlafen - und so nahm sie ab.

Aufgeben wollte ich weiter nicht und so pumpte ich zusätzlich mit einer elektrischen Milchpumpe von „Medela" ab und fütterte sie nach einem Stillversuch mit einer Spritze (der Dosierhilfe einer „Nurofen"-Flasche), denn auch aus der Flasche wollte unser Mädchen nicht trinken.

Ich war in einem absolut stillfreundlichen Krankenhaus untergebracht, egal zu welcher Zeit ich auch klingelte, immer war sofort eine Hebamme zur Stelle, die mir beim Anlegen half. Zu Beginn hatte ich Probleme, welche Position angenehm war (also rückenschonend), ob ich sie hintereinander stille, oder zugleich ... Doch Übung macht ja bekanntlich den Meister und als ich nach fünf Tagen die Klinik verließ, haben beide richtig „zugeschnappt", wenn ich ihnen die Brust hingehalten habe.

Ich habe viele Stillpositionen versucht, doch am bequemsten war mir die „Fußballhaltung": Die Köpfe der Mäuse lagen vorne eng zusammen am Stillkissen (meine hielten beim Trinken auch noch Händchen - siehe Foto), die Körper unter meinen Armen und die Beinchen ragten nach hinten raus. Wenn ich meine beiden Mäuse händchenhaltend beim Trinken vor mir sah, ist jedesmal der ganze „Babystress" von mir abgefallen, es war so friedlich und mein Herz ist vor Stolz fast übergequollen!

Versorgt wurden die Kleinen tagsüber circa alle drei bis vier Stunden und immer gleichzeitig. Die Vorteile lagen dabei auf der Hand: Zeitersparnis (beide waren nach 20 Minuten fertig, ich musste mich ja auch noch um meinen Großen kümmern), der Milcheinschuss war intensiver, wenn beide gleichzeitig tranken (das war gut für Helena, denn sie musste weniger intensiv saugen, wenn Linus an der anderen Seite trank - die Milch tropfte fast von selbst raus) und anschließend sind die Kleinen zufrieden eingekuschelt im Stillkissen „Nase an Nase" eingeschlafen. Bei mir hatte jedes Kind „seine" Brust, sie tranken zwar an der anderen auch, aber wesentlich schlechter.

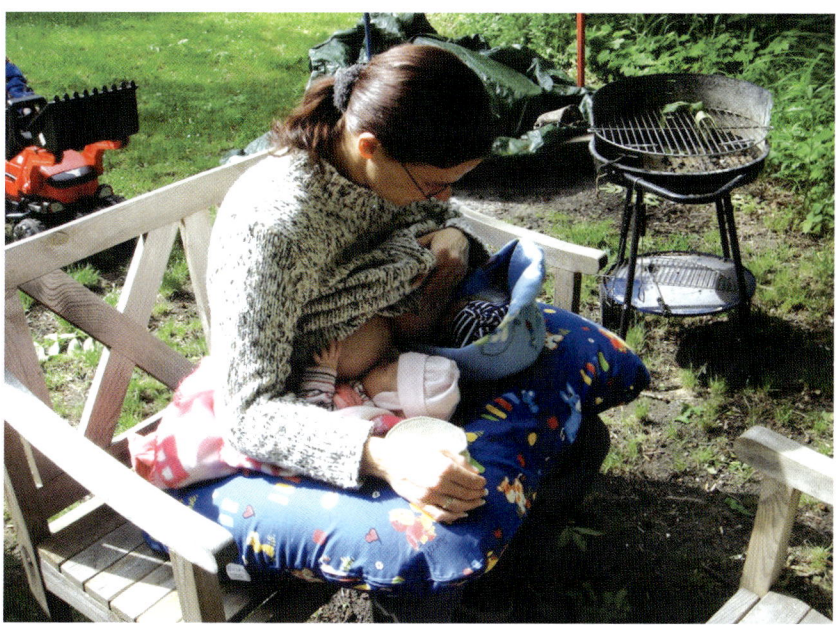

Stillen geht praktisch überall. Hier stillt Dr. Patrizia Klintschar im Garten. Linus und Helena sind durch das Stillkissen gut abgestützt. So geht es sogar zu zweit und gleichzeitig.

Nachts stillte ich nach Bedarf, meist einzeln. Ich habe längere Zeit versucht, den anderen Zwilling aufzuwecken wenn sich der andere gemeldet hatte, das hat bei unseren Kindern nicht funktioniert. Im ungünstigsten Fall ist der aufgeweckte Zwerg nicht wieder eingeschlafen.

Welche Probleme gab es? Vor allem am Beginn der Stillzeit hatte ich mit offenen Brustwarzen zu kämpfen. Ich tränkte einen Wattebausch mit Schwarztee, betupfte damit die wunden Stellen, föhnte anschließend alles trocken und gab „Lanolinsalbe" darüber. Das half prima.

Um den Milchfluss aufrecht zu erhalten, trank ich jeden Tag bis zu sechs Liter, hauptsächlich Stilltee und ich massierte die Brust nach jedem stillen mit einem Stillöl von „Weleda" (das bekam ich in der Klinik). Zusätzlich habe ich mehrmals täglich nach dem Stillen mit der elektrischen Pumpe gepumpt, um die Milchbildung zusätzlich anzuregen. Am besten floss die Milch nach dem Wochenende, wenn mein Mann die anstrengenden Nachtdienste übernahm. Ich möchte mich bei ihm an dieser Stelle ganz herzlich für seinen unermüdlichen Einsatz bedanken, er hatte ja auch eine anstrengende Arbeitswoche hinter sich.

Ich habe beide sechs Monate voll gestillt, Linus hat sich von selbst abgestillt. Von einem auf den anderen Tag war ihm die Brust seiner Mutter anscheinend nicht mehr gut genug: Das Anlegen hat bei ihm wildes Geschrei verursacht, so dass wir froh waren, dass er wenigstens problemlos die Flasche akzeptiert hat und mit sieben Monaten Gläschen. Helena wollte zuerst nicht an die Brust und dann nicht davon weg, nach acht Monaten begann sie mit „Gläschenkost", einen weiteren Monat später nahm sie auch die Flasche.

Ich möchte alle werdenden Zwillingsmamis ermuntern, es auf jeden Fall zu probieren (es ist medizinisch gesehen das Gesündeste und nicht zuletzt auch das Billigste). Auch wenn es eine anstrengende Zeit ist, die dabei entstehende körperliche Nähe ist durch nichts zu ersetzen! (Dr. med. Patrizia Klintschar)

Stillen nach Bedarf - das ist die richtige Lösung für uns!

Luisa Noemi und Jonathan David sind am 4.9.2007 drei Wochen zu früh auf die Welt gekommen mit 2.190 und 2.370 Gramm. Zum Glück nur drei Wochen, da ich ab der 30. Schwangerschaftswoche strenge Bettruhe im Krankenhaus hatte und davor schon vier Wochen daheim. Die zwei sind zum Glück gesund und entwickeln sich prächtig.

In den zwei Wochen nach der Geburt im Krankenhaus wurden beide mit dem Fläschchen gefüttert. Als sie dann nach Hause durften, wollte ich stillen, da ich das mit den Fläschchen und dem Abpumpen sehr anstrengend fand. Anfangs habe ich es parallel probiert, da es meine (sehr gute) Hebamme und die Stillberaterin im Krankenhaus aus Zeitgründen so empfohlen hatten. Da aber Luisa sehr schwach war und außerdem sehr,

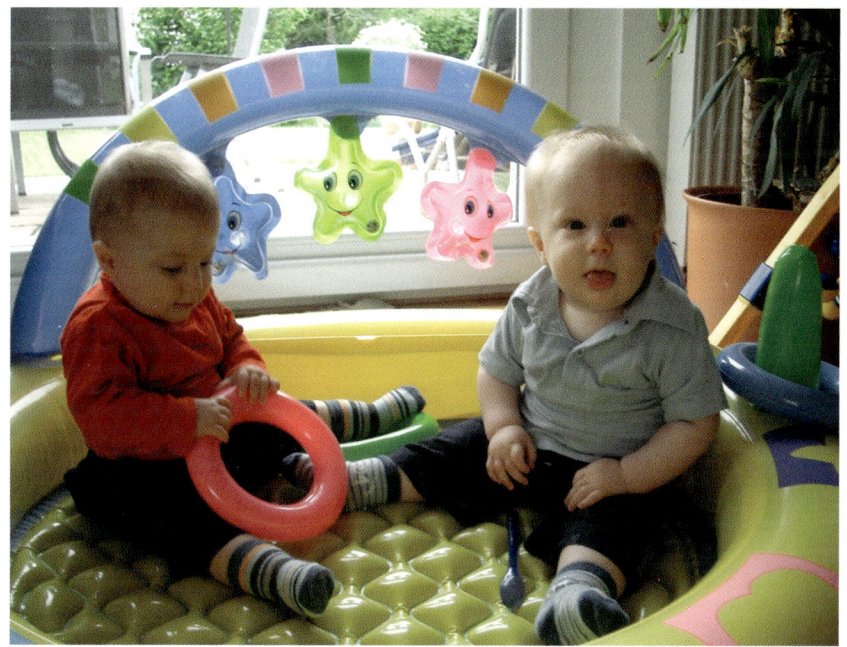

Stillen nach Bedarf und nichts mehr zufüttern - dazu musste sich Zwillingsmutter Julia Mohr erst einmal durchringen. Dank ihrer guten Hebamme hat sie es geschafft.

sehr unruhig getrunken hat und Jonathan ein unproblematischer Schnelltrinker war, hat das mich lediglich viele Nerven gekostet und war ohne eine zweite Person ein richtiger Balanceakt. Außerdem haben beide sich nicht an den gewünschten Vier-Stunden-Rhythmus gehalten, so dass ich nie wusste, ob sie schon wieder Hunger haben, oder nicht.

Nach sehr viel guten Zuredens und Unterstützung durch meine Hebamme und meinen Mann, haben wir uns entschieden, die zwei nach Bedarf zu stillen und nicht mehr zuzufüttern und nicht mehr abzupumpen. Das musste aus meiner Sicht eine gemeinsam Entscheidung sein, da nach Bedarf stillen heißt, dass man nicht mehr sehr viel anderes machen kann, vor allem wenn ein Kind langsam trinkt. Ein Grund, der es mir auch noch leichter gemacht hat, war, dass meine Mutter einmal in der Woche kommt (auch heute noch) und mir mit dem Nötigsten hilft, dafür DANKE! Die Umstellung auf „nach Bedarf" hat erstmal eine große Verbesserung gebracht, da Luisa so deutlich besser getrunken und weniger gespuckt hat. Bei beiden hat sich dann auch jeweils ein guter Drei- bis Vier-Stunden-Rhythmus von alleine eingestellt. Außerdem fand ich es schöner, mich nur um ein Kind kümmern zu können. Nur in Notfällen, das heißt, wenn beide Hunger hatten, habe ich noch parallel gestillt. Aber sobald sie sich ablenken lassen konnten (Wippe, Singen, ...) - mit circa zehn Wochen - stillte ich nicht mehr gleichzeitig.

Aus dem Zwillingsbuch hatte ich, dass man die Seiten wechseln sollte, damit beide Kinder gleich stimuliert werden. Anfangs habe ich bei jeder Mahlzeit die Seiten gewechselt. Durch den unterschiedlichen Rhythmus und Hunger (Zugstärke) hat das bei mir immer wieder zu Brustentzündungen geführt.

Dann erhielt ich von einer anderen Zwillingsmama den Tipp, doch nur wöchentlich die Brust zu wechseln. So hat es dann auch wunderbar geklappt. Okay, Luisa hat zwar immer noch viel gezappelt und so immer wieder die Brustwarzen ruiniert, aber ansonsten war es sehr praktisch.

Ich habe dann so auch fünf Monate (fast) voll gestillt. Luisa hat manchmal noch abends zusätzlich ein Fläschchen erhalten, wenn wir das Gefühl hatten, die Milch reicht nicht, Jonathan hat das Fläschchen ziemlich schnell verweigert. Die Milch hat meistens dann nicht gereicht, wenn ich gestresst war oder mir zu viel vorgenommen hatte.

Jetzt sind die zwei neun Monate alt und wir sind gerade dabei, das nachts und morgens „An-der-Brust-trinken" durch ein Fläschchen zu ersetzen, weil ich keine Lust mehr habe, zu stillen. Im Großen und Ganzen bin ich jedoch sehr froh, dass ich mich für das Stillen entschieden habe, dafür auch die Unterstützung hatte und vor allem genug Milch hatte! (Julia Mohr)

Kann man Zwillinge stillen? Na klar!
Meine glückliche Erfahrung

Ich habe meine Zwillinge sechseinhalb Monate voll gestillt. Sie sind jetzt neun Monate alt, bekommen Brei und ich stille glücklich weiter. Das wäre aber nicht so gewesen ohne einen starken Willen.

Als ich erfahren habe, dass wir Zwillinge erwarten, dachte ich: „Schade, ich wollte doch so gern nochmal stillen." Ich habe nämlich unsere erste Tochter zehn Monate lang gestillt.

Ich habe aber mit zwei Zwillingsmüttern geredet, die selber mehrere Monate gestillt hatten. Und es gibt sogar eine französische Webseite im Internet, die heißt „Zwillingestillen". Da gibt's Fotos über das Duo-Stillen, und Berichte über das Stillen von Drillingen! Da ich Französin bin, habe ich mir dort die wichtigsten Informationen geholt. Also war ich überzeugt, dass man Zwillinge stillen kann.

Sophie und Charlotte sind in der 37. Schwangerschaftswoche im Klinikum Offenburg geboren. Es war leider für mich ein geplanter Kaiserschnitt, wegen schlechter Lage der Babys und nachdem ich drei Monate gelegen hatte.

Sie wogen 2.430 bzw. 2.390 Gramm. Sie waren fit, ich aber nicht, weil ich diese Operation nicht gut vertragen habe.

Die Babys haben tatsächlich gleich bei mir getrunken, aber sie waren schnell müde. Sie haben auch abgenommen (wie die meisten Neugeborenen), also

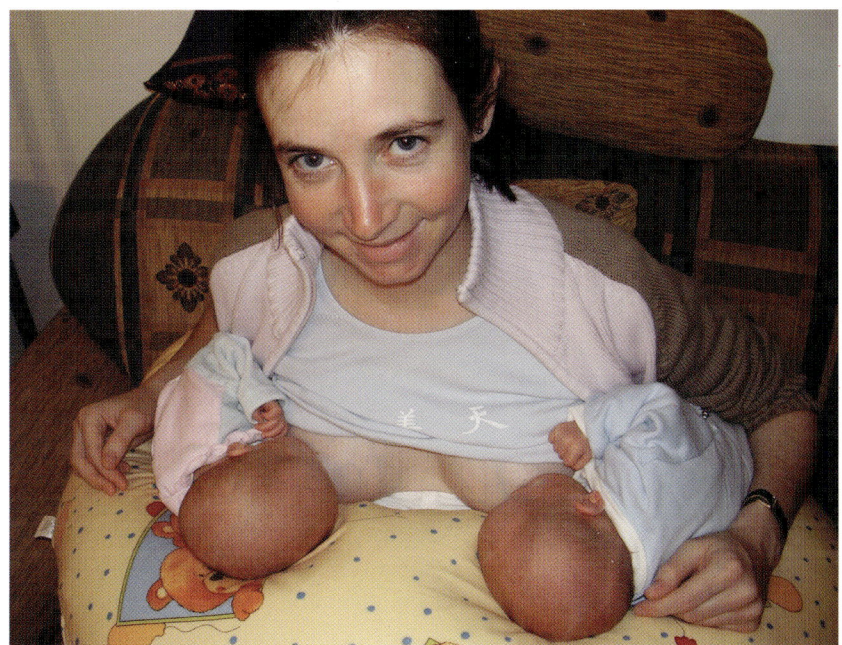

Es brauchte Geduld, bis Céline Winter ihre Zwillinge voll stillen konnte. Die Stillberaterin in der Entbindungsklinik hatte leider keine Ahnung ... so war einfach etwas Mut gefragt.

haben uns die Krankenschwestern gestresst und nach Zufütterung verlangt. Sie haben „Probestillen" gemacht: Das Baby wird vor und nach dem Stillen gewogen, um zu erfahren, wieviel es getrunken hat. Das hat mich verunsichert! Ich wollte aber kein Fläschchen, um das Stillen nicht zu beeinträchtigen.

Die Krankenschwestern haben meinem Mann dann gezeigt, wie man mit einer Magensonde und einer Spritze zufüttert. Ich habe dann angefangen, zu pumpen, damit der Milcheinschuss trotzdem stattfindet: alle drei bis vier Stunden, nachts auch. Nach dem Stillen habe ich die Milch für die nächste Mahlzeit gepumpt, während mein Mann oder eine Krankenschwester die Babys zugefüttert hat.

Die Stillberaterin war sehr nett, aber wenig vertraut mit dem Vollstillen für Zwillinge. Sie hat gemeint, dass wir diesen Rhythmus zu Hause nicht lang behalten können, ich sollte mit dem Abpumpen aufhören und Ersatzmilch durch Fläschchen geben ...

Nach einer Woche durfte ich wieder nach Hause. Charlotte hat wieder ein bisschen zugenommen, Sophie sehr wenig.

Also haben wir Zuhause weiter gemacht: Stillen, Zufüttern (mit Ersatzmilch und Muttermilch) und Pumpen. Ich hatte immer mehr Milch, so dass ich dann nur noch Muttermilch zugefüttert habe. Die Babys waren nicht mehr so müde, also habe ich nicht mehr so oft gepumpt. Nach zwei

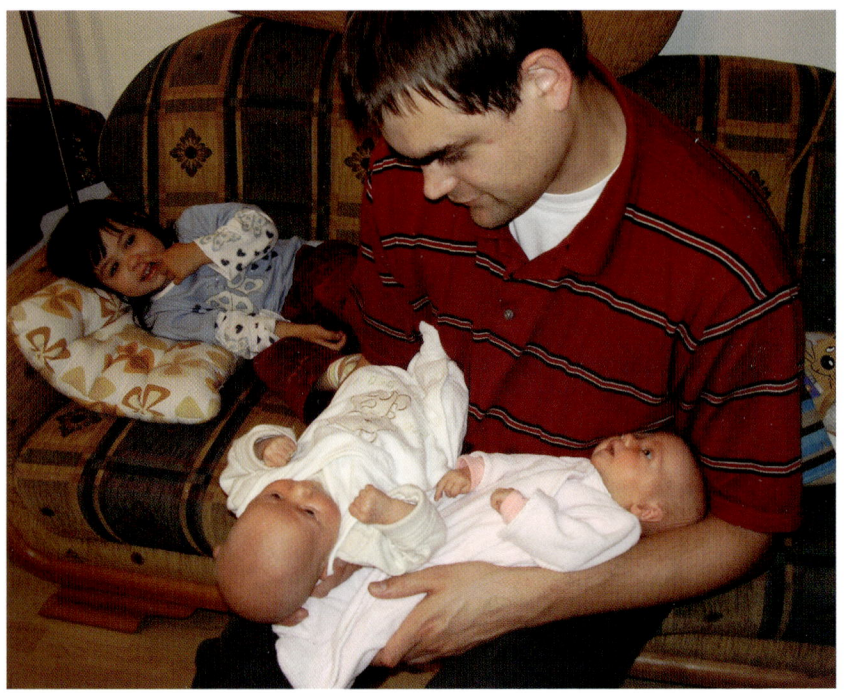

Auch der Zwillingspapa kann durchaus in der Babyversorgung mit anpacken, auch wenn die Zwillinge gestillt werden. Hier kümmert sich Zwillingspapa Winter liebevoll um seine drei Kinder.

Wochen habe ich dann voll gestillt. Was für eine Erleichterung!

Kein Fläschchen mehr, kein Abpumpen ... nur ruhig stillen. Ich hatte aber noch Zweifel, ob die Milchmenge für zwei reicht, deshalb habe ich eine Waage aus der Apotheke kostenlos ausgeliehen. Sie haben dann bis zu mehr als 300 Gramm pro Woche zugenommen! Außerdem hat mir der Kinderarzt das Vollstillen zugetraut, ganz anders als im Krankenhaus.

Ich habe oft - tags und nachts - Sophie und Charlotte gleichzeitig gestillt. Das sollte den Milchfluss steigern, spart Zeit und Nerven: Denn, wenn eine warten musste, hat sie gebrüllt! Gleichzeitig anlegen war einfach, wenn mein Mann da war, weil er das zweite Baby sehr gut zu positionieren wusste. Wenn ich allein war, habe ich es doch geschafft, ein Baby nach dem anderen zu holen. Aber oft ist eine zwischen die Kissen und mich gerutscht, ich habe mich dann verbogen und habe danach Rückenschmerzen gehabt! Deshalb habe ich auch eine nach der anderen gestillt, das ist auch schön, sich auf ein Baby zu konzentrieren. Aber gleichzeitig ist es auch nett, weil sie sich angeschaut und berührt haben.

Nach zwei Monaten hatte ich wunde Brustwarzen gehabt - das tat weh! Meine Hebamme hat leider nicht gewusst, was man dagegen tun kann. Sie hat mir Stillhütchen empfohlen, was nie funktioniert hat. Ich wollte aber noch nicht abstillen.

Ich habe mich selber entschieden, nicht mehr gleichzeitig zu stillen, weil es unerträglich ist, wenn beide Seiten schmerzhaft sind. Eine Freundin hat mir Salbeitinktur gebracht, das benutzte sie selber vorbeugend. So sind meine Brustwarzen doch geheilt. Die schlechte Stilllage war anscheinend der Grund für Risse an den Brustwarzen. Ich hatte auch eine Zeit lang Milchstau, durch Stress vielleicht (unser dreijähriges Kind sprang immer laut drumherum und ich sollte am Bauch nochmal operiert werden). Zum Glück habe ich das mit Quarkumschlägen und einer besonderen Lage immer im Griff gehabt: Liegend habe ich gestillt, das Baby lag dann verkehrtherum zu mir (seine Füße zu meinem Kopf).

Mein großes Problem seit Anfang an war: Wann darf ich wieder durchschlafen? Die Babys haben meistens alle vier Stunden trinken wollen. Wenn ein Baby wach war, habe ich das zweite meistens geweckt, damit sie gleichzeitig oder direkt nacheinander trinken, um selber eventuell bis zu drei Stunden am Stück zu schlafen! Zum Glück hat das geklappt. Habe ich ihnen ihren eigenen Rhythmus gelassen, wurde ich zum Beispiel alle zwei Stunden geweckt.

Erst seit dem Abendbrei (Milch-Getreide-Brei) können sie die ganze Nacht schlafen, oder brauchen nur ein Mal zu trinken. Ich habe sie anfangs selber um zwei Uhr nachts geweckt, weil meine Brust zu sehr gespannt hat. Ich habe dann abends Pfefferminz- oder Salbeitee getrunken, um die Milchmenge zu reduzieren.

Ich möchte noch weiter stillen, wir genießen es mit Sophie und Charlotte. Aber ich merke, dass sie oft nicht konzentriert an der Brust trinken, wenn was daneben passiert! Sie interessieren sich auch dafür, was wir am Tisch essen. Irgendwann - wenn sie viele Zähne haben vielleicht, wie bei meiner ersten Tochter - werde ich komplett abstillen, eine schöne Erinnerung wird bleiben. Das ist so eine innige Beziehung!

Würden wir nochmal Zwillinge bekommen (es muss aber nicht sein!), würde ich unbedingt wieder stillen. Ich würde es aber mit dem „Corpomed"-Stillkissen probieren, um gleichzeitig stillen zu können. (Céline Winter)

Meine kleine Stillkarriere ...

Meine Mädels sind nun bereits zwei Jahre alt. Sie sind mit 2.570 und 3.040 Gramm, 20 Tage vor dem errechneten Termin spontan zur Welt gekommen.

Ich habe sie acht Monate voll gestillt (und dann circa drei Monate lang abgestillt) und außer Schlafmangel keinerlei Beschwerden gehabt.

Ich wollte meinen Zwillingen dieselben Startchancen für das Leben geben, wie meiner drei Jahre älteren Tochter, die ich bereits sechs Monate voll gestillt hatte. Für das Abstillen damals hatte ich mir 2,5 Monate Zeit genommen.

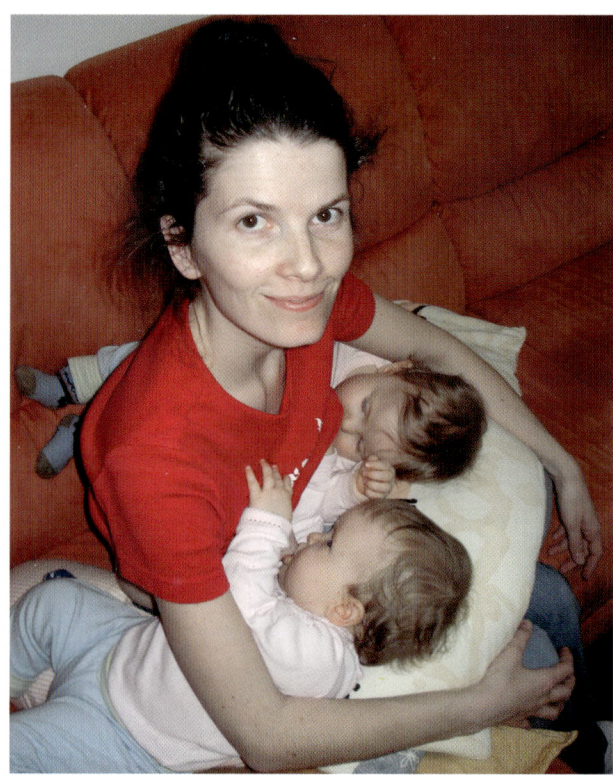

Cornelia Fanke hatte schon Stillerfahrung. Der größte Unterschied beim Stillen von Zwillingen ist, dass man sich nicht so entspannt hinlegen kann, während man stillt. Und natürlich muss man sich viel Flüssigkeit zuführen - sei es durch's Trinken oder durch Nahrungsmittel mit hohem Wasseranteil.

Die unterschiedliche Länge der Stillzeit richtete sich bei mir nach dem jeweiligen Arbeitsbeginn. Beim ersten Kind hatte ich bereits früher wieder gearbeitet. Für mich ist Stillen das Einfachste, Beste, Schnellste, Natürlichste und Gesündeste. Muttermilch ist jederzeit in der richtigen Menge und Temperatur verfügbar. Glücklicherweise gab es bei mir nie Probleme. Ich habe nie abgepumpt und kein Milchpulver gegeben. Auch habe ich kein Wasser oder Tee zugefüttert, selbst im heißesten Sommer nicht (man geht mit Babys ohnehin nicht in die pralle Sonne), denn da sich die Mutter im selben Klima/Wetter wie das Baby aufhält, hat die Milch automatisch immer die richtige Konsistenz.

Der Unterschied zum Stillen eines Einlings war, dass es mit Zwillingen lange nicht so bequem ist, da man sich eben nicht einfach hinlegen kann. Außerdem habe ich viel mehr gegessen, ich hatte solchen Hunger, wie noch nie in meinem Leben und trotzdem wurde ich immer dünner.

Ganz wichtig ist auch eine enorm hohe Flüssigkeitszufuhr, die gleichmäßig verteilt sein sollte, dennoch hat es bei mir nicht gereicht. Ich habe extrem mit hartem Stuhlgang zu kämpfen gehabt, auch übermäßiges Melone essen (je nach Größe eine Dreiviertel bis ganze Wassermelone pro Tag, wieder gleichmäßig auf den Tag verteilt) reichte nur bedingt. Mein Gynäkologe gab mir mehrere Ratschläge, wovon jedoch dann nur Lactulose aus der Apotheke half.

Beim Stillen habe ich mich keinem Druck ausgesetzt, ganz im Gegenteil erwartete ich vor der Zwillingsgeburt, dass ich eventuell doch zufüttern müsse, wenn es nicht reichen sollte (hört man leider von allen Seiten). Die Schwestern des sogenannten stillfreundlichen Krankenhauses drängten mich förmlich mehrmals dazu (am ersten und zweiten Lebenstag nach der Geburt), die Kinder nach dem Stillen noch zum Zufüttern bei ihnen abzugeben. Leider hatte dies zur Folge, dass ich mich habe zweimal beeinflussen lassen, da es nun mal meine ersten Zwillinge waren.

An einem anderen Punkt hatten die Schwestern des Krankenhauses sich jedoch richtig verhalten. Als ich am dritten Tag nach der Geburt den Milcheinschuss hatte und ich förmlich zu platzen drohte (äußerst unangenehmes Spannen der heißen Brust), bat ich die Schwestern eindringlich, mir doch was zum Abpumpen zu geben, da die Kinder genau an diesem Tag bevorzugt schliefen und keine Anstalten machten, mich zu erlösen. Die Schwester schaute sich meine Brust an, tastete sie leicht ab und meinte, es sei alles in Ordnung, kein Milchstau, kein Grund abzupumpen, denn sonst bekämen wir ein Problem (sie meinte wohl, da die Brust dann dauerhaft zu viel produzieren würde, wenn sie durch das unnötige Abpumpen das Signal bekäme, es müsse mehr Milch her). Am nächsten Tag war es dann überstanden, die Kinder hatten dann irgendwann in der Nacht mit ihrer Mama Erbarmen und tranken ausreichend.

Dann verlangten die Schwestern in der Klinik eine sogenannte Stillprobe. Warum auch immer, wenn die Kinder zunehmen, denn sie werden da ja mindestens einmal täglich gewogen. Dazu sollte ich die Kinder vor dem Stillen frisch gewickelt wiegen lassen und dann nach dem Stillen noch mal. Sie waren zufrieden.

Ich denke, dass die Schwestern damit manch unerfahrenen Müttern ganz schönen Druck und Angst machen und sie mit dem Stillen unsicher machen. Man merkt doch am Kind, ob es ihm gut geht. Kein Baby hatte bei mir seine eigene Brust, es wurde immer abgewechselt, so weit ich es mir merken oder aufschreiben konnte. Einerseits hatte ich Angst, nach dem Stillen unterschiedliche Brüste zu haben, andererseits sollten so möglicherweise unterschiedliche Trinkstärken der Kinder ausgeglichen werden. Dazu muss ich sagen, dass sich das unterschiedliche Gewicht der Kinder, weiterhin vergrößert hat. Es sind zweieiige Zwillinge und beide eben sehr unterschiedlich, von Anfang an. Sie verwerten gleiche Essensmengen (Erfahrungen aus der Zufütterzeit) anders.

Im Gegensatz zum Einling, wo ich immer zwei Brüste bei einer Stillmahlzeit gab, bekamen die Zwillinge jeder nur eine Brust, nur in ganz seltenen Fällen musste ich dann noch mal die andere reichen.

An dieser Stelle möchte ich erwähnen, dass ich sicher aufgrund des ausgiebigen Stillens von insgesamt drei Kindern gut eine Körbchengröße (von B auf nicht mal A) verloren habe, aber das ist mir die Gesundheit meiner Kinder wert. Während der Stillzeit hatte ich immer so circa D bis C gehabt. Im Verlauf der Stillzeit wird trotz größer werdender Milchmenge die Brust kleiner, da sich die Brust „eingearbeitet" hat. Also kein Hinweis auf zu wenig Milch.

BHs habe ich während Schwangerschaft und Stillzeit nicht getragen, viel zu unbequem und unpraktisch. Außerdem stärkt vielleicht das reibende Shirt die Brustwarzen und Luft dran schadet ohnehin nicht. Nach dem Stillen habe ich auch immer den Babyspeichel und die Milchreste antrocknen lassen. Soll auch sehr gut sein. Geduscht wurde die Brust nur mit klarem Wasser.

Meine Kinder wurden immer nach Bedarf gefüttert, ich habe nicht versucht, ihnen irgendwelche Zeiten anzugewöhnen, denn dazu ist ein jedes für mich einfach ein Individuum und wird schon seinen Grund haben, wenn es öfter als alle vier Stunden Hunger hat. Dann hat eben das andere Kind auch gleich was angeboten bekommen. Tagsüber war ich überwiegend froh, wenn ich sie gleichzeitig stillen konnte und nachts war ich froh, wenn sie (siehe Stillpositionen) nacheinander Hunger hatten.

Als ganz wichtig empfinde ich, dass eine jede Mutter wissen sollte, dass circa um den fünften/sechsten Lebenstag herum, das Kind/die Kinder einen sogenannten Wachstumsschub haben. Den habe ich bei meinen Zweien nicht bemerkt, dafür aber bei meinem ersten Kind. Es hat nahezu den ganzen Tag geschrien, man konnte ewig stillen und das Kind schrie trotzdem. Viele Mütter denken dann, sie hätten nicht genug Milch und füttern zu. Das stimmt aber nicht. Dieser Tag ist ganz besonders wichtig für die Milchproduktion. Diese wird dann nochmal angeregt und der Tag ist irgendwann überstanden. Ich muss sagen, dass es dermaßen anstrengend war und die Brust dann irgendwann nur noch weh tat. Meine Hebamme hatte vergessen, es mir vorher zu sagen, so dass ich sie abends völlig entnervt und gestresst, anscheinend mit dem ersten Kind völlig überfordert, empfing. Dann erklärte sie es mir und ich verstand mein schreiendes, anstrengendes Kind.

Meine fünf bevorzugten Stillpositionen:

Nachts war mir die herkömmliche Nutzung des Stillkissens zu aufwändig bzw. ich war zu müde. Also drapierte ich einige Zeit lang das sehr große Stillkissen so, dass mein Kopf in der Mitte und die beiden Enden rechts und links von mir unter meinen Armen lagen. Dazu darf das Stillkissen nicht prall gefüllt sein, da man sonst nicht flach liegen kann (Füllung entsprechend entnehmen).

Ich hatte Styroporkügelchen im Stillkissen, schön leicht, gut zu bearbeiten, aber nicht atmungsaktiv, so dass man im Sommer damit schwitzte, deswegen kamen immer Handtücher zwischen Kind und Stillkissen). Dann packte ich jedes Baby auf eine Seite, leicht angelehnt an meinen Bauch, so dass sie nachts mit Hilfe meiner freien Arme von alleine trinken und ich liegen bleiben konnte. Für mich relativ unbequem, da ich mich nicht rühren konnte, aber was macht man nicht alles für seinen Schlaf! Und so verging die Zeit und man erarbeitete sich immer neue Stillpositionen, die den geänderten Anforderungen gerecht werden sollten. Später bevorzugte ich nachts, die Kinder nacheinander zu stillen, damit man dabei auf der Seite weiter schlafen kann. Dazu stellt man ein Babybett neben dem Ehebett auf, wo eine Gitterseite ganz offen ist (Gitter abschrauben), eine eventuelle Lücke zwischen Ehebett und Gitterbett stopft man mit Handtüchern oder Decken aus. Teure Minibettchen zum Anklemmen sind ohnehin viel zu schnell zu klein.

Damit das Gitterbett fest am Ehebett steht, sollte man alles an die Wand schieben, oder etwas zwischen Wand und Gitterbett klemmen. So kann man nachts nach Bedarf die Babys entnehmen oder man lässt sie gleich neben sich einschlafen, jedes an einer Seite, damit man auch im Dunkeln die Kontrolle hat, dass jedes Kind nach Essen verlangt. Eine Mutter hat den Instinkt, dass sie auch im Schlaf weiß, dass neben ihr ein Baby schläft, so dass sie sich nicht einen Millimeter im Schlaf bewegt, mag es auch noch so unbequem sein.

Tagsüber saß ich zum Stillen entweder auf der Eckcouch, wo ich mir einen Tisch ran schob mit Trinken, Essen und eventuell Lektüre, legte die Kinder zuvor jeweils auf eine Seite der Eckcouch, so dass ich sie nach dem Hinsetzen bequem auf das zurecht gelegte Stillkissen vor mir positionieren konnte. Man muss sich unbedingt vorher etwas zu Trinken hinstellen, da man während des Stillens Durst verspürt, der nach dem Stillen wieder weg ist. Und man hat ja sonst ohnehin kaum Zeit zum Trinken.

Viel bequemer ist tagsüber jedoch das Stillen im sehr großen Hängesitz, wo man sich jedoch was ausdenken muss, dass man sich irgendwie sein Getränk und die Beschäftigung in greifbare Nähe hinhängt. Mit einem Kind auf dem Arm, im Hängesitz auf den Schoß gelegt, entnimmt man

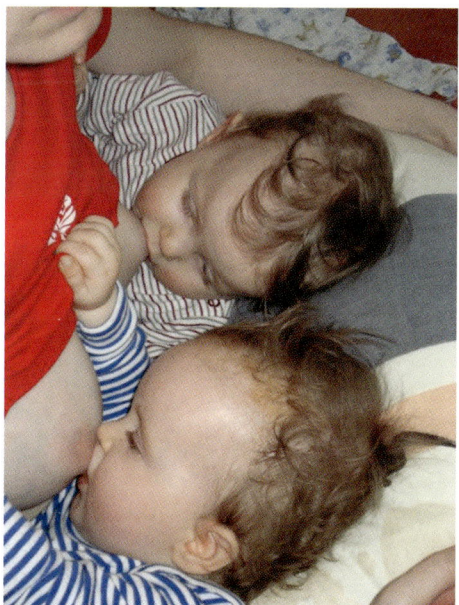

Die Zwillinge werden immer runder und Mama Corinna Fanke immer dünner und dünner. Nach ein paar Startschwierigkeiten in der Geburtsklinik hat sich alles gut eingespielt. Und wie immer kann man sagen, dass dies viel mit der positiven Grundeinstellung der Mutter zu tun hatte.

dann das zweite Kind zum Beispiel einer davor hingestellten Babywippe. Mit zunehmendem Alter der Kinder bin ich dazu übergegangen, im Vierfüßlerstand zu stillen, natürlich nur, wenn niemand sonst anwesend war. Dann trinken die zwei einfach schon so schnell (innerhalb von fünf bis zehn Minuten), dass es viel weniger Aufwand ist, als erst beide Kinder zur Couch oder zum Bett zu transportieren, um dort das Tandemstillen mit Hilfe eines Stillkissens auszuüben. Diese Stilltechnik geht zwar ganz schön auf den Nacken, ist aber für die mittlerweile beweglicheren Babys nicht so gefährlich, da sie nicht von der Couch rollen können. In Anbetracht der Kürze der Zeit war es für mich doch ganz gut auszuhalten, da man unheimlich viel Zeit spart. (Corinna Fanke)

Aber viel Arbeit, gell? Gleicher Rhythmus, dann klappt es gut ...

Vor einem Jahr erfuhren wir im Sommer, dass ich doppelt schwanger war. Sechs Monate plagte mich die Angst, wie es wohl werden sollte, zwei kleine Babys zu versorgen. Voll Kummer dachte ich an nimmer endende Schreiorgien, durchwachte Nächte, kurzum: Eine Aufgabe, die mich ganz und gar auffressen würde.
Nun sind meine Zwillinge sechs Monate alt und ich kann von keinerlei

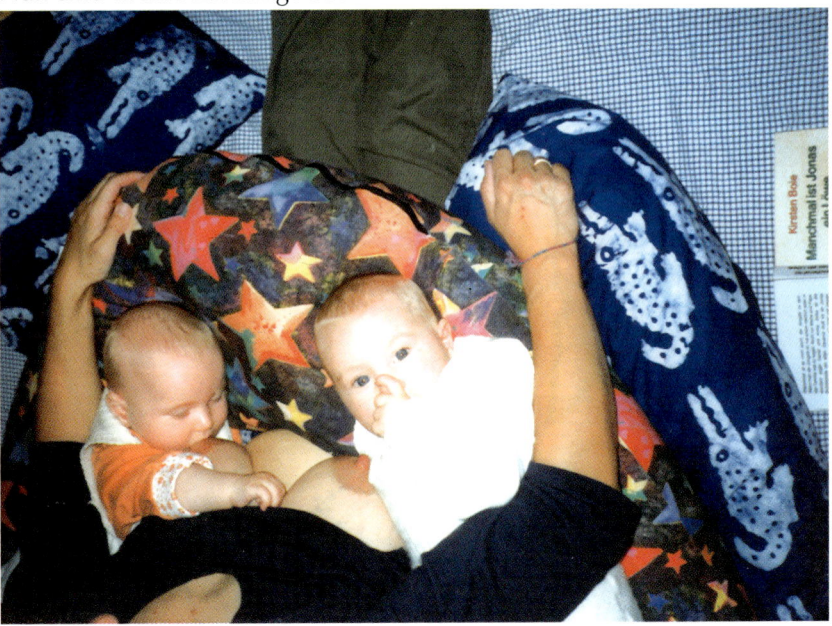

Ob die Milchmenge wohl reichen würde? Nach einem anfänglichen mulmigen Gefühl klappte das Stillen jedoch bestens und Annett Schoch-Hörrmann kam gut zurecht.

nenneswerten Nervenzusammenbrüchen oder sonstigen Ausfallerscheinungen berichten. Sehr zum Leidwesen der Leute auf der Straße, die auf ihre Lieblingsfrage (Ihr kennt sie alle!): "Viel Arbeit, gell?" eine schön-schaurige Antwort hören wollen. Einen Riesenbeitrag zu unserer größtenteils entspannten Familiensituation hat sicher das Stillen geleistet und ich will Euch nun von meinen Erfahrungen berichten.

Meine Kinder habe ich gesund und munter mit je drei Kilogramm Startgewicht geboren. Im Krankenhaus zeigten die Schwestern wenig Interesse am Zwillingsstillen (eher am ständigen Kinder-Abwiegen ...), doch da ich meine große Tochter auch gestillt hatte, war ich nicht so sehr auf deren Unterstützung angewiesen.

Nach fünf Tagen Klinik wurden wir ins wilde Leben entlassen und meine Hebamme wies mich in die Kunst des gleichzeitigen Stillens ein: Ich setze mich bequem ins Bett, polstere mich rundum mit Kissen ab und schlinge zum Schluss ein Stillkissen um meinen Oberkörper. Darauf werden meine zwei dann abgelegt und beginnen zu trinken. Anfangs musste mein Mann mir die Kinder bereitlegen, doch bald konnte ich mich ohne Hilfe zur Raubtierfütterung begeben.

Zuerst hatte ich ein mulmiges Gefühl, ob die Milchmenge reichen würde, hatte ich mir doch mit Hilfe von Babyratgebern ausgerechnet, wieviel zwei Kinder wohl trinken würden (mit vier Wochen trinkt ein Kind circa 700 Milliliter pro Tag, mit vier Monaten schon fast einen Liter!) Doch die zwei haben nie an Hunger leiden müssen und entwickelten sich prächtig, so dass ich fünf Monate voll gestillt habe und erst seit kurzem Gemüse zu Mittag gebe.

Glücklicherweise hatten die beiden von Anfang an denselben Ess- und Schlafrhythmus, so konnte ich sie immer gemeinsam stillen und habe nie Hungergeschrei während der Mahlzeit. Im Gegenteil: Stille ich unterwegs meine Kinder nacheinander, fehlt ihnen offensichtlich die Gesellschaft und sie trinken schlechter.

Mit der Zeit ging das Stillen so flott, dass Besucher irritiert fragten: "Was, schon fertig?", wenn ich mit meinen gesättigten Jungs wieder in der Wohnstube erscheine. Auch nachts kann ich meine Zwillinge in nur fünfzehn Minuten abfüttern und dabei noch weiterschlafen. Die Buben trinken sich in einem Zug satt, für jeden gibt es eine Brust (mehr is nich, Kinners!) und danach ist mal wieder für mindestens zwei Stunden Ruhe in punkto Essen. Mit meinem Bericht möchte ich allen werdenden Zwillingsmüttern Lust aufs Stillen machen, denn, wenn es gut klappt, hat es meiner Ansicht nach nur Vorteile:

•Keine Zwillingsmutter hat zu jeder Mahlzeit eine Hilfsperson, also muss ein Kind vielleicht schreiend auf die Flasche warten.

•Als Mutter muss man sich einige Male am Tag zum Stillen hinsetzen und „nichts" tun oder aber vorlesen, telefonieren und in Büchern und

Zeitschriften schmökern. Ich finde, das ist ein unerhörter Luxus für eine Mutter mit drei Kindern, oder?!

●Wenn ein Kind früher fertig ist, kann man mit diesem Kind ein gemütliches Schwätzchen halten und die Kinder finden „Busenschmusen" sowieso ganz klasse.

●Ich muss nicht zwangsläufig ständig bei den Kindern sein und kann tagsüber drei Stunden Besorgungen machen, ohne dass die Kinder zu Hause bei Oma das ganze Dorf zusammenschreien.

●Auch gestillte Kinder können nachts sechs bis sieben Stunden oder noch länger schlafen, so dass wir auch mal abends weggehen können.

●Und noch ein Vorteil für Mütter, die gerne essen: Um meine Zwillinge mit ausreichend Milch zu versorgen, kann ich Tag und Nacht ohne Reue essen.

Vielleicht schreibe ich mal einen Bericht, wie ich meinen gefräßigen Magen wieder an ein Normalmaß an Nahrung umgewöhnt habe und welche verschiedenen Diäten nach dem Abstillen zu empfehlen sind! Meine anfängliche Vermutung, dass wir Geld sparen würden, weil wir kein Milchpulver kaufen, ist übrigens eine richtige Milchmädchenrechnung. Was an Milchpulver gespart wird, verschlingt Mutti!
Nach einem gut überstandenen halben Jahr warten wir, was für aufregende Zeiten noch auf uns zukommen. Diese schöne Anfangszeit hat uns das Schreckensbild, Zwillinge zu haben, genommen. (Annett Schoch-Hörrmann)

Zu viel Druck von außen - meine Babys bekamen abgepumpte Muttermilch

Erst einmal möchte ich ein großes Lob an Euch aussprechen. ZWILLINGE ist einfach toll! Viel Zeit zum Lesen habe ich mit meinen Zwillingen natürlich nicht, aber ich freue mich jeden Monat auf die neue Ausgabe, für die ich mir dann extra Zeit nehme und sie genieße.
Die Schwangerschaft verlief durchgängig problemlos und für mich war es eine sehr schöne Zeit.
Meine Zwillinge kamen am 31.7.2007 in der 38. Schwangerschaftswoche per Notkaiserschnitt zur Welt, da mein Junge als führender Zwilling leider nach neun Stunden am Wehentropf quer mit dem Schädel im Becken feststeckte. Die beiden sind aber kerngesund und quietschvergnügt. Liam war 52 Zentimeter groß und wog 3.160 Gramm und Flora, das Mädchen, maß 51 Zentimeter und wog 3.340 Gramm.
Da meine Zwillinge in einem stillfreundlichen Krankenhaus geboren worden sind, wurde sehr großer Wert auf das Stillen auch von Zwillingen gelegt,

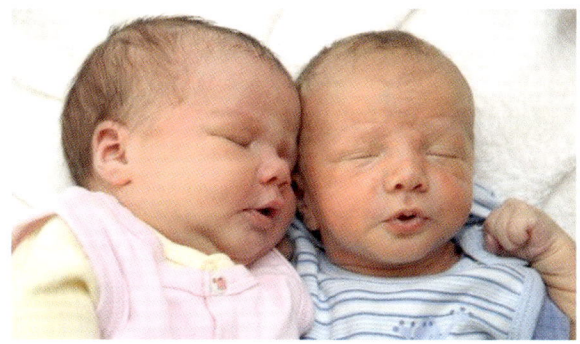

Ist das Stillen direkt gekoppelt an die einzige, wirklich wahre Mut-
terliebe? Wohl kaum. Janine Kadel fühlte sich in der Klinik unter
Druck gesetzt. Sie entschied sich für's Abpumpen und alles lief ...

Alternativen dazu wurden jedoch leider entweder gar nicht erwähnt oder
als weniger wert abgetan. Deswegen fehlte mir vollkommen die Aufklärung
darüber, was tun, wenn es eben Probleme beim Stillen gibt!
Es baute sich in mir als Zwillingsmutter ein Druck auf, die beiden unbedingt
an der Brust stillen zu müssen, gerade weil ich schon von Anfang an merkte,
dass es nicht für alle zufriedenstellend funktionierte. Ich bekam bei dem
Gedanken, sie nicht mehr an die Brust zu lassen, ein schlechtes Gewissen.
Die Babys bekommen bei der Fläschchenfütterung Saugirritationen. An der
Brust stillen ist unbedingt wichtig für die Mutter-Kind-Bindung, hieß es. Ich
fragte mich: Haben Babys, die abgepumpte Muttermilch oder auch Fertigmilch aus dem Fläschchen bekommen, denn keine solche Bindung? Auch
das Füttern mit dem Fläschchen mit Schmusen und anschließendem Spielen
ist doch ein schönes Erlebnis für Mutter und Baby. Denn Zwillingsstillen ist
jetzt im Nachhinein aus meiner Sicht nicht selbstverständlich einfach - Sau-
girritation und Bindung hin oder her!
Trotzdem wollte ich meinen Kindern den Vorteil Muttermilch bieten. Nur
weil es Zwillinge sind, muss man ja nicht sofort auf Fertigmilch zurückgreifen, es gibt auch Alternativen zum Stillen an der Brust. Ich wollte es
ausprobieren, denn die Probleme mit dem Stillen an der Brust begannen
schon in den ersten Tagen noch im Krankenhaus.
Liam wog zwar nur 180 Gramm weniger als seine Schwester, er konnte jedoch
nicht so kräftig saugen, wurde vor Hunger hektisch und schrie. Das hatte zur
Folge, dass er die Brustwarze nicht fand oder immer wieder verlor und Flora
an der anderen Seite friedlich in vollen Zügen trank. Bereits am vierten Tag
war das Stillen an der Brust so von Hektik geprägt, dass ich das Tandemstillen
aufgab und beide einzeln stillen wollte.
Allerdings stellte sich nun die Frage: Bekommt jeder seine eigene Brust
oder wird gewechselt? Ich probierte beides aus. Es funktionierte nicht. Mein
Kleiner bekam zu wenig und nahm ab, der eigentlich kleine Gewichtsun-
terschied der beiden nahm zu.

Hinzu kam, dass meine Brustwarzen durch die doppelte Inanspruchnahme (es sind meine ersten Kinder) sehr wund wurden und rissen und als aus dem Mund meiner Tochter rötlich gefärbte Muttermilch floss, entschied ich mich endgültig, mit dem Stillen an der Brust aufzuhören. Meine Hebamme meinte zu mir, wenn es für die Mutter nicht schön ist, dann auch nicht für die Babys!

Ich kaufte mir zwei elektrische Milchpumpen von Nuk. Eine links und die andere rechts - das spart Zeit und bringt auch mehr Milch! Zusätzlich trinke ich Milchbildungstee, damit es beim Pumpen recht schnell geht. So sitze ich im Schneidersitz auf dem Bett, eine Pumpe links auf dem Oberschenkel abgestellt und die andere rechts. Neben oder auch vor mir liegen meine Zwillinge, für die ich die Hände frei habe. Mal den Schnuller wieder in den Mund stecken, streicheln, spielen und ab und zu mal wieder auf die Knöpfe der Pumpen drücken! So klappt das Abpumpen auch problemlos, wenn man mit den Zwillingen alleine ist. Auch die Fläschchen wurden von beiden von Anfang an problemlos angenommen. Kurz gesagt: Alle sind zufrieden!

Nach jedem Abpumpen würde ich empfehlen, Brustwarzensalbe zu benutzen, das hält die Brustwarzen geschmeidig und schützt vor Rötungen, denn auch hier werden die Brustwarzen natürlich sehr beansprucht.

Ich habe meine Zwillinge auf diese Weise drei Monate voll mit Muttermilch versorgt (zu diesem Zeitpunkt insgesamt 1.600 Milliliter am Tag).

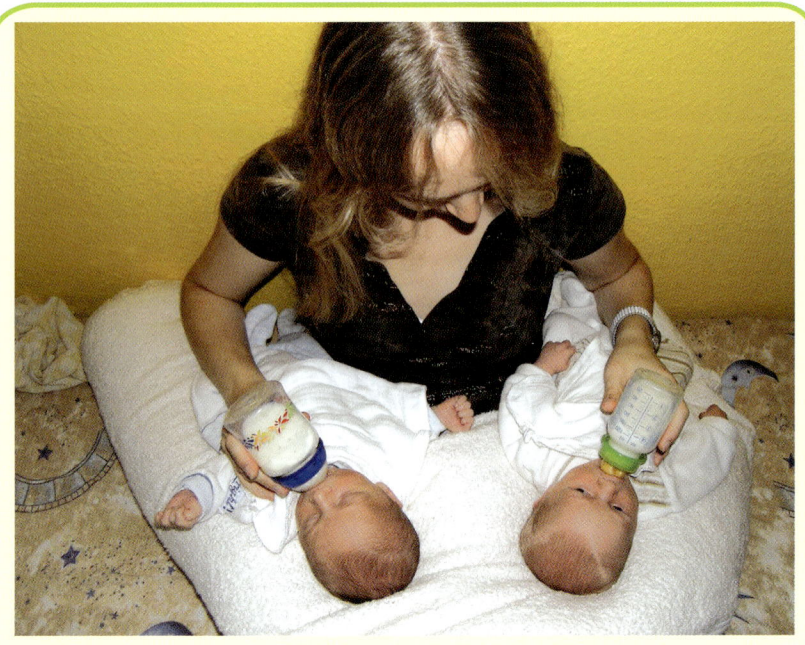

Carmen Neumann benutzte das Stillkissen, um Fläschchen zu füttern. So ein Kissen leistet schon in der Schwangerschaft gute Dienste - warum nicht auch beim Flaschefüttern?

Dann reduzierte ich allmählich die Milchmenge, denn ich konnte schon gar nicht so schnell trinken und essen, um den Flüssigkeits- und Kalorienbedarf zu halten.

Von meinen in der Schwangerschaft zugelegten 26 Kilogramm war nichts mehr vorhanden. Auch hier wollte ich nicht über meine Grenzen hinausgehen. Da meine Zwillinge für Zwillinge atypisch groß sind, haben sie auch einen sehr guten Hunger. Damit konnte ich leider nicht mehr mithalten. Ich fütterte also Fertigmilch dazu. Das klappte problemlos und ich hatte keinen Zwang, bestimmte Mengen abzupumpen.

Ab dem fünften Monat gibt es nun auch schon die ersten Breie: mittags Zwieback-Banane und abends Karotten - für meine Kleinen frisch zubereitet. Die abgepumpte Muttermilch füttere ich weiter hinzu und sie schmeckt den beiden nach wie vor sehr gut.

Meine beiden waren bis jetzt zum Glück - bis auf einen kleinen Schnupfen - noch nie krank, sie sind sehr freundlich und zufrieden, vielleicht habe ich einen Teil davon meiner Muttermilch „verdanken".

Es gab bei mir auch Tage, an denen einfach nicht so viel Milch kam, wie an anderen. Ursachen können ja zum Beispiel Stress oder Ernährung sein. Ich habe deshalb nicht streng nach Mengen abgepumpt sondern mir nach Möglichkeit feste Zeiten gesetzt. Ich konnte mit diesen festen Zeiten viel besser den Tag planen. Das geht natürlich nur, wenn man zufüttert.

Ich möchte also allen Betroffenen Mut machen, wenn das Stillen an der Brust nicht funktioniert, ruhig die Milchpumpe auszuprobieren und nicht sofort ans Abstillen zu denken. Es lohnt sich!

Ein weiterer Vorteil: Man kann tagsüber auch die Milchmenge für die Nacht „vorpumpen". Dann braucht man sich nachts nicht mehr hinsetzen. Vielleicht kann man auch vereinbaren, dass der Partner nachts alleine füttert, während man selbst auch einmal durchschläft und anders herum! (Janine Kadel)

Frühchen-Zwillinge stillen - so hat es funktioniert

Heute möchte ich mich mal zu Wort melden, um allen Frühcheneltern (natürlich Frühchenmüttern) die ihre Kinder gerne stillen möchten, Mut zu machen. Natürlich kann ich nur meine Erfahrungen schildern und hoffen, dass das Stillen auch Ihnen gelingt.

In der 27. Schwangerschaftswoche setzten bei mir plötzlich Blutungen ein. Für die Geburt der Zwillinge war es doch viel zu früh! Ich stellte mich schon auf wochenlanges Liegen in der Klinik ein. Doch schon zwei Tage später sollte ich eine Zwillingsmutter sein.

Plötzlich war über Nacht der Muttermund vollständig geöffnet (keiner weiß warum), sofort Notkaiserschnitt und es hieß „Herzlichen Glückwunsch!" - die Jungs sind da. Johannes der Erstgeborene wog 995 Gramm, Anton - nur eine Minute jünger - wog 955 Gramm. Was für ein Schock! Wie klein

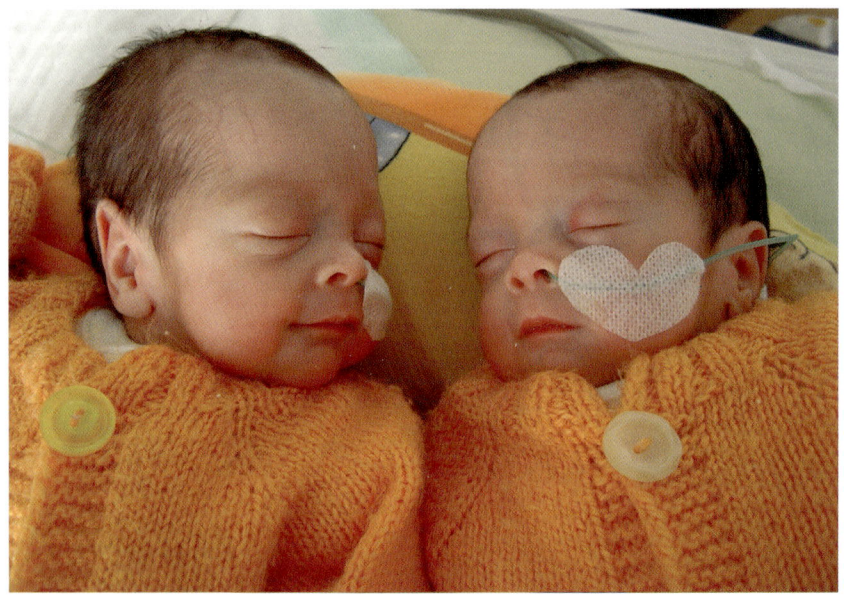

Frühchen zu stillen, ist noch einmal eine ganz besondere Herausforderung. Kerstin Kockjoy hat nicht aufgegeben und durch fleißiges Abpumpen die Milchproduktion aufrecht erhalten.

und zerbrechlich meine Kinder doch waren. Doch nach den ersten Tagen der Angst ging es bergauf.

Schon bald bekamen sie alle zwei Stunden einen Milliliter Muttermilch über die Magensonde. Diese Milch bekamen sie von einer Spenderin. Ich wollte nun, dass beide so schnell wie möglich meine Muttermilch erhielten. Das war im Moment auch das Einzige außer Streicheln und Ansprechen, was ich für sie tun konnte.

Schon am zweiten Tag nach der Geburt kam eine Schwester auf mich zu und brachte eine Pumpe und Zubehör. Direkt neben den Inkubatoren durfte gepumpt werden. Schon beim ersten Pumpen kamen die ersten Tröpfchen. Ich freute mich riesig, denn ich hatte damit noch nicht gerechnet.

Man hört ja oft, dass die Milch nach einem Kaiserschnitt erst später in Gang kommt, aber es war nicht so. So schloss ich alle vier Stunden die Pumpe an, natürlich auch nachts, obwohl die Schwestern auf der Entbindungsstation das nächtliche Durchschlafen zur Erholung vorschlugen. Die Milch wurde untersucht und dann eingefroren. Meine Jungs konnten jetzt also meine Muttermilch erhalten. Fast täglich wurde die Menge, die sie über die Sonde bekamen, gesteigert.

Nach meiner Entlassung bekam ich eine Milchpumpe auf Rezept vom Gynäkologen. Nun war Milchtransport angesagt. Die abgepumpte Tagesration nahm ich mit ins 30 Kilometer entfernte Krankenhaus, wo die Milch eingefroren und gelagert wurde. Nach ein paar Tagen vertrugen die Zwillinge die Milch nicht mehr. Sie hatten Probleme mit der Verdauung und mussten spezielle Frühchennahrung erhalten. Ich war frustriert. Doch ich pumpte fleißig weiter, so dass ein großer Vorrat zustande kam. Zwischenzeitlich dokterte ich an einigen Brustentzündungen herum, wobei mir meine Hebamme weiter half. Im Buch von der La Leche Liga Deutschland e.V. „Stillen von Frühgeborenen" las ich, dass man schon sehr zeitig Frühchen an die Brust legen kann. Leider gab es auf der Frühchenstation keine Stillberaterin. So telefonierte ich oft mit einer Schulfreundin, die ehrenamtlich als Stillberaterin tätig ist.

Im Krankenhaus nuckelten beide Jungs kräftig am Nuckel, so dass ich nach Stillversuchen fragte. Beide Jungs durften zum Känguruen aus dem Inkubator, warum sollte man sie nicht mal an die Brust legen?

Nach fünf Wochen sagte eine Schwester, dass wir es mal versuchen können. Fast heimlich legten wir Anton an die Brust und er fing sofort an zu nuckeln. Er bekam natürlich nichts heraus, dafür reichte seine Kraft nicht aus, aber es war ein tolles Gefühl.

Ab und zu bekamen jetzt beide Kinder die Milch aus der Flasche. Je nach Wachheit oder Zustand der Jungs entschied die Schwester, ob Flaschenversuche möglich sind. So ging es einige Wochen und die Jungs tranken immer öfter aus der Flasche. Auf meine Frage, ob man sie denn nach der Flasche noch an die Brust gewöhnen könne, reagierten die Schwestern sehr optimistisch. Ich war eher pessimistisch, da das Saugen an der Brust schwerer und anders ist.

Jetzt bekamen beide auch wieder meine Muttermilch aber weiterhin aus

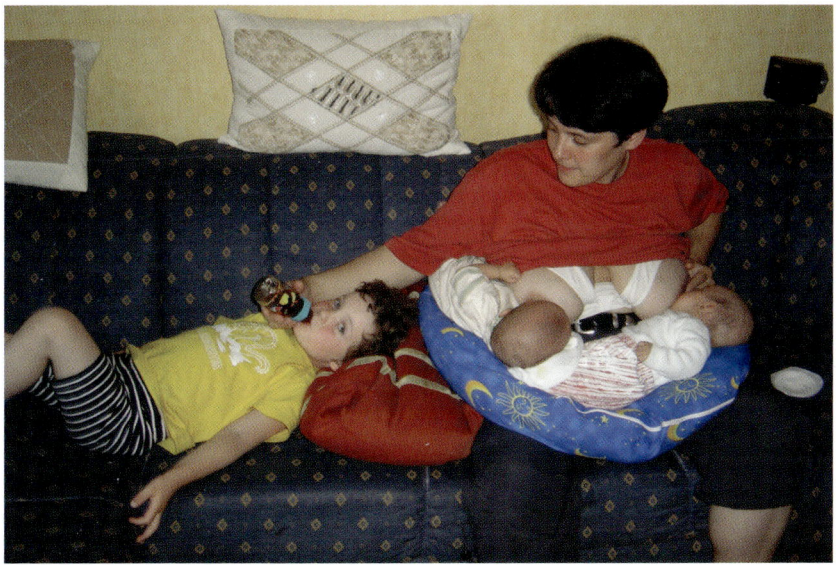

Eine Hand ist auch für das ältere Geschwisterkind frei. Kerstin Kockjoy stillte die Zwillinge gleichzeitig. Man muss nur eine geeignete Position finden ... und eine geeignete Stillberaterin, die der Frühchenmutter immer wieder Mut machte.

der Flasche. 14 Tage nach dem ersten Versuch durfte Anton mal wieder an die Brust und er zog richtig fest. Vorher waren Stillversuche auch schwierig, da beide Jungs im Inkubator noch Sauerstoff erhielten und nackt außerhalb des Inkubators schnell auskühlten.

Als beide ins Wärmebett kamen, war es einfacher. Doch jetzt fehlte das OK der Ärztin. Stillen sei für die Kinder zu anstrengend, sie würden „zusammenbrechen". Ab und zu mal nuckeln sei aber OK. Ich war wie vor den Kopf geschlagen, wollte ich doch beide so langsam an die Brust gewöhnen. Einmal am Tag wollte ich beide anlegen, denn zu mehr Mahlzeiten war ich ja gar nicht anwesend.

Zum Glück unterstützten viele Schwestern den Stillwunsch und wir versuchten es wieder mit Anton. Er wusste gleich, was Sache war und trank. Mit Stillhütchen ging es noch viel besser.

Johannes hingegen wusste nicht, was wir von ihm wollten. Es dauerte seine Zeit bis er herausfand, dass eine neue Nahrungsquelle bereit stand. Zum Glück hatten beide keine Probleme, was Atmung oder Herzfrequenz beim Trinken an der Brust betraf. Mittlerweile bekamen sie jetzt alle Mahlzeiten aus der Flasche und eine aus der Brust. Was sie nicht schafften, wurde nachsondiert, nach der Brust gab es die Flasche. Das hieß natürlich immer vorher wiegen und nachher wiegen.

Jetzt stellte sich die Frage, wie wir beide auf (nur Brust) umstellen konnten. Für mich war klar, dass dies nur im Krankenhaus trainiert werden kann, denn zu Hause stillen, abpumpen und mit Flasche nachfüttern ist zeitlich sehr aufwendig. So gab es zum Glück die Möglichkeit, als Stillmutter zehn Tage vor Entlassung der Kinder ins Krankenhaus einzuziehen.

Schon da bekam ich eine Vorstellung, was es heißt, sich rund um die Uhr um Zwillinge zu kümmern. Zuerst stillte ich einen Zwilling alle zwei Mahlzeiten den anderen versetzt. Fast nie schafften sie die geforderte Menge aus der Brust und wurden mit Flasche nachgefüttert. Nach zwei Tagen bekam ich wie eine Art Milcheinschuss. Eine harte Brust war die Folge aber die Hebammen im Krankenhaus halfen weiter.

So steigerten wir von Tag zu Tag die Stillmahlzeiten bis beide jede Mahlzeit aus der Brust tranken. Circa anderthalb Stunden dauerte das Stillen, Wickeln, Abpumpen und Nachfüttern. Nachts dann zwei Stunden Schlaf und alles wieder von vorn. Ich hatte sechs Stunden zerstückelten Schlaf pro Tag, wie man das nur ausgehalten hat?

Die Schwestern und ich suchten nach Zeitersparnissen. Also versuchten wir das gleichzeitige Anlegen. Das Abpumpen nach dem Stillen wurde eingestellt, denn im Krankenhaus hatten sich circa 200 Flaschen à 250 Milliliter angesammelt. Auch das Nachfüttern wurde beendet.

Nach genau 100 Tagen konnte ich die Jungs endlich mit nach Hause nehmen. Zu Hause klappte das Stillen genauso - allerdings nach Bedarf, was sehr anstrengend war. Angenehmer war es, die Jungs einzeln zu stillen, aber 15 Minuten ein schreiendes Kind warten zu lassen, konnte ich nicht ertragen. So gab es oft das gleichzeitige Stillen. Nach drei vollgestillten Monaten zu

Hause riet der Arzt zum Zufüttern, da beide sehr viel schrieen. Er empfahl eine Mahlzeit durch Brei zu ersetzen und nach dem Stillen noch nachzufüttern. Leider war Hunger nicht der Grund des Schreiens. Im Nachhinein ärgere ich mich darüber, dass ich mich dazu habe überreden lassen. Aber wenn die Kinder sehr viel schreien, klammert man sich an jeden Strohhalm. Die eine Breimahlzeit habe ich dann beibehalten aber das Nachfüttern wieder eingestellt.

Das Schreien hörte dann nach viereinhalb Monaten auf. Zwischenzeitlich gab es wieder viele Telefonate mit der Stillberaterin. Diese waren wirklich wichtig und aufbauend für mich. In größeren Städten gibt es ja auch Stillgruppen, in denen Mütter sich austauschen können. Ohne diese Telefonate hätte ich wohl schon eher das Stillen aufgegeben. Danke, Uli!

Nach zehn Monaten habe ich dann beide abgestillt, da es nur noch nachts und früh die Brust gab. So konnte ich die Milch, die ja noch im Krankenhaus lagerte, aufbrauchen. Ein Teil konnte auch für andere Babys gespendet werden.

Unseren Jungs geht es heute super. Sie sind jetzt ein Jahr und vier Monate alt, krabbeln, klettern und sind kurz vorm Losrennen. Ich hoffe und denke, dass ihnen das Stillen gut getan hat und sich beide weiterhin so gut entwickeln.

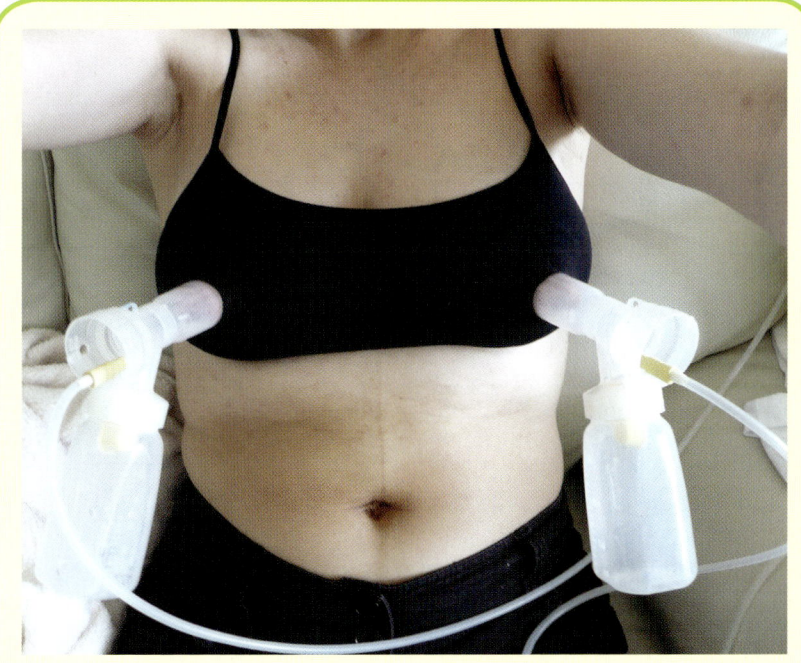

Christa Meier aus Österreich „erfand" eine praktische Abpumphilfe, in dem sie in ein enges Top entsprechende Löcher schnitt ... So hatten die Absaugvorrichtungen einen guten Halt und Zwillingsmutter Meier die Hände frei ...

Allen Frühcheneltern wünsche ich viel Geduld und Kraft für die erste schwierige Zeit und hoffe, dass das Stillen auch ihnen gelingt. Holen Sie sich so viel Hilfe wie möglich und genießen Sie dann diese schöne Zeit. (Kerstin Kockjoy)

Die Stillstunden für Torben und Henrik waren schöne Vorlesestunden für Maren

Ich habe meine Zwillinge, Torben und Henrik, zehneinhalb Monate lang gestillt. Durch meine große Tochter Maren, die ich ein Jahr lang gestillt habe, war ich anderen Müttern gegenüber ein wenig im Vorteil. Ich wusste ja, wie es bei einem Kind geht. Schon damals hatte ich eine tolle Nachsorgehebamme, die mir gute Tipps gab. Danke, Angelique! Ich wollte es unbedingt versuchen, die Zwillinge zu stillen. Für die Zwillinge habe ich mir dann ein neues Stillkissen (von „Corpomed") gekauft. Es ist wirklich sehr empfehlenswert. Die Auflagefläche ist größer, damit man beide Kinder zugleich anlegen kann. Es ist auch recht fest gefüllt, nicht so schwabbelig wie herkömmliche Stillkissen. Das Stillkissen habe ich mit zur Entbindung ins Krankenhaus genommen. Meistens habe ich beide Kinder gleichzeitig, also in Tandemstellung angelegt.

In der ersten Nacht im Krankenhaus konnte ich mich wegen des Kaiserschnittes kaum rühren. Ich konnte meine Kinder nicht alleine aus dem Bettchen nehmen und anlegen. Jedes Mal habe ich klingeln müssen. Zum Glück war die Nachtschwester immer sehr schnell und war die ganze Zeit über freundlich. Es war trotzdem ein schreckliches Gefühl, so hilflos zu sein. Wieder zu Hause war die Stillzeit oft die einzige Pause für mich. Wenn mein großes Mädchen dabei war, musste ich ihr immer vorlesen. Ich konnte ja

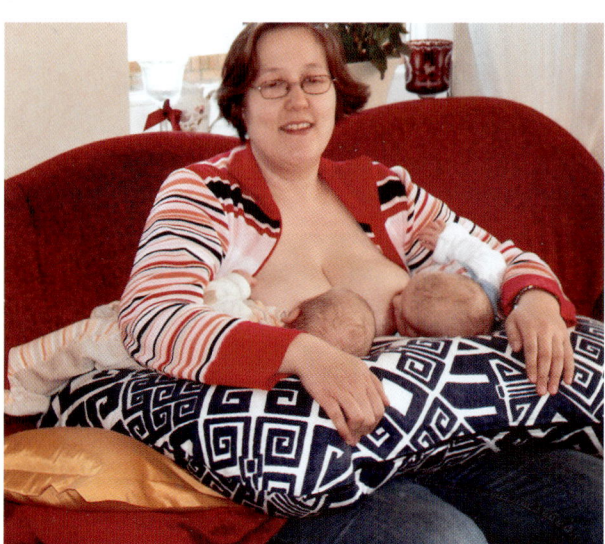

Christiane Seeger war froh, wenn sie Torben und Henrik in Ruhe stillen konnte. War Töchterchen Maren zu Hause, wurde die Stillstunde ganz einfach zu einer Vorlesestunde umfunktioniert.

nicht weglaufen und etwas anderes erledigen. Das hat sie voll ausgenutzt. Wenn sie im Kindergarten war, hatten wir mehr Ruhe.

Torben und Henrik schliefen am Anfang oft nach dem Stillen ein. Ich bin dann sitzengeblieben und habe oft auch ein Nickerchen gehalten. Oder ich hatte mir vorher ein Buch oder eine Zeitschrift griffbereit hingelegt. Es war oft die einzige Gelegenheit, ein bisschen Zeit für mich zu haben. Natürlich ist das Stillen auch aus vielen anderen Gründen praktisch: Milchpulver ist sehr teuer (besonders HA-Nahrung!), man braucht keine Fläschchen abzuwaschen, zu sterilisieren oder vorzubereiten. Unterwegs hat „frau" immer alles dabei. Stillen führt zu hohem Kalorienverbrauch bei der Mutter - Essen ist also erlaubt.

Torben und Henrik waren bei ihrer Geburt bis auf 50 Gramm gleich schwer. Sie hatten auch beide ein gleiches Trinkverhalten. Daher hatte jeder „seine" Brustseite: Torben links, Henrik rechts. Tagsüber legte ich sie als Tandem an. Nachts habe ich seitlich im Liegen gestillt. Das war dann nur einzeln möglich. Beim Stillen sind beide wieder langsam eingeschlummert. Das betreffende Kind hat dann bei mir im Bett weitergeschlafen.

Schlimm war es, wenn beide nachts gleichzeitig Hunger hatten, dann musste ich entweder das Geschrei (ganz schlecht!) des einen ertragen oder mich mit Stillkissen im Bett hinsetzen (sehr unbequem). Und wenn ich dann die schlafenden Kinder wieder in ihr Bettchen legen wollte, sind sie meistens wieder aufgewacht. Zum Glück kamen sie nachts nur selten gleichzeitig. Ich kann jeder Mutter nur empfehlen, es mit dem Stillen zu versuchen. (Christiane Seeger)

Alternative Fütterungsmethoden

Unsere Zwillingsmädchen Johanna und Sophia sind nun schon reichlich acht Monate alt und werden beide voll gestillt. Das war nicht von Anfang an so. Geboren in SSW 34+5, bekamen wir beide Kinder sofort nach der Geburt mit in ein wunderschönes Familienzimmer. Die Lieblingsbeschäftigung für beide, außer Kuscheln, war Schlafen. Das taten sie die ganzen ersten Tage am allerliebsten. SCHLAFEN, auf dem Arm, im Bett, beim Wickeln, beim Stillen, … Nur leider konnten sie so nicht kräftig genug saugen, um den Milchspendereflex auszulösen oder gar Milch oder Kolostrum aus der Brust zu bekommen. Bei reifgeborenen Kindern mag das in Ordnung sein, wenn sie erst später anfangen, Nahrung zu sich zu nehmen, aber nicht bei frühgeborenen Zwillingen die bis auf 2.000 Gramm Körpergewicht und das bei instabilen Blutzuckerwerten, gerutscht sind.

Dazu kam, dass beide Kinder langsam ihre Hautfarbe ins gelbliche wechselten und uns somit in Summe die Verlegung auf die Neonatologie (Neugeborenenintensivstation) drohte. Wir sind den Hebammen der Wochenstation heute noch für die Unterstützung dankbar, die unsere Wünsche als Eltern respektiert haben und dennoch unaufdringlich mit Rat und Tat da

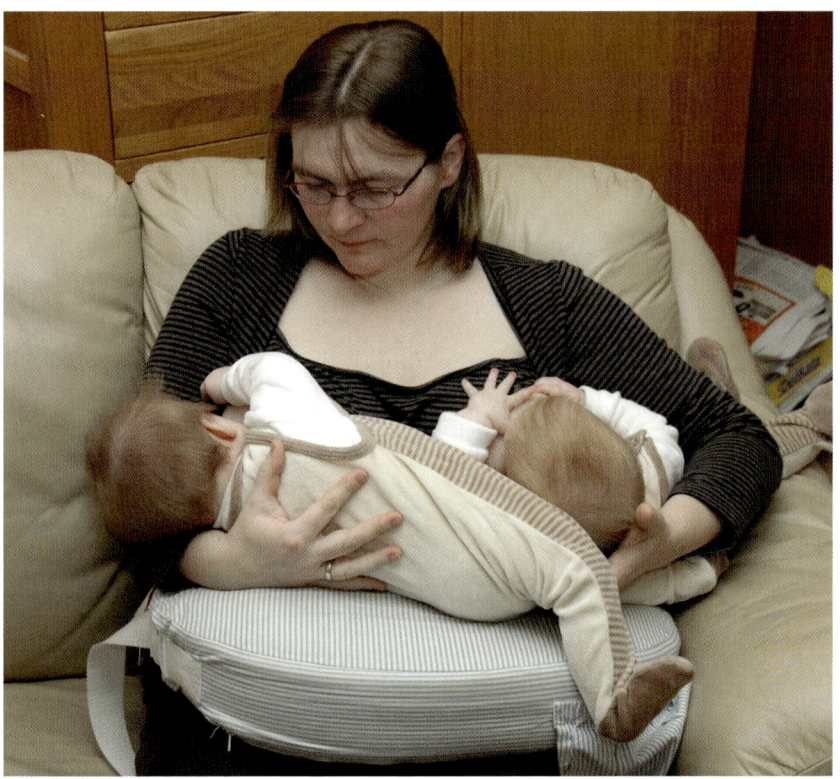

Angela Ohnesorge heißt nur so ... natürlich war auch sie wie so viele Mütter anfangs besorgt, ob die Milch reichen würde und wenn ja, wie sie in die frühgeborenen Babys reinkommen sollte, ohne, dass zu viel wieder rauskam ...

waren. Gemeinsam haben wir nach Wegen gesucht, dass die Kinder bei uns bleiben konnten. Sie brauchten unbedingt Nahrung, viel Flüssigkeit zum Beispiel um den gelben Farbstoff Bilirubin (Abbauprodukt der Leber) ausscheiden zu können, damit sie keine behandlungsbedürftige Gelbsucht bekommen. Das viele Schlafen mag für manche Kinder normal sein, bei unseren wies es schon darauf hin, dass der Blutzuckerwert anhaltend zu niedrig war. Eine Unterzuckerung drohte.

Es blieb die Frage: Wie bekommen wir die Milch aus der Brust in den Magen der Kinder? Der natürlichste und für mich einfachste Weg, das Stillen, klappte nicht. Schade, aber kein Grund aufzugeben. Die Hebammen empfahlen uns, es per Fingerfütterung (fingerfeeding) zu probieren. Es bedurfte einiger Überredung, ehe ich bereit war, meinen Kindern etwas anderes als meine Brust in den Mund zu stecken. Der Grund liegt schlicht und ergreifend in meiner Angst vor einer Saugverwirrung. Weil ja doch alle Saugtechniken an Saugern von der Saugtechnik des Stillens abweichen. Aber vielleicht löst das Saugen am Finger ja keine solche Saugverwirrung aus.

Wir entschieden uns, dass die Zwillinge über das Fingerfeeding zunächst Maltodextrin (wasserlösliches Kohlenhydratgemisch) gefüttert bekommen sollten, um den Blutzuckerspiegel und somit die Munterkeit der Kinder zu erhöhen. Für mich war klar, das es ja eh nur das Maltodextrin ist, dass ich kurzzeitig auf diese Weise füttern muss, bis die Kinder wach genug sind, um dann an der Brust zu trinken. Aber leider tranken die Kinder auch nach dem Milcheinschuss nicht (ausreichend) an der Brust. Ich begann die Milch abzupumpen und wir erlernten die Technik des Fingerfeedings für uns zu verbessern.

Es haben sich uns viele Fragen ergeben. Wie sollen wir die Kinder munter bekommen? Wie sollen wir die Kinder lagern? Wie weit sollte der Finger in den Mund gesteckt werden? Muss das jedesmal eine neue Spritze sein? Wieviel Milch sollen wir wann in den Mund spritzen? Wieviel Milch brauchen unsere Kinder wann überhaupt? Ist die Milchmenge abhängig vom Körpergewicht oder vom Alter?

Fingerfeeding hört sich komplizierter an, als es ist. Es ist ein wenig nötig, sich auf die Gegebenheiten und die Kinder einzustellen, aber dann können Kinder durch diese alternative Fütterungsmethode gut ernährt werden. An dieser Stelle erkläre ich ein wenig die Fütterungsmethode. Abgepumpte (oder ausgestrichene) Muttermilch, oder andere geeignete Nahrung, wird in einer keimfreien Spritze aufgezogen. Ein flexibler Schlauch macht sich an der Spitze der Spritze sehr gut, da die Spritze dann lageunabhängig gehalten werden kann. Das Kind wird bequem zum Füttern gelegt, wobei es hilfreich zum Schlucken ist, wenn der Oberkörper leicht erhöht ist, um ein eventuelles Verschlucken zu vermeiden. Wir hatten die Kinder auf Stillkissen quer auf unserem Schoß. Manchmal habe ich die Kinder auf das Bett mit hochgestelltem Kopfteil gelegt und mich daneben gesetzt. Aber auch die Füße des Kindes Richtung Bauch der Person die füttert und den Kopf auf den Knien ist möglich - je nach Gelenkigkeit der fütternden Person ist die Lage relativ frei wählbar. Wichtig ist nur, dass man nicht verkrampft sitzt. Und die Kinder sollten so liegen, dass sie (wie beim Stillen) in einer geraden Linie von Ohr, Schulter und Hüfte liegen, um ein ordentliches Saugen und Schlucken zu ermöglichen.

Mit den Fingern wird zu Beginn der Fütterung der Mund des Kindes stimuliert, in dem sanft über die Lippen und die Zahnleisten gestrichen wird. Kommt die Fingerkuppe am Gaumen an, fangen die Kinder meistens schon zu saugen an. Wenn die Fingernägel kurz genug sind, gibt es auch keine Verletzungsgefahr für die Zunge. Nun wird bei jeder (korrekten) Saugbewegung des Kindes mit der anderen Hand aus der Spritze Milch in den Mund gedrückt. Dabei liegt die Spitze der Spritze oder ein kleiner Schlauch im Mundwinkel des Kindes, da es dort am wenigsten das Saugen stört. Das Vakuum im Mund sollte möglichst erhalten bleiben.

Die praktischen Erfahrungen lassen sich in drei Phasen einteilen. Phase eins: Füttern von Ersatzflüssigkeit (Maltodextrin), da noch nicht genügend Muttermilch für zwei Kinder da war. Phase zwei: Muttermilchfütterung in der Klinik.

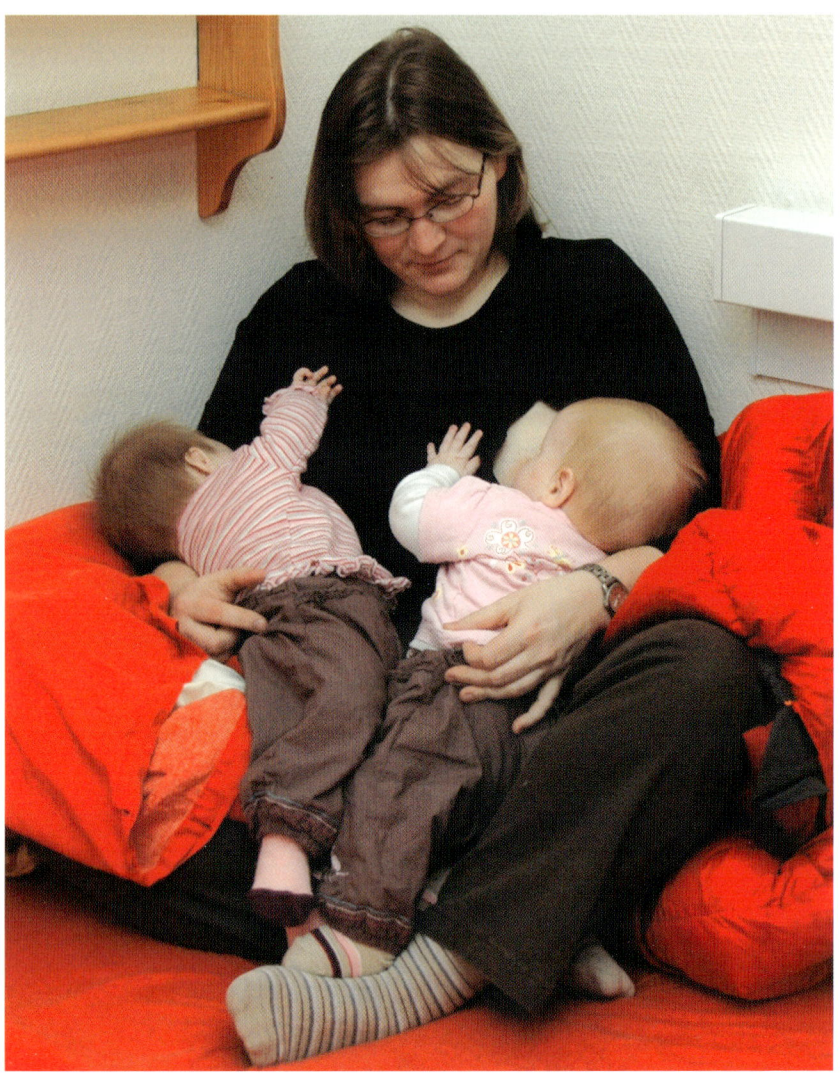

Nach der Anfangszeit, die dann doch gut gemeistert wurde, spielte sich alles bestens ein. Die Zwillinge wurden stabiler und schon bald konnten sie in jeder nur denkbaren Position versorgt werden. Hier im Bett mit Kissenberg.

Phase drei: Muttermilchfütterung zu Hause und umstellen auf Vollstillen. Phase eins: Da wir jede Menge speziellerer Fragen hatten, die uns die hilfsbereiten Hebammen nicht beantworten konnten, kontaktierten wir eine Stillberaterin der La Leche Liga Deutschland. Diese gab unumwunden zu, dass sie mit Frühgeborenen und Zwillingen noch gar keine Erfahrung hatte, nannte uns aber Namen und Telefonnummern von Laktationsberaterinnen der IBCLC (Adresse im Anhang).

Die erste Hürde war, das wir die Kinder nicht munter bekamen. Die Tipps, die wir bekamen, halfen uns leider nicht wirklich weiter. An den Füßen kitzeln oder sanft massieren, half nicht. Ausziehen war auch nicht das Mittel der Wahl, da unsere beiden ihre Körpertemperatur noch lange nicht alleine regulieren konnten. Schließlich haben wir den Kindern unseren Finger und die Spritze in den Mund gesteckt und mit ganz geringen Mengen an Flüssigkeit und kitzeln/massieren des Gaumens zum Trinken animiert. Es war für mich schwer, weil ich meine Kinder gern hätte schlafen lassen ... Zum Glück brauchten sie nur wenige Milliliter des Maltodextrins um den Blutzucker halbwegs stabil zu halten.

Phase zwei: Muttermilchfütterung in der Klinik. Auf die beschriebene Art haben wir dann auch die abgepumpte Muttermilch gefüttert und konnten bald auf das Maltodextrin verzichten. Die abgepumpte Milch und damit auch die Trinkmengen wurden etwas mehr und das Füttern dauerte für mich ewig. Also gab ich nach Gutdünken Milch aus der Spritze in den Mund, um den Prozess etwas zu beschleunigen. Aber ohne korrekte Saugbewegung haben sich unsere Töchter öfter verschluckt und dann gehustet. Ab da achtete ich auf das stilltypische Saugen, bevor ich kleine Mengen Flüssigkeiten in den Mund spritzte. Es ist für mich ein langsames, ermüdendes Füttern gewesen. Das Füttern hat sich in den ersten Tagen pro Kind und Mahlzeit auf gute 45 Minuten gezogen. Wenn nicht gerade mein Mann beim Füttern geholfen hat, machte das 45 Minuten mal zwei. Macht anderthalb Stunden für das Füttern.

Dazu kam noch, dass ich zwischen dem Füttern abpumpen musste. Und nach circa zwei bis drei Stunden sollten wir die Kinder wieder füttern, um den Blutzucker konstant zu halten und die absolute Tagestrinkmenge zu erhöhen. Ich weiß schon, warum ich gerne stillen wollte und war traurig, dass es nicht ging. Beide saugten zu schwach an der Brust, als dass sie davon satt werden konnten. Und wir wollten doch, dass sie schnell an Gewicht zunahmen, damit wir sie mit nach Hause nehmen durften. Also fügten wir uns und fütterten die Mädchen regelmäßig Tag und Nacht auf die für uns umständliche Weise.

Und wir haben es geschafft. Beide nahmen endlich an Gewicht zu. Hebammen und Ärzte unterstützten uns und belohnten unsere Bemühungen, in dem wir beide Kinder nach nur acht Tagen Krankenhaus mit circa 2.200 Gramm Gewicht nach Hause nehmen konnten.

Damit die Kinder keine Brustverweigerer werden, legte ich sie regelmäßig an. Jedoch konnte ich bemerken, dass das kleinere der Mädchen sich immer weniger für die Brust interessierte. Sie beherrschte die Technik des Saugens an der weichen Brust nicht. Kann das Fingerfeeding doch eine Saugverwirrung mit sich bringen?

Ab dem Zeitpunkt beschlossen wir aber, dass zumindest die Kleinere nicht mehr per Fingerfeeding gefüttert werden sollte. Mein Mann ist mit ihr auf das „Bechern" umgestiegen. Darin hatte er schon Erfahrung mit unserem großen Sohn, den er als Baby hin und wieder auch so gefüttert hatte. Also gab es für unsere Tochter entweder Brust oder Becher. Das war ein guter Übergang und sie begann, besser aus der Brust zu trinken, weil die Trinkmengen, die wir ihr über den Becher zuführen konnten, recht gering waren. Dafür war aber die Verlustrate der kostbaren Muttermilch um so höher.

Solange mein Mann Urlaub hatte und wir die Kinder meistens parallel füttern konnten, ging ja auch alles ganz gut. Aber was sollte werden, wenn ich dann alleine die Kinder versorgen sollte? Stillen, Füttern, Abpumpen, und wieder das gleiche von vorne.

Wir entschieden, dass wir die beiden ganz auf das Stillen umstellen wollten. Ich habe die zugefütterte Trinkmenge nach dem Stillen reduziert und dann auch schon mal einfach ein Zufüttern weggelassen. Somit kam die hungerstillende Milch nur noch aus der Brust. Insgesamt habe ich für das Weglassen des Zufütterns eine reichliche Woche gebraucht. Problematisch war, dass die Trinkschwächere von beiden zwar gestillt werden wollte, aber schneller ermüdete und dann recht bald wieder Hunger hatte. Somit trank sie viel mehr Vormilch. Dazu kam, dass sie mit dem starken Milchspendereflex, den ihre Schwester beim Tandemstillen auslöste, oft nicht zurecht kam.

Letztlich habe ich dann jedes Kind nach Bedarf gestillt. Immer dann, wenn sie Hunger hatten. Das war bei der Kleineren öfter als bei der Größeren. Wenn sie gleichzeitig gestillt werden wollten, habe ich sie auch gleichzeitig angelegt. Ansonsten habe ich die Zeiten des Einzelstillens als intensive Zuwendungszeit zu nur einem der Kinder genossen. (Angela Ohnesorge)

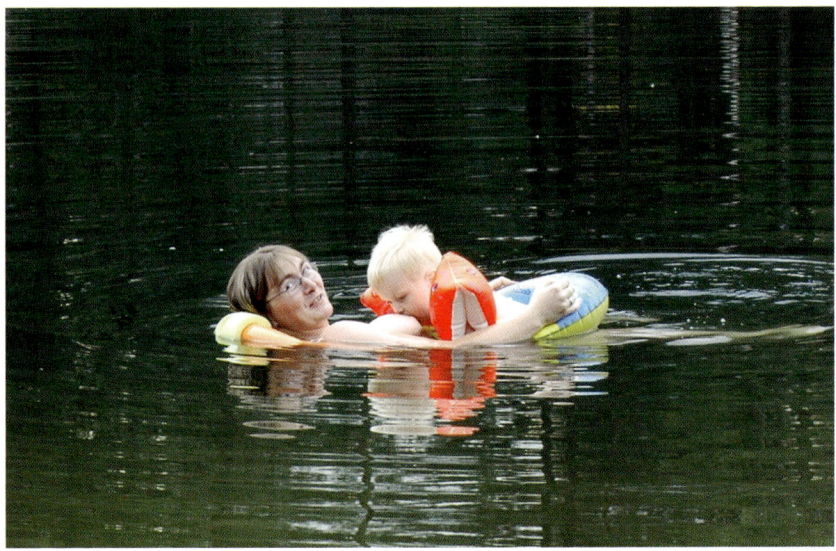

Nachdem sich alles eingespielt hatte, klappte das Stillen in jeder Lage. Hier sogar beim gemeinsamen Plantschen im See ...

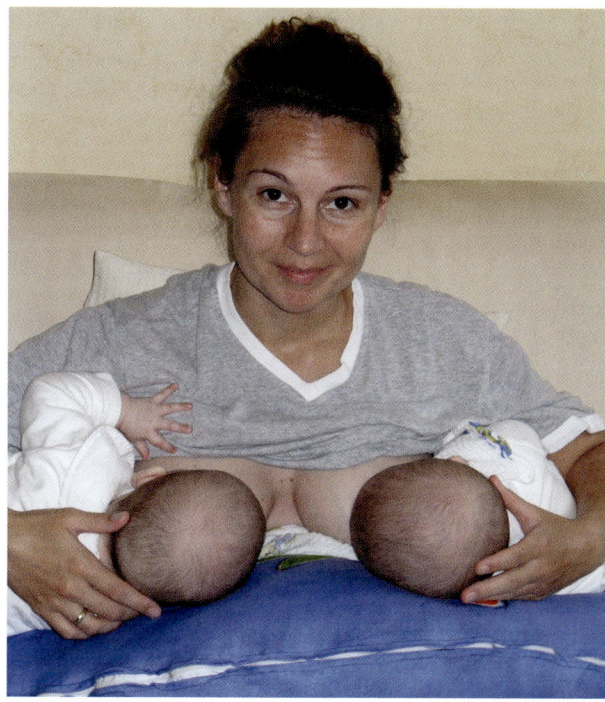

Der skeptische Blick von Zwillingsmutter Simona Krist sagt's: Es ist nicht immer ganz problemlos, Zwillinge zu stillen.
Aber, es lohnt sich auf jeden Fall! Es gibt nichts Schöneres, als zwei so zufriedene Babys am eigenen Busen.

Nichts Schöneres als zwei zufriedene Kinder

Leni und Emma sind am 31.3.2006 zweieinhalb Wochen vor Termin per Kaiserschnitt zur Welt gekommen. Leni (2.720 Gramm, 51 Zentimeter) und Emma (2.730 Gramm, 52 Zentimeter) waren von Anfang an putzmunter, trotzdem sage ich immer scherzhaft: „Von da an war das Theater da!"
Ich wollte gerne stillen, ich habe auch gar nicht so richtig gedacht, dass das mit Zwillingen nicht klappen könnte. Ich habe mich vorab auch gar nicht richtig erkundigt, wie andere das gemacht haben, zu dieser Zeit hatten wir noch kein Internet und die Zeitschrift ZWILLINGE kannte ich - leider! - auch noch nicht.
Im Stillzimmer des Krankenhauses habe ich die Kinder von Anfang an alleine angelegt: Erst ein Baby auf das Sofa neben mich gelegt, Stillkissen als Fallschutz daneben, dann die Andere aus dem Bettchen genommen, aufs Sofa gelegt, Stillkissen über die Beine und dann nach und nach beide angelegt. Es klappte wirklich gut, auch die Schwestern waren begeistert.
Aber es begann eine sehr anstrengende Zeit: Ich habe vier Monate voll gestillt, mehrfach nachts. Die beiden hatten irgendwie immer Hunger. Ich dagegen nahm zu schnell ab, habe nachts zusätzlich Schokoriegel gegessen (aber wann kann man das schon mal ohne Reue?). Nach circa zwei Monaten stand mein Mann nachts mit auf, weil das Anlegen und Bäuerchen machen für mich alleine zu schwer wurde. Ich habe auch versucht, die Kinder nacheinander zu stillen, aber dann bekam ich fast

gar keinen Schlaf mehr. Auch die Kinder im Bett zu stillen, war für mich keine gute Lösung, dies ging dann zwar gemütlich im Liegen, ich schlief dann aber auch oft ein und wusste nicht mehr wann und wie lange ich welches Kind gestillt hatte. Schrie ein Kind dann wieder aus Hunger oder aus irgendeinem anderen Grund?

Tagsüber pumpte ich dann irgendwann ab, damit ich beide zusammen füttern konnte. Auch hier ging das Stillen hintereinander nicht, aus Zeitmangel und wegen der Brüllerei! Dann musste neben den vielen Fläschchen auch noch die Milchpumpe ausgewaschen und sterilisiert werden.

Bis die Kinder sechs Monate waren, habe ich die Stillmahlzeiten dann nach und nach reduziert, habe sie zum Schluss nur noch abends gestillt. Irgendwann waren sie auch dabei so zappelig, dass wir merkten, dass es an der Zeit war, mit dem Stillen aufzuhören.

Abschließend kann ich sagen, dass sich der Schlafmangel, die Heulerei, der zusätzliche Stress gelohnt haben. Ich würde jeder (Zwillings-)Mutter empfehlen, zu versuchen zu stillen und wenn es nur ein paar Wochen sind. Das kann man seinem Kind nur einmal geben und es gibt nichts Schöneres als zwei zufriedene und satte Kinder in den Armen zu halten. (Simona Krist)

Unterwegs stillen - mehr Unabhängigkeit

Für mich war von Anfang an klar, dass ich unsere Zwillinge Cassandra und Tabatha (neun Wochen) gerne stillen möchte. Ich habe auch schon unsere „große" Tochter Samantha (fast zwei Jahre alt) gestillt, allerdings musste ich nach jeder Stillmahlzeit noch eine Flasche zufüttern, da es nie so ganz geklappt hat. Schon in der Klinik habe ich dann beide gleichzeitig angelegt und es war nie ein Problem für mich. (Also das Tandemstillen. Der Weg zum Vollstillen war eher beschwerlich, aber das ist eine andere Geschichte.) Ich habe mir immer eine „Kissenburg" aufgebaut, so dass es halbwegs gut klappte. Seit ich das Zwillingsstillkissen „my b(r)est friend" habe, klappt es sogar noch viel besser, da ich mich nicht mehr so verkrampfe. Ich kann es an dieser Stelle nur jeder stillenden Zwillingsmama wärmstens empfehlen! Aber wie soll das denn unterwegs klappen??

Meist stille ich dann ein Mäuschen nach dem anderen. Wenn mein Mann oder eine andere helfende Hand dabei ist, ist es normalerweise auch kein Problem, da die andere Maus dann geschuckelt werden kann, bis sie an der Reihe ist. Außerdem haben wir das Glück, dass der Kinderwagen oder die Tragetücher ein Beruhigungs-Wunder bewirken, so dass ich die Kleinen auch über einen längeren Zeitraum nicht stillen muss. Aber nicht immer machen die Zwei das mit und nicht immer habe ich Hilfe dabei. Bisher musste ich nur zweimal in der Öffentlichkeit beide gleichzeitig anlegen und beide Male kamen einem kleinen Abenteuer gleich.

Das erste Mal war vor zwei Tagen. Wir waren zu viert unterwegs, also die beiden Kleinen, mein Mann Sascha und ich. Prompt hatten die Mäuse ordent-

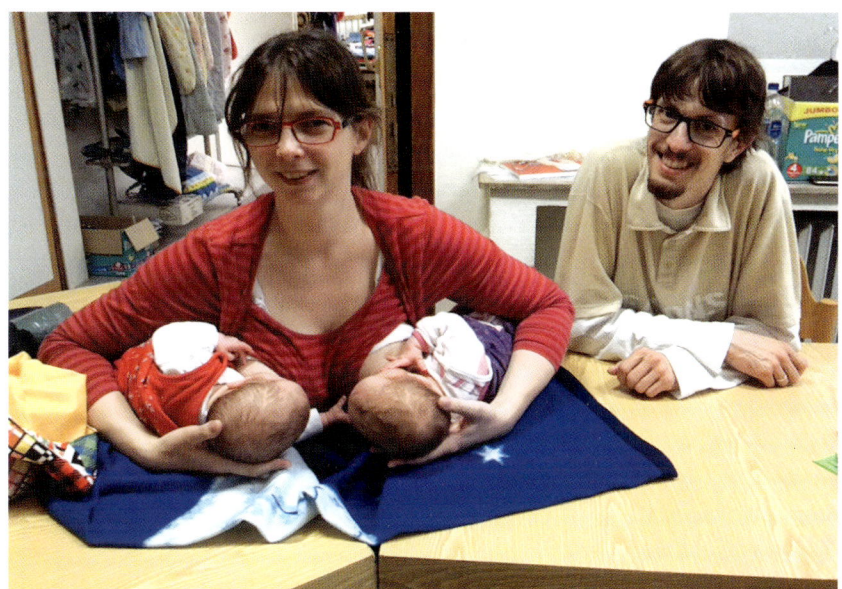

Not macht erfinderisch - Diana Howey wagt sich nach draußen, auch wenn Tabatha und Cassandra unterwegs gestillt werden müssen. Hier auf dem Trödelmarkt. Papa Sascha hat gut lachen.

lich Hunger und wir waren zu weit von zu Hause weg. Beim Vorbeigehen hatte ich gesehen, dass Burger King U-förmige, durchgehende Lehnen an den Sesseln hat. Ob die sich zum Ablegen der Kinder beim Tandemstillen eignen? Kurzerhand beschlossen wir uns an dem Tag einmal ungesund zu ernähren und so probierte ich die Sitze aus. Ich muss sagen, dass es erstaunlich gut ging. Eine auf der linken Lehne, eine auf der rechten. Mit den Armen konnte ich aufpassen, dass keine runter rollte und mit den Händen konnte ich die Köpfchen halten. Das war auf Dauer allerdings auch ganz schön anstrengend! Allerdings war ich sehr froh, dass mein Mann dabei war, mir eine nach der anderen angeben konnte und mir half, mich wenigstens halbwegs zu bedecken. Meine wenigen geeigneten Stilloberteile waren natürlich alle in der Wäsche. Aber so oder so bin ich beim Tandemstillen wesentlich entblößter, als mit nur einem Kind.

Noch abenteuerlicher war aber heute! Ich hatte einen Termin beim Straßenverkehrsamt. Direkt bevor ich (mit öffentlichen Verkehrsmitteln) losgefahren bin, habe ich gestillt in der Hoffnung die beiden halten etwas durch. Pustekuchen! Kaum war ich angekommen, machte Cassandra Theater als hätte sie nie etwas bekommen. Meine Begeisterung im überfüllten Wartebereich zu stillen hielt sich zwar in Grenzen, aber was soll's. Nur ein Kind stillen: unproblematisch! Da ich einen Termin hatte, kam ich zügig dran. Kind also wieder abgedockt und alles erledigt – mit quengelndem Mäuschen auf dem Arm. Kurz bevor ich fertig war, kam dann auch von Tabatha die Essensbestellung. Und nun? Bis zu Hause würde es zu lange dauern. Ich habe also die Mitarbeiterin gefragt, ob man hier irgendwo geschützter stillen könne. Sie war total lieb und kurz darauf durfte ich in den leeren Wartebereich 1. Mir wurden sogar die Stellwände so verschoben, dass ich vor den Blicken der wartenden Leute (und das waren nicht wenige) geschützt wurde. Sogar wickeln hätte ich dort gedurft. Es gab zwar auch einen Wickelplatz auf der Behindertentoilette, aber dort wäre es bequemer. Tja, jetzt hatte ich zwar einen ruhigen Ort, aber zunächst stand ich etwas unschlüssig da, WIE ich denn nun stillen sollte. Beide Kinder waren am Schreien! Nur eine Stillen kam für mich nicht in Frage. Aber wie hätte ich auf einem der Holzstühle dort denn die beiden zeitgleich stillen sollen und das auch noch ohne Hilfe?! Kurzerhand setzte ich mich im Schneidersitz auf den Teppichboden. Vorher hatte ich mir noch die beiden Mäuse auf dem Boden so drapiert, dass ich sie mir IRGENDWIE nehmen und über die gekreuzten Beine legen konnte. Jeder Orthopäde hätte sich wahrscheinlich die Haare gerauft, aber zum Glück sind Kinder ja nicht so zerbrechlich wie sie aussehen. Außerdem konnten so beide trinken und das war das Wichtigste. Eine gefühlte Ewigkeit später waren beide satt. Ich hatte zwar Verspannungen am gesamtem Körper, aber dafür entspannte Mäuschen bei der weiteren Tagesplanung. Und stolz war ich!! Auch ganz alleine und ziemlich spontan hat es mit dem Tandemstillen in der „Öffentlichkeit" geklappt. Ich bin wieder einen Schritt freier und unabhängiger.

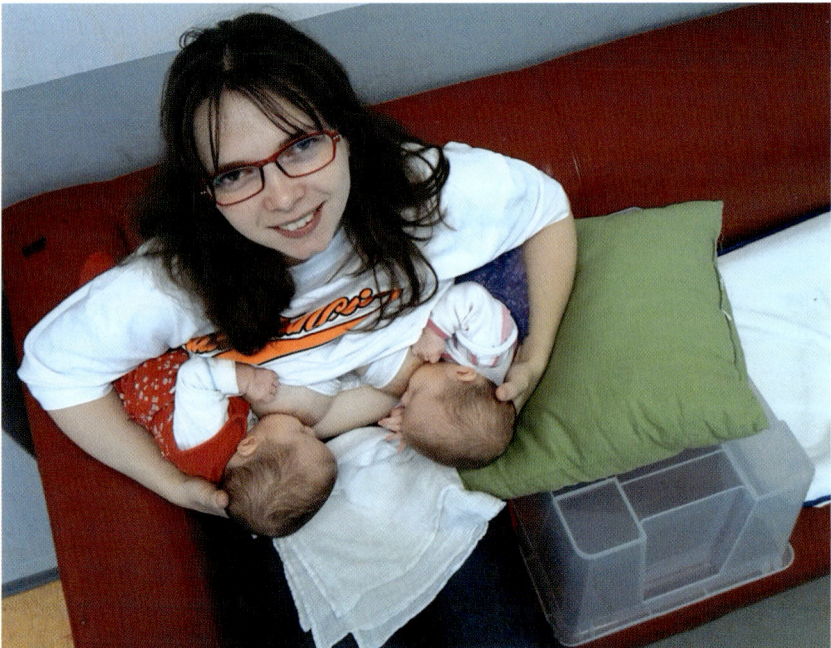

Im Müttercafé ist vieles einfacher - zum Beispiel, dass viele hilfreiche Hände da sind. Diesmal hat Zwillingsmutter Diana mit einer Sofalehne und einer Plastikkiste experimentiert.

Inzwischen sind wieder ein paar Tage vergangen und ich bin längst nicht mehr so unsicher, wenn ich mit Cassandra und Tabatha für längere Zeit unterwegs bin. Man wird immer routinierter, aber auch kreativer, so z.B. bei einem Elterncafé, wo ich eine Lehne vom Sofa als Ablage für ein Kind genutzt habe und eine umgedrehte Plastikbox für das andere. Genug Kissen unter meinem Hintern haben mich auf die richtige Höhe gebracht. Hier hatte ich zum Glück genug helfende Hände gefunden, um mir erst Cassandra und dann Tabatha anreichen zu lassen. Da ich zu dem Zeitpunkt den Text hier schon angefangen hatte, habe ich auch daran gedacht, ein Foto machen zu lassen. Ähnliches auf einem Trödelbasar, wo wir kurzerhand zwei Tische zweckentfremdet haben. Wir haben sie so zusammengeschoben, dass ich die zwei Mäuschen ganz bequem ablegen konnte. Am liebsten würde ich so immer stillen, da ich ganz entspannt und aufrecht sitzen konnte und die Kleinen durch die großen Tischoberflächen sicher lagen.

Was kann ich also nach neun Wochen Stillerfahrung mit Zwillingen insgesamt und zwei Wochen Stillen in der „Welt da draußen" sagen? Es geht viel besser als befürchtet. Inzwischen gehe ich ganz mutig dran und finde immer irgendeine Möglichkeit. Auch fühle ich mich dabei längst nicht mehr so komisch und „nackt", sondern ich bin eher stolz auf mich. Dazu sollte ich sagen, dass ich bisher auch nur positive Rückmeldungen bekommen habe. Klar, ist es für mich auch immer noch eine (kleine) Überwindung. Das war das erste Stillen in der U-Bahn oder ähnlichen Orten auch. (Zum Glück bisher immer nur mit einem Kind, nicht gleichzeitig.) Aber ich möchte aus solchen Gründen weder ein schreiendes Kind, noch die Flasche geben. Ich möchte hier einfach mal allen Zwillingsmamas Mut machen, auch außerhalb der geschützten vier Wände ihre Mäuse im Doppelpack zu stillen! (Diana Howey)

Langzeitstillen: Für mich fühlt sich das ganz normal an

Alice und Victor sind absolute Wunschkinder, wie unsere ersten zwei Jungs natürlich auch. Sie sind die Kleinen, die Nachzügler und obwohl sie schon zwei Jahre alt sind, sprechen wir alle von den Babys. „Schlafen die Babys schon, sind die Babys im Garten? Hast du die Babys schon gewickelt? Soll ich den Babys eine Frucht geben?"

Auf die Welt gebracht wurden die beiden per Kaiserschnitt in der 38. Woche, was für mich ein einschneidendes Erlebnis war, das ich lange verarbeiten musste.

Alice war bei ihrer Geburt 2,8 Kilogramm schwer und hat sofort und wunderbar mit Stillen begonnen. Ruhig und gleichmäßig hat unsere Prinzessin alle zwei bis drei Stunden getrunken und ist danach wieder friedlich geschlafen, so als hätte sie es von Anfang an gewusst und gekonnt. Das ist - trotz des später einsetzenden Milcheinschusses aufgrund des Kaiserschnitts - einfach geschehen und war von Beginn weg eine große Freude.

Victor ist als zweiter geboren und war etwas kleiner als seine Schwester. 2,4

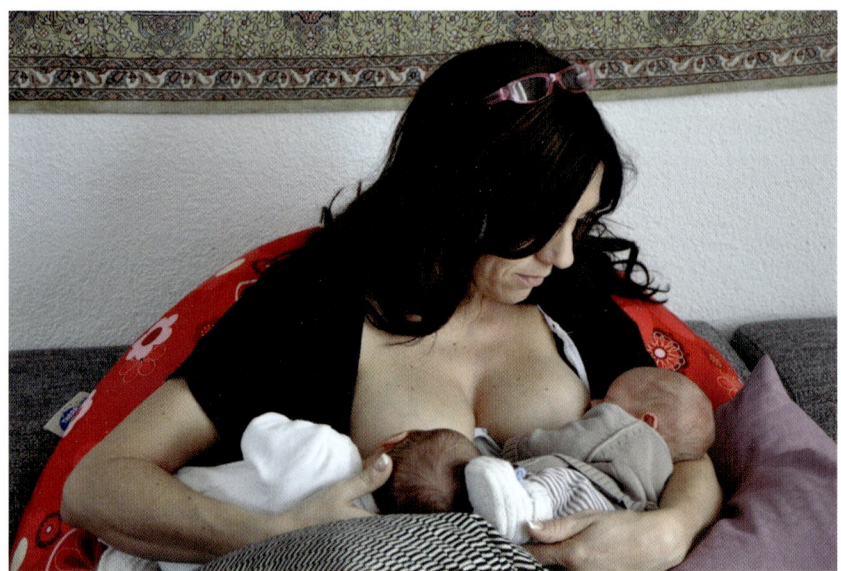

Beim Tandemstillen wurde der Milchfluss durch Alice angeregt. Der zartere Zwilling Victor brauchte eigentlich nur noch das Schnäbelchen aufzusperren.

Kilogramm wog unser zerbrechlich scheinende Junge. Doch im Gegensatz zu Alice wollte er partout nicht stillen. Als frühere LLL-Stillberaterin wollte ich natürlich gerne beide Kinder stillen und dies ohne zuzufüttern. Die ersten Tage in der Maternité (Anm. d. Red.: Wöchnerinnenstation) waren daher sehr schwierig. Victor nahm viel ab und wog nach fünf Tagen trotz aller Versuche, ihn immer wieder an die Brust zu nehmen, gerade noch knapp zwei Kilogramm. Der Arzt wollte mich nicht nach Hause gehen lassen und der Druck dem Kleinen Formulamilch zuzufüttern, wurde verständlicherweise immer größer.

Ich war sehr unglücklich und versuchte schließlich, Victor mit einem Säuglingsbecher zuzufüttern. Weiterhin versuchte ich, ihm so oft wie möglich die Brust anzubieten. Nachdem sich seine Gewichtsabnahme stabilisierte, durften wir endlich mit dem Versprechen, nebst dem Stillen zuzufüttern und regelmäßigen Hausbesuchen einer Hebamme, nach Hause gehen. Victor wog 2,1 Kilogramm, als wir das Spital verliessen.

Die ersten Tage zu Hause waren sehr schön, natürlich aber auch anstrengend. Wir hatten zum Glück Hilfe für den Haushalt und so konnte ich für die Familie einfach als Mutter ohne Haushaltverpflichtungen da sein und mich ganz auf meine beiden Süßen konzentrieren und ihnen die Zeit widmen, die sie brauchten.

Eine Hebamme kam dreimal die Woche vorbei und jedes Mal wurde Klein-Victor gewogen, da er immer noch nicht gut trank und auch nicht zunahm. Mein Mann fütterte ihn jeden Abend mit der Flasche und ich stillte weiter. Alice war in dieser Zeit wundervoll. Beim Ansetzen beider Babys an die

Brust begann sie jeweils ruhig und regelmäßig mit dem Trinken und regte dadurch auch die Milchproduktion der anderen Brust an. So floss die Milch auch für Victor und ich konnte beide gleichzeitig stillen.

Nach sechs Wochen fing Victor an, gut zuzunehmen und wir konnten allmählich den Schoppen beiseite legen und uns alleine aufs Stillen konzentrieren. Wir haben seither eine schöne und harmonische Stillbeziehung. Ich hatte mir zum Ziel gesetzt, sechs Monate voll zu stillen und danach weiterzusehen. Nach einem Jahr stillte ich sie noch immer, obschon sie mit uns auch am Familientisch aßen.

Natürlich hat sich das Stillverhalten weiter verändert und Alice und Victor wollen nicht mehr so häufig an die Brust. Ich kann, wenn sie nach der Brust fragen, auch ablenken, in dem ich sie mit Spielen, etwas anderem zum Essen oder mit einem Gang nach draußen beschäftige.

Nachts schlafen sie in ihren Bettchen und rufen, wenn sie irgendwann erwachen, nach Mama. Dies ist meist gegen Morgen. Dann nehme ich sie zu uns und stille sie. Wir schlafen dann alle weiter.

Für mich war es immer einfacher, mit meinen Kindern zu gehen als gegen ihr Verlangen nach der Brust zu kämpfen.

Natürlich haben wir aber auch Regeln und Grenzen im alltäglichen Umgang, denn das Stillen von Zweijährigen wird oft kritisiert und selbst unser nahes Umfeld hat nicht immer Verständnis, insbesondere, weil es ja Zwillinge sind. Ich sage dann jeweils einfach, dass dies für uns so stimmt.

Heute ist es schön zu sehen, wie beruhigend das Stillen für Alice und Victor,

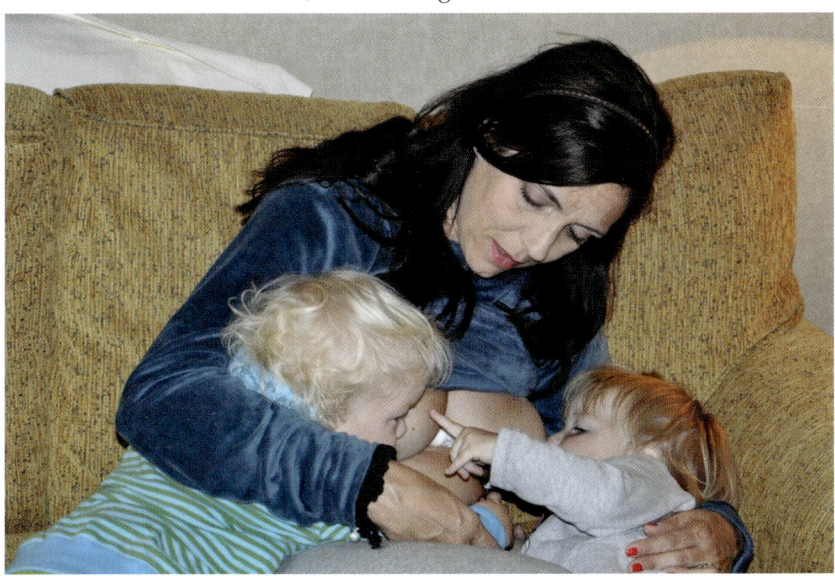

Stillen ist mehr als nur Nahrungsaufnahme. Stillen gibt auch Zuneigung und Sicherheit. Für Joëlle ist es ganz klar, dass die „Kleinen" auch mit zwei Jahren noch gestillt werden.

aber auch für mich selbst in einem im oft so stressigen Alltag mit vier Kindern, Hund, Katze und Haus ist.

Wenn eines der Kleinen sein Stillen unterbricht, zu mir hochschaut und sagt: „Milch da, ist gut!", dann fühle ich mich stolz und glücklich über den Weg, den wir schon zusammen gegangen sind. (Joëlle, im März 2014)

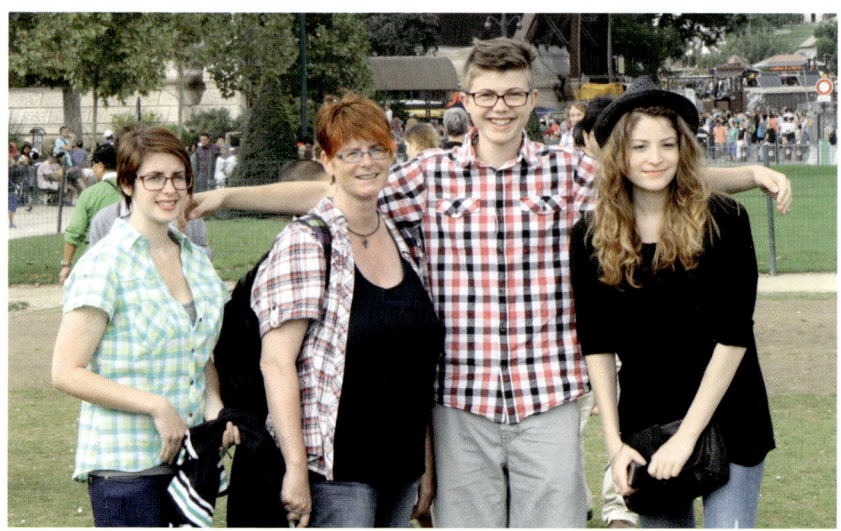

Die Autorin und Stillberaterin Susanne Wittmair mit ihren Kindern Lisa (links), Manuel und Katrin. Lisa und Katrin sind Zwillinge.

Über die Autorin

Mein Name ist Susanne Wittmair, ich bin 47 Jahre alt, verheiratet und wir haben drei Kinder. Unsere Zwillinge, zwei Mädchen, sind 18, unser Sohn ist 15 Jahre alt.

Als ich meine Zwillinge erwartete, war mir klar, dass ich sie stillen würde. Ich las zur Vorbereitung ein gutes Stillbuch und hatte im Hinterkopf die Telefonnummer der örtlichen Stillgruppe.

Lisa und Katrin wurden vier Wochen zu früh geboren und waren wegen einer kräftigen Neugeborenengelbsucht und auch zum Aufpäppeln noch drei Wochen in der Kinderklinik. Ich konnte zwar in einem Mutter-Kind-Zimmer dabei sein, aber die Stillsituation dort war alles andere als gut. Vier-Stunden-Rhythmus, Wiegen vor und nach dem Stillen, uneinheitliche Ratschläge von „Oben" und verordnetes Zufüttern bei zu geringer Trink-menge waren hier die Regel.

Als ich mit den beiden nach Hause kam, reichte die Milch nicht aus, um beide voll zu stillen. Glücklicherweise tranken sie jedoch nach wie vor gut an der Brust und so legten wir einige Stilltage ein und nach wenigen Tagen hatte sich die Milchproduktion dem Bedarf der Kinder angepasst.

In den ersten Monaten legte ich die beiden meist gleichzeitig an und sie kamen alle zwei bis zweieinhalb Stunden zum Stillen.

Gut in Erinnerung sind mir die Tage, in denen sich ein Wachstumsschub anbahnte und an denen ich scheinbar nur auf dem Sofa saß und stillte.

Ebenso lebhaft erinnere ich mich an die abendlichen Schreistunden, die beide Kinder entwickelten und die uns dreieinhalb Monate in Atem hiel-ten. Der Haushalt war Brachland und die Unterstützung meines Mannes sehr wichtig.

Wir fingen nach knapp sechs Monaten mit Beikost an, die sie mit eher weniger Begeisterung akzeptierten. Abgestillt haben sich beide während meiner nächsten Schwangerschaft. Wir haben diese lange Stillzeit alle sehr genossen.

Seit die beiden acht Wochen alt waren, besuchte ich regelmäßig ein Still-gruppentreffen. Hier erhielt ich Rückhalt und Aufmunterung aber auch die Antworten auf alle meine Fragen, die im Laufe der Stillzeit auftraten. Ich bekam auch mit, dass es keineswegs selbstverständlich ist, Zwillinge über einen längeren Zeitraum hinweg problemlos zu stillen. Deshalb entschloss ich mich sehr bald, selbst Stillberaterin zu werden, um meine Erfahrungen an andere Mütter weitergeben zu können.

Inzwischen bin ich seit fünfzehn Jahren Stillberaterin und habe unzählige Mütter und auch sehr viele Zwillingsmütter beraten. Aus der Fülle dieser Erfahrungen heraus ist dieses Buch entstanden, das 2011 komplett über-arbeitet und durch persönliche Erfahrungsberichte und Randthemen wie zum Beispiel Schlafen ergänzt wurde.

Jetzt erscheint es in noch einmal überarbeiteter zweiter Auflage.

Susanne Wittmair - im November 2014

Literaturverzeichnis und Quellenangaben

- „Handbuch für die Stillberatung" von Nancy Mohrbacher und Julie Stock, La Leche Liga, 1. Auflage Sept. 2000.
- „Das Handbuch für die stillende Mutter", La Leche Liga Schweiz, 3. Ausgabe, 1. Auflage 2001.
- „Stillen von Frühgeborenen", La Leche Liga, 2. Aufl., 1/ 2000.
- „Zwillinge stillen", AFS-Stillzeit, Ausgabe 1/2003.
- „Laktation und Stillen", 2/2004 S. 56, „Die Bereitschaft zum Trinken", Kerri Frischknecht, IBCLC.
- „Laktaktion und Stillen", 1/2004, S. 23, „Richtlinien für das Zufüttern von gesunden, reifen Neugeborenen im Krankenhaus", American Academy of Breastfeeding Medicine.
- „Das Stillen von Zwillingen", Silvia Sinkwitz, Twinmedia Verlag, 2. Auflage Juni 1999.
- „Wenn es mit dem Stillen nicht klappt", Martha Guoth-Gumberger, Infoblatt der La Leche Liga.
- „Breastfeeding Answers made simple", von Nancy Mohrbacher, Hale Publishing LP, Sept. 2010.
- „The womanly Art of Breastfeeding", La Leche Liga international, Revised edition 2010.
- „Laktation und Stillen", 4/2009 S.136, „Allergieprävention im Umbruch" Gabi Eugster, Lebensmitteling. ETHZ und MAS Ernährung & Gesundheit ETHZ.
- „Laktation und Stillen", 3/2010 S. 92 „Zöliakie - Darmerkrankung mit Langzeitfolgen und Eisbergcharakter", Gabi Eugster, Lebensmitteling. ETHZ und MAS Ernährung & Gesundheit ETHZ.

Weiterführende Literatur & Adressen

Stillen

- „Das Handbuch für die stillende Mutter", Hanna Neuenschwander, La Leche Liga, € 24,90, neue Auflage Oktober 2014. Ein einfühlsam und praxisnah geschriebenes Buch, das sich auch zum Nachschlagen bei allen Fragen rund um das Thema Stillen eignet. Viele Erfahrungsberichte stillender Mütter. ISBN: 978-3-906675-0-22.
- „Muttermilch - auch für Zwillinge das Beste", Jana Gerber-Tempel, Twinmedia Verlag, Bestellungen über www.twinmedia.ch oder den Buchhandel, € 9,99. Auch als E-Book.
- „Doppelte Freude, doppelte Last?" € 4,10 Nr. 5 (Sept./Okt 2000) in BuLLLetin - die andere Elternzeitschrift für den Still-und Erziehungsalltag (heißt jetzt Wirbelwind) zu bestellen beim Versand der La Leche Liga, Karin Busse, Dannenkamp 25, 32479 Hille, Tel. 0571-48946; Fax: 4049480; E-mail: versand@lalecheliga.

- „Stillen von Frühgeborenen", Broschüre der La Leche Liga, € 6,50. ISBN 978-3-932022-10-4.
- „Zwillinge stillen", Ausgabe 1/2003 der „Stillzeit" - Fachzeitschrift der AFS, erhältlich über die Arbeitsgemeinschaft freier Stillgruppen (AFS) Rüngsdorferstr. 17, D-53173 Bonn-Bad Godesberg.
- „Stillen, Job und Family", Gale Pryor, Kathleen Huggins, La Leche Liga, € 24,90, ISBN: 978-3-906675-40-4 .
- „Ich will bei Euch schlafen", Sibylle Lüpold, Urania Verlag, € 14,99, ISBN: 978-3-783161-64-9.
- „Schlafen und Wachen", William Sears, La Leche Liga, € 18,90, ISBN: 978-3-906675-03-9.
- „Mein Kind will nicht essen", Dr. Carlos Gonzales, La Leche Liga, € 18,90, ISBN: 978-3-932022-12-8.
- „Wir stillen noch", Norma Jane Bumgarner, La Leche Liga, € 16,90, ISBN: 978-3-932022-13-5.

Zwillinge

- „ZWILLINGE - Zeitschrift für Mehrlingseltern", Verlag von Gratkowski, 12 mal jährlich, Abonnement € 49,90 pro Jahr, Einzelhefte € 4,20 plus 1,- Versand unter www.twins.de.
- „Zwillinge - doppelt so schön & halb so schlimm", Marion von Gratkowski, Verlag von Gratkowski. Umfassender, sehr praktischer Ratgeber von Schwangerschaft bis ins Kindergartenalter, € 24,90, ISBN: 978-3-927058-12-5. 3. Auflage im Frühjahr 2011.
- „Zwillingsmütter berichten ... über Schwangerschaft, Geburt und Alltag", Marion von Gratkowski (Hrsg.), € 12,90. ISBN: 978-3-927058-00-2.
- „ZWILLINGE - das Buch, das Beste aus 25 Jahren Zeitschrift ZWILLINGE", Marion von Gratkowski (Hrsg.), Verlag von Gratkowski, € 24,90, ISBN: 978-3-927058-13-2.
- „Zwillinge - die doppelte, süße Last", Lydia Hauenschild, Verlag für die Frau, € 10,90, ISBN 978-3-932720-64-2 .
- „Mehrlinge - und plötzlich ist alles anders", Barbara Felber-Suter, Kurt von Siebenthal, Edition ZHS, € 17,90. ISBN: 978-3-908263-45-6 .
- „Drillinge - Wissenswertes für Leute von heute", Helga Grützner-Könnecke, Gründerin des ABC-Clubs, € 18,90. Umfassendes Buch zum Thema Drillinge. ISBN: 978-3-937645-00-1.
- „Zwillinge - mein Schwangerschafts-Tagebuch", Gisela Otto mit Zeichnungen von Uta Knyrim, Büchlein mit Ringbindung zum Eintragen von Gedanken und wichtigen Notizen während der Schwangerschaft, mit Platz für Fotos und vielen zusätzlichen Tipps zur Vorbereitung auf Zwillinge, € 14,90, in den Farben rosa/blau & gelb-grün. ISBN: 978-3-927058-62-0 (gelb-grün), ISBN: 978-3-927058-57-6 (rosa), ISBN: 978-3-927058-58-3 (blau).
- „Ausstattungs-Ratgeber für werdende Zwillings - & Drillingseltern", Annette Wulf und Gisela Otto,14,90 €, jährlich in neuer, überarbeiteter Auflage mit

vielen Produkten und Bewertungen durch Eltern; ISBN: 978-3-927058-71-2, auch als E-Book für 9,99 €.

- „Zwillinge & ihre Geschwister - ein Vorbereitungsbuch für kleine Geschwister", Gisela Otto, 14,90 €, ISBN: 978-3-927058-18-7. Auch als E-Book für x,xx €, ISBN: 978-3-927058-xx-x.

Frühchen

- „Frühchen - winziggroße Wunder - Eltern erinnern sich an einen schweren Start", Dr. Karen Franke, Verlag von Gratkowski, €14,90, ISBN: 978-3-927058-08-8.
- „Das frühgeborene Kind in seiner Entwicklung", Edith Müller-Rieckmann, € 17,90. ISBN: 978-3-497018-68-0.
- „So klein und doch so stark - Tagebuch eines viel zu früh geborenen Babys", Nina Irlbeck, edition riedenburg, € 19,80, ISBN 978-3-902647-22-1.
- „Frühgeborene. Rat und Hilfe für betroffene Eltern.", Prof. Dr. Gerhard Jorch, Urania Verlag, € 14,95, ISBN: 978-3-783161-6-32.
- „Frühgeborene - zu klein zum Leben?", Marina Marcovich, Kösel Verlag, € 16,95, ISBN: 978-3-466345-20-5.

Tragetücher

- „Ein Baby will getragen sein - alles über Tragetücher", Evelyn Kirkilionis, Kösel Verlag, € 16,99. ISBN 3-466-34408-5.

Adressen von Stillorganisationen

- La Leche Liga, Postanschrift: La Leche Liga Deutschland e.V., Louis-Mannstadt-Str. 19, 53840 Trier, Telefon: 02241-1232581. Internet: www.lalecheliga.de, E-mail: info@lalecheliga.de für Vereinsfragen; E-mail-Beratung: beratung@lalecheliga.de
Telefonischer Ansagedienst: Tel. 06851-25 24. Dort wird für jedes Bundesland eine Kontaktperson genannt.
- Arbeitsgemeinschaft freier Stillgruppen AFS, Geschäftsstelle: Wallfriedsweg 12, 45479 Mülheim/Ruhr, Telefon 06081-6883399, E-mail: geschaeftsstelle@afs-stillen.de. Stillberatung über die telefonische Hotline: Telefon 0180-5-STILLEN(7845536), 14 Cent aus dem deutschen Festnetz/Minute.
- Berufsverband der Still-und Laktationsberaterinnen IBCLC BDL Sekretariat: Hildesheimer Straße 124 E, 30880 Laatzen, Telefon 0511-87649860, Fax 0511-87649868, E-mail: sekretariat@bdl-stillen.de, www.bdl-stillen.de.
- Bund deutscher Hebammen (BDH), Gartenstr. 26, 76133 Karlsruhe, Telefon 0721-98189-0, Fax 0721-981 89-20, E-mail: info@bdh.de.
- www.stillgruppen.de
- www.stillen-ist-schoen.de

Adressen für Eltern von Drillingen & Frühchen

- ABC-Club Internationale Drillings- und Mehrlingsinitiative, Bethlehemstr. 8, 30451 Hannover, Telefon 0511-215 19 45, Fax 0511-210 14 31, E-mail: abc-club@t-online.de.
- Bundesverband „Das frühgeborene Kind" e.V., Kurhessenstr. 5, 60431 Frankfurt am Main, Telefon (AB) 01805-87 58 77, (Dienstag und Donnerstag 9.00 bis 12.00 Uhr) - 0,12 €/min. Fax 069-587 00 99 599, www.fruehgeborene.de.

Adressen für Eltern, die ein oder zwei Schreibabys haben

- www.schreipage.de
- www.mein-schreibaby.de
- www.schreibaby.de
- www.schreibabys.info
- www.trostreich.de

Hilfreiche links und Adressen zum Thema Tragetuch

- www.didymos.de
- www.hoppediz.de
- www.girasol.de
- www.rabeneltern.org/ (Rubrik „tragen")
- www.ergobaby.eu
- www.tragemaus.de
- www.tragenistschoen.de
- www.stillen-und-tragen.de
- www.trageschule-dresden.de

Bezugsadressen für Produkte

- Literatur & Stillkissen "My b(r)est friend", www.twins.de, info@twins.de.
- Bezugsadresse für „CorpoMed-Zwillingsstillkissen:" www.corpomed.de
- Bezugsadresse für „My-brest-friend"-Zwillingsstillkissen: Baby Wild, Inhaber Bernhard Wild, Mozartstraße 14, D-80336 München, Tel.: 0049-(0)89-51469821, Fax: 0049-(0)89-51469828, E-mail: info@babywild.de, www.babywild.de.
- STILLLEBEN, Im Rosengrund 23, D-12347 Berlin, Tel. 030- 70131714, Fax 030-70131715, E-mail: kontakt@stillleben.info, www.stillleben.info.
- HOPPEDIZ®, Zum Scheider Feld 10, D-51467 Bergisch Gladbach, E-mail: info@hoppediz.de, Tel. 0049-(0)700-01001870.
- mamaway Vinka GmbH, Mamaway Germany, Heinrichstr. 117, D-40239 Düsseldorf, Tel. 0049-211-6218058-0, Fax 0049-211-6218058-5, E-mail: service@mamaway.de.

●Luzie Lu's Lingerie - Christine Jerxsen, Neustadter Str. 12, D-76829 Landau, Tel. 0049-6341-557088 Fax: 0049-6341-557098, E-mail: info@luzielu.com info@still-dessous.de, www.stilldessous.de.
●Zwillingsstillkissen „Harmony" & von Corpomed: Zwillingsburg, Annette Wulf, Greifstr. 6 b, 85055 Ingolstadt, Telefon: 0841-1596736, E-mail: info@zwillingsburg.de, www.zwillingsburg.de.

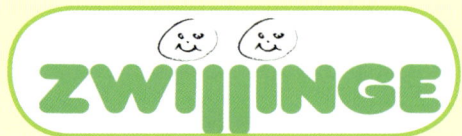

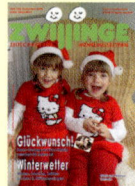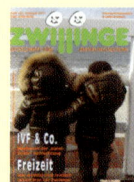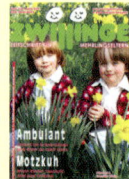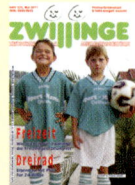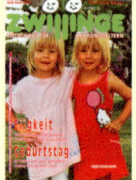

Weiterlesen ... aber richtig!

Alle guten Ideen und Tipps im Zusammenhang mit Zwillingen und Drillingen haben nicht in diesem Buch Platz. Dafür gibt es die Zeitschrift ZWILLINGE, die alle Neuerungen zeitnah aufgreifen kann und die von Ihnen - den Zwillings- und Drillingseltern - gemacht wird.

●Bestellen Sie sich ein Einzelheft zum Kennen lernen. Und wenn es Ihnen gefällt, steigen Sie in ein Abonnement ein.
●Einzelheft, 68 Seiten im Pocketformat.
●Jahresabonnement, 12 Ausgaben pro Jahr.
●Hier können Sie aussuchen & bestellen:

www.twins.de
Verlag von Gratkowski
Postfach 40 11 11 D-86890 Landsberg
Tel. 08191-966739 - info@twins.de

... oder bestellen Sie sich Bücher aus unserem Verlag

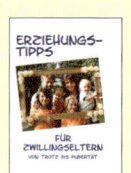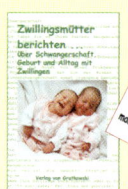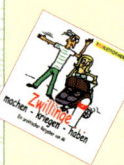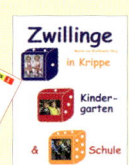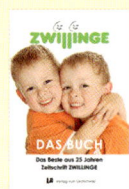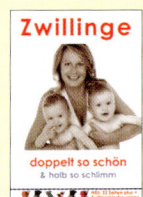